U0601551

中华经典名著

全本全注全译丛书

章　原◎译注

东坡养生集　四

中華書局

目录

第四册

第十卷　利济

盖公堂记[①]

【题解】

宋神宗熙宁七年(1074)秋,苏轼由杭州调任密州知州。为纪念密州古代贤者盖公而修造盖公堂,并为之作记。文中批判秦王朝立法更制,劳苦百姓,并列举汉初大臣曹参为齐相时,采纳盖公的黄老之术而使齐大治的历史事实,歌颂了盖公"贵清静而民自定"的治国之道,表明了自己反对扰民的政治主张,其潜在含义是对王安石变法的反对与抵触。

苏轼的政治理念中,很重要的一个方面便是为政宽仁,本文正体现了这一思想,表达了对民众疾苦的体恤之情。

始吾居乡,有病寒而咳者,问诸医,医以为蛊[②],不治且杀人[③]。取其百金而治之,饮以蛊药,攻伐其肾肠[④],烧灼其体肤,禁切其饮食之美者[⑤]。期月而百疾作[⑥],内热恶寒,而咳不已,累然真蛊者也[⑦]。又求于医,医以为热,授之以寒药。旦朝吐之,莫夜下之[⑧],于是始不能食。惧而反之,则钟乳、乌喙杂然并进[⑨],而瘭疽痈疥眩瞀之状[⑩],无所不至。三易医而疾愈甚。里父老教之曰:“是医之罪,药之过也。子何疾之有!人之生也,以气为主,食为辅。今子终日药不择口,臭味乱于外,而百毒战于内,劳其主,隔其辅,是以病也。子退而休之,谢医却药而进所嗜,气完而食美矣,则夫药之良者,可以一饮而效。”从之,期月而病良已。

【注释】

①盖公:汉初胶西(相当于宋代山东密州一带)人。精通黄老学说。曹参相齐九年,以盖公学说治齐,齐国安宁。

②蛊(gǔ):腹中寄生的毒虫。

③杀人:死人。

④攻伐:意谓滥用药物伤身。

⑤禁切:禁止。

⑥期月:一个月。

⑦累然:众多症状累积起来的样子。

⑧下之:指腹泻。

⑨乌喙(huì):中药附子的别称。以其块茎形似乌喙而得名。

⑩瘭(biāo)疽:毒疮。痈(yōng):恶性脓疮。疥:疥疮。眩瞀(mào):眼睛昏花。

【译文】

当初我住在家乡时,有个得了寒病而咳嗽的人,请医生诊治,医生认为他腹中有蛊虫,不治就会身亡。收取了百金的诊费为他治疗,给他喝去虫的药,滥用药物攻击他的肾脏肠胃,烧烤他的肌肤,禁止他吃各种美味的食物。过了一个月,各种各样的病都来了,内热而外寒,而咳嗽仍旧没有止住,众疾缠身真像得了蛊病一样。又找别的医生求治,医生认为他患的是热病,给他开了一些寒凉的药。服药后,每天早上吐晚上泄,以致到了不能进食的地步。病人心中惧怕，又返回去找第一个医生，医生将石钟乳、乌喙等配在一起让他服用，结果毒疮、癣疥、昏眩的症状全都出现。三次更换医生，病情反而更加严重。乡里的父老劝他说："这都是求医、服药带来的恶果。你哪有什么病！人的生存，是以精神气为主，饮食为辅。如今你终日药不离口，气味扰乱于外，而百毒攻伐于体内，耗损了精神气，隔绝了食物的辅助，所以才生病。你回家休息一段时间，谢绝医生和药物，吃点喜欢吃的东西，等到精神气恢复而饮食如常时，再服用对症的良药，一吃就有效。"病人听从了他的话，一个月病就全好了。

昔之为国者亦然。吾观夫秦自孝公以来[①]，至于始皇，立法更制，以镌磨锻炼其民[②]，可谓极矣。萧何、曹参亲见其斫丧之祸[③]，而收其民于百战之余，知其厌苦，憔悴无聊[④]，而不可与有为也。是以一切与之休息[⑤]，而天下安。始参为齐相[⑥]，召长者先生[⑦]，问所以安集百姓，而齐故诸儒以百数，言人人殊[⑧]，参未知所定。闻胶西有盖公，善治黄老言[⑨]，使人请之。盖公为言：治道贵清静而民自定，推此类具言之。参于是避正堂以舍盖公，用其言而齐大治。其后以其所以治齐者治天下，天下至今称贤焉。

【注释】

①秦孝公：战国时秦国君主。名渠梁，在位时任用商鞅实行变法，使秦国成为当时的强国。

②镌磨：雕刻，磨磋。这里指折磨。

③萧何：西汉功臣。辅佐刘邦起义，汉朝建立后，萧何为相，采取休养生息的政策。曹参：西汉功臣。继萧何为丞相后，继续采纳萧何

休养生息的治国方针，无为而治，史称“萧规曹随”。斫（zhuó）丧：摧残。

④无聊：指民不聊生。

⑤一切：指采取的所有措施。

⑥齐相：刘邦封长子为齐王，以曹参为齐相国。

⑦长老：年纪大、受尊敬的长者。

⑧言人人殊：每个人的说法都不同。

⑨黄老言：黄老之学。战国后期到秦汉流行的一种学说。以黄帝、老子的思想为重要特点，以道家思想为主，又采纳了阴阳、儒、法等学派的观点。

【译文】

从前治理国家也是这样。我看秦国自从孝公开始，直到秦始皇，制定新法改变旧制，用刑罚折磨民众，可以说是到了极致了。萧何和曹参亲眼目睹了这些措施对百姓的摧残，在战乱之余收抚百姓，知道百姓深深痛恨严刑峻法，已经心力憔悴民不聊生，不能再经受折腾了。因此采取休生养息的方法，从而达到天下安定。曹参最初担任齐国的丞相时，召集长老和各位学者，询问怎样才能安抚百姓，而齐国有旧儒生上百人，每个人说的都不一样，曹参不知该采用谁的建议。他听说胶西有一个盖公，精通黄、老之学，便派人请来。盖公对他说：治理国家之道贵在清静无为，这样百姓自然就安定了，并对此进行了详细论述。曹参于是让出官府的正堂给盖公住，采用了他的建议而齐国果然大治。后来他又用治理齐国的方法治理天下，天下至今还称赞他贤明。

吾为胶西守，知公之为邦人也①，求其坟墓、子孙，而不可得，慨然怀之。师其言，想见其为人，庶几复见如公者。治新寝于黄堂之北②，易其弊陋，达其蔽塞③，重门洞开④，尽城之南北，相望如引绳，名之曰盖公堂。时从宾客僚吏游息其间，而不敢居，以待如公者焉。

【注释】

①邦：本义为国，胶西属古齐国，故言。

②黄堂：州治事厅的雅称。汉代太守之办公厅堂。

③达：疏通。

④重（chóng）门：多重院门。

【译文】

我担任胶西太守时，知道盖公是本地人，于是去寻找他的坟墓和子孙，但都没有找到，很感慨地怀念他。师法他的言论，想象他的为人，差不多像又见到盖公了。我在办事厅堂的北面修治了一处新住所，把过于简陋处重新修整，将阻塞不通的地方疏通，使几重院门全部打开，从城南到城北，畅通相望像墨线拉直一样，为它取名盖公堂。我时常和宾客僚属们来这里游赏休息，却不敢住在这里，是为了等待像盖公那样的贤人来住。

夫曹参为汉宗臣[①]，而盖公为之师，可谓盛矣。而史不记其所终，岂非古之至人得道而不死者与[②]？胶西东并海[③]，南放于九仙[④]，北属之牢山[⑤]，其中多隐君子，可闻而不可见，可见而不可致，安知盖公不往来其间乎？吾何足以见之！

【注释】

①宗臣：宗室大臣。

②至人：道德修养很高的人。

③并：靠近。

④放：至，到。九仙：山名。位于今山东诸城西南。相传汉时有仙人居住，故名九仙山。

⑤牢山：即劳山。亦作崂山。

【译文】

曹参是汉朝的宗室大臣，而盖公是他的老师，可以说很负盛名。但史书上没有记载盖公的结局，莫不是古代得道而不死的高人吧？胶西东临大海，南至九仙山，北属崂山，这些地方有不少隐士，只听说他们的传闻而见不到人，即使可以见到他们，也不可招致来效力，怎么知道盖公不往来于这些隐士之中呢？我凭什么能见到他呢！

新法扰民，先生特地饶舌，然亦是大体要之论。

【译文】

新法扰民，先生特意写了这么多话，但也是特别切实扼要的内容。

代吕申公上书

【题解】

吕申公即北宋名臣吕公著，因封申国公，故称吕申公。对于苏轼来说，吕公著既是朋友又是长辈，对苏轼大力拔擢，有知遇之恩。当时宋哲宗即位，高太后垂帘听政，按照规矩，新皇登基大臣须上表建言献策。吕公著请苏轼代劳，即是《代吕申公上初即位论治道二首》，一篇论"道德"，一篇论"刑政"，本篇《代吕申公上书》即为后者。苏轼在文中针对当时法令日益繁杂的现象进行了批驳，认为法令简明、执法严谨才能防止不法官员舞弊，劝谏新君主要"临下以简，御众以宽"。总体来看，本文体现了苏轼仁政、宽简的刑法思想。

《书》曰:“临下以简,御众以宽。”此百世不易之道也。昔汉高帝约法三章[①],萧何定律九篇而已[②]。至于文、景,刑措不用[③]。历魏至晋,条目滋章[④],断罪所用至二万六千二百七十二条,而奸益不胜,民无所措手足。唐及五代止用律令,国初加以注疏,情文备矣。今编敕续降[⑤],动若牛毛,人之耳目所不能周,思虑所不能照,而法病矣。

【注释】

①约法三章:刘邦占领咸阳后,为了收拢民心,听从萧何建议,与百姓约法三章。据《史记·高祖本纪》记载:“与父老约,法三章耳:杀人者死,伤人及盗抵罪。”

②定律九篇:指《九章律》,也称《汉律九章》。是刘邦统一天下以后,相国萧何依照秦法,适应新形势颁布的法典,包括盗律、贼律、囚律、捕律、杂律、具律、户律、兴律、厩律九篇。

③刑措不用:置刑法而不用。

④滋章:不断增多。

⑤编敕:宋朝皇帝在特定的时间针对特定的人和事发布的诏敕,称散敕或敕条。其中长期适用的敕文,编纂成册,即成编敕。

【译文】

《尚书》中说:“用简要的方法统率臣下,用宽大的法度治理百姓。”这是百世不变的道理。从前汉高祖约法三章,萧何制定的法律也只有九篇而已。到了汉文帝、汉景帝,置刑法而不用。从魏至晋,法律条文不断增多,判罪所用便达到二万六千二百七十二条,而奸邪之人越发不能尽除,百姓手足无措。唐和五代只使用律令,国朝初年对法令加以注疏,内质与形制都详备了。现在编敕不断颁下,动辄细如牛毛,人的耳目不能周全,思虑不能够顾及,而法就弊端丛生了。

臣愚谓当熟议而少宽之[①]。人主前旒蔽明[②]，黈纩塞聪[③]，耳目所及者，尚不敢尽，而况察人于耳目之外乎？今御史六察[④]，专务钩考簿书[⑤]，责发细微，自三公九卿，救过不暇。夫详于小，必略于大，其文密者，其实必疏。故近岁以来，水旱盗贼，四民流亡，边鄙不宁，皆不以责宰相，而尚书诸曹，文牍烦重[⑥]，穷日之力，书纸尾不暇[⑦]，此皆苛察之过。不可以不变。

【注释】

①熟议：仔细讨论。

②前旒：指君主冠冕前垂下的珠帘。

③黈纩（tǒu kuàng）：黄色丝绵所制的小球。旧时加于冠冕之上，垂于耳朵旁，以示不妄听不义的言语。张衡《东京赋》："夫君人者，黈纩塞耳，车中不内顾。"

④六察：宋时置监察御史，分察六部六事，号六察官。

⑤钩考：探求考核。

⑥文牍：公文案牍。

⑦纸尾：书面文字结尾处。常署名或写年月日等。

【译文】

臣愚笨地认为应当仔细讨论而稍微宽松一些。君主冠冕前的旒珠遮住视线，黈纩挡住了听力，耳朵眼睛能到的地方，尚且不敢说全部了解，更何况审察耳朵眼睛之外的人呢？现在御史六察官考察官吏，专门按簿书来考核，问责于细微小事，自三公九卿以下，补救过错都来不及。对小事详尽，一定忽略大事，条文细密的，实际内容一定粗疏。所以近年来，水旱灾害和盗贼并发，百姓流亡，边境不得安宁，都不用问责宰相，而尚书诸吏，公文案牍繁重，穷尽一天的力气，在纸末签名都来不及，这都是苛察的过错。不能不改变。

《易》曰[①]："理财正辞，禁民为非，曰义。"先王之理财必先之正辞。其辞正，则其取之也义。三代之君，食租衣税而已，是以辞正而民服。自汉以来，盐铁酒茗之禁[②]，贷息榷易之利[③]，皆心知其非而冒行之[④]，故辞曲而民为盗。今欲严刑妄赏以去盗[⑤]，不若捐利以予民，衣食足而盗贼自止。

【注释】

①《易》：此处引文出自《周易·系辞下》，意为：整理财政，端正制度法令，禁止百姓为非作歹，叫义。

②盐铁酒茗之禁：汉代对盐铁酒茶等实行专卖制度，禁止私人经营。

③榷（què）易：专卖。

④冒行：轻率地推行。

⑤妄赏：妄加赏赐。

【译文】

《周易》说："整理财政，端正制度法令，禁止人们为非作歹，叫做义。"先王整理财政，一定在端正制度法令之前。制度法令端正，那么取得的财物就合乎义。三代的君主，依靠百姓缴纳的租税生活，因此制度端正而百姓臣服。从汉朝以来，盐铁酒茶的禁令，高利贷和专卖之利，都心里明知是错的却草率地推行，所以制度不正而百姓做了盗贼。现在想通过严刑和妄加赏赐来除去盗贼，不如将利益给予百姓，衣食丰足而盗贼自然消失了。

夫兴利以聚财者，人臣之利也[①]，非社稷之福。省费以养财者，社稷之福也，非人臣之利。何以言之？民者，国之本；而刑者，民之贼[②]。兴利以聚财，必先烦刑以贼民[③]，国本摇矣，而言利之臣，先受其赏。

【注释】

①人臣：臣子。

②民之贼：百姓的贼害。

③烦刑：烦苛的刑罚。

【译文】

谋利而聚财，这是臣子的利益，并不是国家的福祉。减省费用以养财，是国家的福祉，不是臣子的利益。为什么这样说？百姓，是国家的根本；而刑罚，是百姓的贼害。兴利以聚财，一定先用烦苛的刑罚来残害百姓，国家的基础动摇了，而谈谋利的臣子，先受到奖赏。

近岁宫室城池之役[①]，南蛮、西夏之师车服器械之费，略计其费，不下五千万缗。求其所补，卒亦安在？若以此积粮，则沿边皆九年之蓄，西域北边[②]，望而不敢近矣。赵充国有言[③]："湟中谷斛八钱[④]，吾谓籴三百万斛，羌人不敢动矣[⑤]。"不待烦刑贼民，而边鄙以安[⑥]。然以为人臣之计，则无功不可赏。故凡人臣欲兴利而不欲省费者，皆为身谋，非为社稷计也。人主不察，乃以社稷之深忧，而徇人臣之私计，岂不过甚矣哉！

【注释】

①役：劳役。

②北边：指宋代北方的敌国。

③赵充国：西汉名将。善骑射，有谋略，熟知匈奴和羌族情况。

④湟中：地名。

⑤羌人：古代少数民族。汉代时曾经不断扰边。

⑥边鄙：边远蛮荒之地。

【译文】

近年来修建宫室、城池的劳役，南蛮、西夏的军队车马服饰器械的资费，大略计算费用，不下五千万缗。寻求补充，最终在哪里呢？如果用这些钱积贮粮食，那么沿边都可以有九年之久的储蓄，西边、北边的敌人，只能远看不敢靠近。赵充国有话说："湟中谷物每斛八钱，我说买进三百万斛，羌人不敢妄动了。"不需要烦刑残害百姓，而边境自然安定。但为臣子考虑，则没有功劳就不可以赏赐了。所以凡是臣子想要兴利聚财而不想减省费用的，都是替自身打算，不是替国家谋划。君主没有察觉，竟以国家的隐忧，来迁就臣子的个人利益，难道不是大错吗！

去苛察，用薄敛，皆切中时弊之谈。姜凤阿[①]

【注释】

①姜凤阿：即姜宝，字凤阿，明代中期大臣。著有《周易传义补疑》等。

【译文】

去除苛察，推广薄敛，都是切中时弊的观点。姜凤阿

奖谕敕记[①]

【题解】

本文作于元丰元年（1078）五月，讲述的是此前一年徐州遭遇洪水，苏轼率领军民抗洪之事。熙宁十年（1077）七月十七日，黄河于澶州（今河南濮阳附近）曹村决口。徐州与澶州虽相逾数百里，苏轼却丝毫不敢放松警惕，组织军民在城中积蓄土石、干草，用来加固城墙。八月下

旬，洪水直逼徐州城下，苏轼亲自登上城墙高处，身先士卒，指挥大家抗洪，彰显了作为“父母官”的责任与担当。直至当年十月初，洪水才渐渐退去。苏轼向上启奏了抗洪情况并请朝廷拨款修建徐州城墙，朝廷的奖谕不久传来，并同意了苏轼在城外修筑小城和木岸的请求。苏轼于是撰写了这篇《奖谕敕记》。

敕苏某。省京东东路安抚使司转运司奏[②]，昨黄河水至徐州城下，汝亲率官吏，驱督兵夫[③]，救护城壁，一城生齿[④]，并仓库庐舍，得免漂没之害[⑤]，遂得完固事。河之为中国患久矣，乃者堤溃东注，衍及徐方[⑥]，而民人保居，城郭增固，徒得汝以安也[⑦]。使者屡以言，朕甚嘉之。

【注释】

①奖谕敕：古代皇帝嘉奖臣子所下的诏命。本篇第一段是宋神宗对苏轼的奖谕文字。

②京东东路：北宋行政区域。辖境包括今山东东部及江苏北部部分地区。安抚使司：官署名。掌一路兵民之事，长官为经略安抚使。转运司：官署名。掌经度一路财赋，长官为转运使。

③驱督：监督。

④生齿：生灵。

⑤漂没：漂流，沉没。

⑥徐方：指徐州。

⑦徒：独，仅仅。

【译文】

敕苏某。省京东东路安抚使司转运司启奏，昨天黄河水涨到徐州城下，你亲自率领官吏，督促士兵民夫，救护城墙，全城百姓，连同仓库房屋，得以免遭漂流沉没之害，而后能进行修补加固。黄河水灾作为中原的祸患已经很久了，从前堤溃后洪水东流，危及徐州。而民众保全居室，城郭增高加固，全靠你得以安定。使者多次奏及你的治绩，朕很是嘉许。

熙宁十年七月十七日①，河决澶州曹村埽②。八月二十一日，水及徐州城下。至九月二十一日，凡二丈八尺九寸，东西北触山而上，皆清水，无复浊流。水高于城中平地，有至一丈九寸者，而外小城东南隅，不沉者三版③。父老云："天禧中④，尝筑二堤。一自小市门外，绝壕而南⑤，少西以属于戏马台之麓⑥。一自新墙门外，绝壕而西折，以属于城下南京门之北。"遂起急夫五千人⑦，与武卫奉化牢城之士⑧，昼夜杂作堤。堤成之明日，水自东南隅入，遇堤而止。水窗六⑨，先水未至以薪刍为囊自城外塞之。水至而后，自城中塞者，皆不足恃。城中有故取土大坑十五，皆与外水相应，井有溢者。三方皆积水，无所取土，取于州之南，亚夫冢之东⑩。自城中附城为长堤，壮其趾，长九百八十四丈，高一丈，阔倍之。公私船数百，以风浪不敢行，分缆城下，以杀河之怒⑪。至十月五日，水渐退，城以全。

【注释】

①熙宁十年：即1077年。苏轼《放鹤亭记》记载："熙宁十年秋，彭城大水。"

②澶州：又名澶渊。故治在今河南濮阳。曹村埽（sào）：曹村堤岸。埽，谓将秫秸、石块、树枝等捆扎成圆柱形，用以堵口或护岸之具，古亦称堤岸为埽。

③版：古代计量城墙的度量单位。每版高二尺，长八尺。

④天禧：宋真宗年号（1017—1021）。

⑤绝壕：沿着城壕。

⑥戏马台：位于今江苏徐州南。传为项羽所建，戏马于此，故又称项羽凉马台。

⑦急夫：旧称因工事急迫而调发的役夫。

⑧奉化：驻守京东路的厢兵名号。

⑨水窗：涵洞。指堤防出水的孔。

⑩亚父冢：指被项羽尊为亚父的范增之墓。在今江苏徐州境。

⑪杀河之怒：指减缓水势。

【译文】

熙宁十年七月十七日，黄河澶州曹村堤岸决口。八月二十一日，洪水到了徐州城下。到九月二十一日，水深达二丈八尺九寸，东西北三面受到山的阻碍而淤积下来，都是清水，不再是混浊的泥流了。水面高于城中平地有一丈九寸，而外小城东南角，没有被淹没的地方只剩下三版。徐州的父老说："天禧年间，徐州曾经修过两道堤坝。一道从小市门外，沿着城壕往南，稍向西到达戏马台下。一道自新城墙门外，沿着城壕向西转，拐过来到达城下南京门之北。"于是赶紧召集精壮民夫五千人，和武卫奉化牢城的士卒，昼夜不停地修筑堤坝。新堤建成的第二天，大水从城东南角向城中涌来，遇到堤坝便被阻遏住了。六个排水孔洞，已经在水没到来时用装满柴草的土袋从城外堵上了。水来之后，从城中堵塞的，都不管用。城中有过去取土所挖的大坑十五处，都和外面的水相通，水位一高，井水也会向外溢。城外三面都是积水，没地方去取土，只好从州的南面，亚父墓之东取土。从城中沿着城墙建成长堤，以加固原来的堤坝，此堤长九百八十四丈，高一丈，宽两丈。几百艘官府和私家的船，由于风浪太大都不敢航行，于是把它们分别拴在城下，用来减缓水势。到了十月五日，大水渐渐退去，州城得以保全。

明年二月，有旨赐钱二千四百一十万，起夫四千二十三人[①]。又以发常平钱六百三十四万[②]，米一千八百余斛，募夫三千二十人，改筑外小城。创木岸四[③]，一在天王堂之西，一在彭城楼之下，一在上洪门之西北，一在大城之东南隅。大坑十五皆塞。已而澶州灵平埽成，水不复至。臣某以谓黄河率常五六十年一决，而徐州最处汴泗下流[④]，上下二百余里皆阻山，水尤深悍难落，不与他郡等。恐久远仓卒[⑤]，吏民不复究知，故因上之所赐诏书而记其大略，并刻诸石。若其详，则藏于有司，谓之《熙宁防河录》云。

【注释】

①起夫：组织民夫。

②常平钱：政府在常平仓预置的银钱，当百姓穷困时，以低息贷给他们。

③木岸：编排木桩、填以土石的堤防。

④汴泗：汴水、泗水。古代汴水、泗水在徐州交汇。

⑤仓卒：匆忙，急迫。

【译文】

次年二月，朝廷下旨赐钱二千四百一十万，组织民夫四千二十三人。又从常平仓支取六百三十四万钱，一千八百余斛米，招募民夫三千二十人，改筑外小城。修建了四处木桩填土的堤防，一处在天王堂之西，一处在彭城楼之下，一处在上洪门西北，一处在大城的东南角。十五个大坑全都填平了。没过多久，澶州灵平堤岸建成，大水不再泛滥。臣苏轼认为黄河一般五六十年决堤一次，而徐州处于汴河、泗水的最下游，州城前后二百多里都有高山阻挡，水势尤其容易深积而难以退去，不能和别的州郡等同看待。恐怕年代久远之后，匆忙急迫之间，官吏民众不再了解这些情况，所以趁皇上赐诏书之际记录其大概，并把它刻在石碑上。如果想要详细的资料，则收藏在有关部门的档案中，名叫《熙宁防河录》。

自密徙徐，是岁河决曹村，泛于梁山泊[①]，溢于南清河。城南两山环绕，吕梁、百步扼之，汇于城下，涨不时泄。城将败[②]，富民争出避水。公曰："富民若出，民心动摇，吾谁与守？吾在是，水决不能败城。"驱使复入。公履屦杖策[③]，亲入武卫营[④]，呼其卒长，谓之曰："河将害城，事急矣，虽禁军宜为尽力。"卒长呼曰："太守犹不避涂潦[⑤]，吾侪小人，效命之秋也。"执梃入大伍中[⑥]，率其徒短衣徒跣[⑦]，持畚锸以出[⑧]，筑东南长堤，首起戏马台，尾属于城。堤成，水至堤下，害不及城，民心乃安。然雨日夜不止，河势益暴，城不沉者三版。公庐于城上，过家不入，使官吏分堵而守，卒完城以闻。复请调来岁夫增筑故城[⑨]，为木岸，以虞水之再至[⑩]。朝廷从之。讫事，诏褒之，徐人至今思焉。苏子由

先生此等记文，详雅有体，余最爱之。

【注释】

①泛：指水灾泛滥。

②败：指城池将被洪水淹没、冲破。

③策：手杖。

④武卫：宋代军制名。属于禁军。

⑤涂潦：犹行潦。谓道路泥泞积水。

⑥梃：大棒。

⑦徒跣（xiǎn）：光着脚。

⑧畚锸（běn chā）：泛指挖运泥土的工具。畚，土筐；锸，铁锹类起土器。

⑨岁夫：服徭役的人。

⑩虞：准备，防范。

【译文】

苏轼从密州到徐州后，当年黄河便在曹村决口，梁山泊、南清河一带都水灾泛滥。城南有吕梁、百步两座山环绕扼守，河水汇集于城下，水涨却没法及时泄洪。城池将要被洪水淹没，富民争着外出躲避水灾。苏轼说："富民如果离开，民心会动摇，我还和谁一起守城呢？我在这里，洪水绝对不会冲破城池。"驱使富民又返回。苏轼穿着草鞋拄着手杖，亲自前往武卫营，叫来卒长，对他说："河水将要威胁城池，事情紧急，即便是禁军也应该尽力。"卒长大声说："您作为太守尚且不避泥泞艰险，我辈都是小人物，正是效命之时。"于是拿着梃棒加入守城队伍中，率领士兵们穿着短衣，光着脚，拿着畚箕铁锹出门，修筑东南长堤，首起戏马台，末端连着城墙。长堤修成后，洪水到达堤防之下，水害没有冲破城内，民心于是安定下来。但是大雨日夜不止，水势日益增长，城墙差三版没有被淹没。苏公住在城墙上，路过家也不进，让官吏们分别堵守，最终保全了城池。又请调来服徭役的人增修原来的城墙，修建木岸，以防范洪水再来。朝廷听从了他的建议。事情结束后，朝廷下诏进行褒奖，徐州人至今都思念苏公。苏子由

先生此类记文，周详雅正而有体例，我最喜欢。

乞医疗病囚状[1]

【题解】

这封奏状写于元丰二年（1079）正月，当时苏轼正在徐州任上。本文围绕着治疗病囚的问题阐述自己的看法：苏轼一方面认为医疗病囚是"善政"，体现了"朝廷重惜人命，哀矜庶狱"的精神；另一方面，针对囚犯病死没有相应法律来追究的现状，苏轼提出解决之道：给监狱配置医生，

对病囚加以治疗，费用由国家负担。这封奏章不但体现了苏轼的人道主义精神，而且也是一篇重要的法律文献，体现了苏轼对相关司法制度的熟稔与洞察力。

元丰二年正月某日，尚书祠部员外郎、直史馆、权知徐州军州事苏轼状奏。右臣闻汉宣帝地节四年诏曰[②]："令甲[③]，死者不可生，刑者不可息[④]。此先帝之所重，而吏未称[⑤]。今系者或以掠辜若饥寒瘐死狱中[⑥]，何用心逆人道也！朕甚痛之。其令郡国岁上系囚以掠笞若瘐死者所坐名、县、爵、里[⑦]，丞相御史课殿最以闻[⑧]。"此汉之盛时宣帝之善政也。朝廷重惜人命，哀矜庶狱[⑨]，可谓至矣。

【注释】

①病囚：患病的囚犯。

②汉宣帝：刘询，原名刘病已，字次卿，汉武帝曾孙，是有名的贤君。统治期间平狱缓刑，任用贤良，轻徭薄赋，发展生产，史称"宣帝中兴"。地节四年：即公元前66年。"地节"是汉宣帝时年号。

③令甲：法令的第一篇，后来通称"法令"。

④刑者不可息：这里指受刑身体的残损部位不会再长出来。

⑤吏未称：指官吏未施行先帝仁善之德。

⑥瘐死：囚犯因饥寒而死于狱中，这里泛指因病死于狱中。

⑦里：居住的邑里。

⑧殿最：古代考核政绩或军功，下等称为"殿"，上等称为"最"。

⑨哀矜：哀怜。庶狱：诸凡刑狱诉讼之事。庶，众。

【译文】

元丰二年正月某日，尚书祠部员外郎、直史馆、权知徐州军州事苏轼上奏。臣听说汉宣帝地节四年发布诏令："法令中有这样的话：死者不可复生，受刑身体的残损部位不会再生。这是先帝十分重视的事情，官吏却未能施行先帝的仁善。今日在押的囚犯有因拷打问罪遭受饥寒而病死狱中的，怎么用心如此违背人道！朕感到十分痛惜。下令各郡国每年上报因拷打受饥寒病死的在押囚犯的姓名、县地、爵位和乡里，丞相、御史考核评定优劣等级上报。"这是汉代兴盛时期汉宣帝所采取的善政。朝廷看重珍惜人的性命，哀怜狱案，可以说是做得够好了。

囚以掠笞死者法甚重[①]，惟病死者无法，官吏上下莫有任其责者[②]。苟以时言上，检视无他，故虽累百人不坐[③]。其饮食失时，药不当病而死者[④]，何可胜数？若本罪应死，犹不足深哀；其以轻罪系而死者，与杀之何异？积其冤痛，足以感伤阴阳之和[⑤]。是以治平四年十二月二十四日手诏曰[⑥]："狱者，民命之所系也。比闻有司岁考天下之奏，而瘐死者甚多。窃惧乎狱吏与犯法者旁缘为奸[⑦]，检视或有不明，使吾元元横罹其害[⑧]，良可悯焉。《书》不云乎[⑨]：'与其杀不辜，宁失不经。'其具为今后诸处军巡、州司理院所禁罪人，一岁内在狱病死及两人者，推司、狱子并从杖六十科罪[⑩]；每增一名，加罪一等，至杖一百止。如系五县以上州，每院岁死及三人，开封府府司军巡院岁死及七人，即依上项死两人法科罪，加等亦如之。典狱之官推狱经两犯，即坐本官，仍从违制失入，其县狱亦依上条。若三万户以上，即依五县以上州军条。其有养疗不依条贯者[⑪]，自依本法。仍仰开封府及诸路提点刑狱，每至岁终，会聚死者之数以闻，委中书门下点检。或死者过多，官吏虽已行罚，当议更加黜责[⑫]。"

【注释】

①掠笞：拷打，笞击。

②任其责：承担责任。

③坐：定罪。

④药不当病：指药不对症。

⑤阴阳之和：阴阳之气的正常运行。

⑥治平四年：1067年，治平为宋英宗赵曙的年号，共计四年。

⑦旁缘：凭借，这里意为勾结。

⑧元元：指百姓。罹：遭受。

⑨《书》：《尚书》，此处所引出自《尚书·大禹谟》。

⑩狱子：狱卒。科罪：定罪。科，法律条文，这里用作动词。

⑪条贯：宋代公文用语。即条例。

⑫黜责：贬黜，治罪。

【译文】

在狱囚犯因拷打逼供致死者，法律惩罚很重，但病死的没有惩罚，官吏上下没有需承担其责任的。如果按时上报，经检查没有其他原因，即使病死百人也不问罪。其中因饮食供应不上，药不对症而死的，又怎么数得过来？若犯人所犯的罪行该死，还不值得哀怜；若因轻罪关押而致死者，与杀人有什么差别呢？由此积累起来的冤痛，足以震动改变阴阳之和。因此治平四年十二月二十四日，圣上亲手拟诏说："管理监狱的人，关系着百姓的性命。近来听说有司每年考核天下人的奏章，得知死于狱中的囚犯很多。我私下里担心狱吏与犯法的人朋比为奸，有检查不明的地方，致使我的百姓横遭其害，实在是可怜。《尚书》中不是说：'与其杀死无辜，还不如放掉他不管。'现在规定，自今以后各处军巡院、各州司理院所禁押的罪人，一年之内在狱中病死达到两人的，推司、狱卒都按杖刑六十治罪，死者每增加一名，加罪一等，直到杖刑一百为止。如果是五县以上的州，每院每年病死达到三人的，开封府府司军巡院每年病死达到七人的，即依照上条死两人法论罪，加等处罚也与上条相同。主管狱政的官员在审案过程中两次违犯法律，即治本官之罪，仍然按照违反制度、错判人罪论处，其余县狱也依照以上条例执行。若是三万户以上的州军，就依照五县以上州军的条例执行。其中有养护治疗不依照条例执行的，还按原来的法律处治。仍需要开封府及诸路提点刑狱，每到年终，汇总致死的囚犯的数目上报，委托中书门下省进行检查。如果死者人数过多，即使官吏已被处罚，也应当商议再加贬黜治罪。”

行之未及数年，而中外臣僚争言其不便[①]。至熙宁四年十月二日，中书札子详定编敕所状[②]，令众官参详。狱囚不因病死，及不给医药饮食，以至非理惨虐，或谋害致死，自有逐一条贯[③]。及至捕伤格斗，实缘病死，则非狱官之罪。况有不幸遭遇瘴疫，死者或众，而使狱官滥被黜罚，未为允当。今请只行旧条外，其上件狱囚病死条贯更不行用[④]。奉圣旨，依所申。

【注释】

①不便：不妥当。

②札子：古代官方公文中的上呈文书。用于向皇帝或长官进言议事。

③自有逐一条贯：自有具体的处治条例。

④不行用：不再执行。

【译文】

治平四年的这道诏令实行没有几年，而朝廷内外的臣僚都纷纷上言指陈这一规定的不妥。到熙宁四年十月二日，中书札子详定编敕状文，让众官商讨。狱囚不因病死亡，以及不提供医药饮食，以致非理残忍虐待，或者谋害致死，这些情况自有具体的惩治条例。至于抓捕过程中因肢体冲突致死，或者真正因病而死，就不是狱官的罪过了。况且有的还不幸遭遇瘟疫而死，死的人可能很多，如果让狱官滥遭贬黜责罚，也并不公平合理。现在请求只执行旧有的条例外，治平四年规定的狱囚病死的条例便不再执行。奉从圣上旨意，依准了这一申状。

臣窃惟治平四年十二月二十四日手诏，乃陛下好生之德，远同汉宣，方当推之无穷。而郡县俗吏不能深晓圣意[①]，因其小不通[②]，辄为驳议，有司不能修其缺，通其碍，乃举而废之，岂不过甚矣哉！

【注释】

①俗吏：才智平庸的官吏。

②小不通：有一些解释不通的地方。

【译文】

臣私下认为，治平四年十二月二十四日的手诏，是陛下的好生之德，往远处说则同于汉宣帝，应当大力推广。然而郡县的俗吏不能深知圣上的用意，因为其间有些解释不通的地方，就发反驳之论，有关部门不能修改诏令中的缺失，疏通障碍，就一举而废除它，这难道不是太过分了吗！

臣愚以谓狱囚病死，使狱官坐之，诚为未安[①]。何者？狱囚生死，非人所能必[②]，责吏以其所不能必，吏且惧罪，多方以求免。囚中有疾，则责保门留[③]，不复疗治。苟无亲属，与虽有而在远者，其捐瘠致死者[④]，必甚在狱。

【注释】

①诚：确实。

②所能必：能一定确保。

③责保：责取保人。门留：宋代一种拘留措施。犯人在监狱簿书上登记后拥有一定的自由。

④捐瘠（jí）：指身体瘦弱，缺少营养。这里“捐瘠致死”引申为病囚因病而死。

【译文】

臣愚昧地认为，狱囚病死，使狱官坐罪，确实不妥。为什么呢？狱囚的生死，不是人能绝对保证的，要求狱吏去做他不一定能确保做到的事情，狱吏就惧怕犯罪，因而多方寻求逃脱罪责。囚徒得了小病，就责取保人门留，不再对病人治疗。如果没有亲属，以及虽有亲属而在远方的狱囚，因病而死的，一定超过在狱中的。

臣谨按：《周礼·医师》：“岁终，则稽其医事[①]，以制其食[②]。十全为上，十失一次之[③]，十失二次之，十失三次之，十失四为下。”臣愚欲乞军巡院及天下州司理院各选差衙前一名[④]，医人一名，每县各选差曹司一名[⑤]，医人一名，专掌医疗病囚，不得更充他役，以一周年为界。量本州县囚系多少，立定佣钱，以免役宽剩钱或坊场钱充[⑥]，仍于三分中先给其一，俟界满比较[⑦]，除罪人拒捕及斗致死者不计数外，每十人失一以上为上等，失二为中等，失三为下等，失四以上为下下。上等全支，中等支二分，下等不支，下下科罪，自杖六十至杖一百止，仍不分首从[⑧]。其上中等医人界满，愿再管勾者听[⑨]。人给历子以书等第[⑩]。若医博士助教有阙，则比较累岁等第最优者补充。如此，则人人用心，若疗治其家人，缘此得活者必众。且人命至重，朝廷所甚惜，而宽剩役钱与坊场所在山积，其费甚微。而可以全活无辜之人至不可胜数，感人心，合天意，无善于此者矣。

【注释】

①稽：考察。

②以制其食：以确定食禄。

③失：误诊。

④衙前：为宋代差役最重的一种。职掌官物保管、押运等。《宋史·食货志》："宋因前代之制，衙前主官物。"

⑤曹司：此指曹吏。州县胥吏。

⑥宽剩钱：王安石行新法，从民间征收免役钱、助役钱，以供官府雇人充役。此外，以备灾荒为名又有增收，谓之"宽剩钱"。坊场钱：宋代官设专卖市场所收税钱。

⑦俟：等到。

⑧首从：首犯与从犯。

⑨管勾：宋代公文用语。即管理、负责经办。听：任凭。

⑩人给历子：每人发给凭证。

【译文】

臣谨按：《周礼·医师》中记载："每年年终，就考察医事工作，以确定食禄。十次全能确诊为上等，十次中有一次误诊为次等，十次中误诊二次为再次等，十次中误诊三次为再次等，十次中误诊四次为最下等。"臣请求军巡院以及天下各州司理院各选差衙前一名，医生一名，每县各选差曹吏一名，医生一名，专门负责医治病囚，不能再差充他役，以一周年为届。根据本州县狱囚的多少，确定佣钱，以免役宽剩钱或坊场钱充支，仍先支出三分之一，等届满进行比较，除了罪人拒捕以及打斗致死者不计算在数外，每十个狱囚中死一人为上等，死二人为中等，死三人为下等，死四人以上为下下等。上等的佣钱全支，中等的支二分，下等的不支，下下等的论罪，处罚从杖刑六十至杖刑一百为止，仍不分首犯从犯，均得服刑。其中上等、中等的医生届满，愿意再负责此事者听便。每人发给凭证以备填写等级。如果医博士助教有空缺，就考察历年等级最优秀的医者补充。这样，就会人人用心，像是为自己家人治病一样，由此救活的犯人一定会很多。更何况人命至重，是朝廷所十分怜惜的，而现在宽剩役钱与坊场税钱盈余又堆积如山，花费甚少。把这些钱用来救活无辜人的性命，救活的人会多得不可胜数，要感动人心，符合天意，没有比这再好的办法了。

独有一弊，若死者稍众，则所差衙前曹司医人，与狱子同情[①]，使囚诈称疾病，以张人数。臣以谓此法责罚不及狱官、县令，则狱官、县令无缘肯与此等同情欺罔[②]。欲乞每有病囚，令狱官、县令具保，明以申州，委监医官及本辖干系官吏觉察，如诈称病，狱官、县令皆科杖六十，分故失为公私罪[③]。伏望朝廷详酌，早为施行。谨录奏闻，伏候敕旨。

【注释】

①同情：同谋。

②欺罔：欺骗。

③故失：故意和过失。

【译文】

只是有一个弊病，如果死的人稍微多一些，那么所差使的衙前、曹司、医生，和狱卒合谋，迫使狱囚诈称死者都有疾病，以扩大病死的人数。臣以为这一办法责罚不到狱官、县令，那么狱官、县令就没有理由愿意与这类人相勾结欺蒙朝廷。因而我请求每当出现病囚，让狱官、县令具体保明，明确向州里申报，委托监医官和本辖有关官吏查明，如果诈称有病，狱官、县令都杖打六十，按故意和过失分为公罪和私罪。臣恭望朝廷仔细斟酌，及早施行。谨抄录奏上，恭候圣旨。

君为狱吏，人命至重，愿深加意[1]。大寒大暑，囚人求死不获，及病者多，为吏卒所不视，有非病而致死者。仆为郡守，未尝不躬亲接视[2]。若能留意于此，远到之福也。先生尺牍。

因病囚而置医，且有以鼓舞督察之[3]，此法可谓详尽。至以郡守躬亲接视，始知先生仁心真切，非徒托之空言也。

【注释】

①加意：留神注意。

②接视：巡查。

③鼓舞：激励。

【译文】

你身为狱吏，人命最贵重，希望多加留意。大寒大暑的时候，囚犯求死不能，等到患病者很多时，吏卒们视而不见来不及照管，有些不是因为病而死的。我担任郡守，一直亲自巡查。如果你能留意这些情况，是远到的福分。先生尺牍。

因病囚而配备医生，并且激励督察，这种方法可谓详尽。至于身为郡守亲自巡查，才知道苏先生仁心真切，并非只说空话。

乞不给散青苗钱斛状

【题解】

青苗法施行之初，苏轼就曾多次上书表达异议。元丰八年（1085），宋哲宗即位，高太后临朝听政，旧党人物上台，苏轼重新又受重用。元祐元年（1086）八月四日，为根除青苗法带来的弊端，苏轼再次上奏这封《乞不给散青苗钱斛状》，请求彻底废除青苗法。

通常而言，此类公文多半遵循固定的模式，较为枯燥，但苏轼此文既符合公文要求，又不只是一味地“以理论述”，而是以现实为依据，“亲见而为流涕者”，这样使得文章有理有据。同时，苏轼在文中还运用了不少非常贴切的比喻，如将青苗法比喻成治病的药，病人服药无效却不想着换药，而只是想减少剂量，改变汤水，这样完全是徒劳的。如果不彻底废除，仍是治标不治本。这样行文，增强了文章的可读性和说服力。

元祐元年八月四日，朝奉郎试中书舍人苏轼状奏。准中书录黄①，先朝初散青苗②，本为利民，故当时指挥并取人户情愿③，不得抑配④。自后因提举官速要见功，务求多散，讽胁州县废格诏书⑤，名为情愿，其实抑配。或举县勾集，或排门抄札。亦有无赖子弟，谩昧尊长⑥，钱不入家。亦有他人冒名诈请，莫知为谁，及至追催，皆归本户。朝廷深知其弊，故悉罢提举官，不复立额，考较访问，人情安便。昨于四月二十六日，有敕令给平常钱斛，限二月或正月，只为人户欲借请者及时得用。又令半留仓库，半出给者，只为所给不得辄过此数，至于取人户情愿，亦不得抑配，一遵先朝本意。

【注释】

①准：依据。录黄：宋代中书省行用的公文，因用黄纸起草，故称。

②先朝：指神宗时期。青苗法于神宗在位时开始施行。散青苗：即政府以低息向农民提供贷款或粮食，帮助其购买种子、农具等生产资料，秋收后连本带息归还。

③指挥：规定，调度。

④抑配：强行摊派。

⑤讽胁：暗示，胁迫。废格：即搁置不实施。指官吏不执行皇帝的诏令。

⑥谩昧：欺瞒。

【译文】

元祐元年八月四日，朝奉郎、试中书舍人苏轼上奏。依据中书的公文，先朝开始实行青苗法，本来是为百姓谋利，所以当时规定要依据每一户的意愿，不得强行摊派。后来由于提举官急于邀功，务求多放贷，胁迫州县违背诏书，名义上尊重每一户的意愿，实际是强行摊派。有的全县集中统配，有的挨户登记。也有无赖子弟，欺瞒家中尊长，钱不交给家里。也有他人冒名诈领青苗钱，没有人知道是谁，等到催交本息时，都归入本户。朝廷深知这一弊端，因此全部废罢了提举官，不再规定限额，而是进行考察访问，百姓人心安定。最近于四月二十六日，有敕令下达拨给常平钱粮，限定二月或正月，只供给想借贷的人家及时使用。又下令一半留在仓库，一半出借，这只是为了借出的钱粮不得超过此数，至于依据每户的意愿，也不得强行摊派，都遵承先朝的规定。

臣伏见熙宁以来[①]，行青苗、免役二法，至今二十余年，法日益弊[②]，民日益贫，刑日益烦，盗日益炽，田日益贱，谷帛日益轻，细数其害，有不可胜言者。今廊庙大臣[③]，皆异时痛心疾首，流涕太息，欲已其法而不可得者。况二圣恭己，惟善是从，免役之法，已尽革去，而青苗一事，乃独因旧稍加损益，欲行𬴂臂徐徐月攘一鸡之道[④]。如人服药，病日益增，体日益羸，饮食日益减，而终不言此药不可服，但损其分剂，变其汤，使而服之，可乎？熙宁之法，本不许抑配，而其害至此，今虽复禁其抑配，其害故在也。农民之家，量入为出，缩衣节口，虽贫亦足。若令分外得钱，则费用自广，何所不至？况子弟欺谩父兄，人户冒名诈请⑤，如诏书所云，似此之类，本非抑勒所致⑥。昔者州县并行仓法，而给纳之际，十费二三。今既罢仓法，不免乞取，则十费五六必然之势也。又官吏无状，于给散之际，必令酒务设鼓乐倡优，或关扑卖酒牌子⑦，农民至有徒手而归者。但每散青苗，即酒课暴增⑧，此臣所亲见而为流涕者也。二十年间，因欠青苗，至卖田宅、雇妻女、投水自缢者，不可胜数，朝廷忍复行之与！

【注释】

①熙宁：宋神宗年号，共计十年（1068—1077）。

②弊：滋生弊端。

③廊庙：代指朝廷。《史记·货殖列传》："贤人深谋于廊庙，论议朝廷。"

④紾（zhěn）：扭，拧。月攘一鸡：每月偷一只鸡。比喻只肯逐步改正错误。典出《孟子·滕文公下》："今有人日攘其邻之鸡者。或告之曰：'是非君子之道。'曰：'请损之，月攘一鸡，以待来年然后已。'"

⑤诈请：骗取。

⑥抑勒：强迫，勒索。

⑦关扑：用赌博的方式来买卖物品。

⑧酒课：酒税。

【译文】

臣看到熙宁以来，推行青苗、免役二法，至今已二十多年了，新法日益滋生弊端，百姓日益贫困，刑罚日益烦苛，盗贼日益增多，田地越来越不值钱，谷帛日益减少，细细数说它的危害，是无法说得完的。现在的朝廷大臣，过去都是痛心疾首，流泪叹息，想要停止新法却无能为力的人。何况太后、陛下二圣恭肃己身，唯善是从，免役之法，已全都废除，而青苗之法，竟然仅依据旧制稍加调整，是想要遵循慢慢扭转臂膀、每月偷一只鸡这样的办法。这就像病人服药，病情日益加重，身体日益衰弱，饮食日益减少，但始终不说这种药不能服，只是减少剂量，变换一下药汤，再让病人服用，可以吗？熙宁新法，本来是禁止摊派，但是导致的危害如此之大，现在即使再禁止摊派，其弊端仍然存在。农民之家，量入为出，缩衣节食，即使贫穷也可自足。如果让他们得到额外的钱，那么花费自然变广，有什么事做不出来？何况子弟欺蒙父兄，民户冒名骗贷，如诏书中所说的一样，类似这样的情况，本来也不是强制逼迫所导致的。过去地方州县都实行义仓法，但在发放收纳之际，要消耗十分之二三。现在取消了义仓法，却难免出现乞取豪夺，那么财物损失十分之五六也是必然的趋势。再加上官吏不负责，在发放青苗贷款的时候，一定让酒务安排鼓乐倡优演戏，或者用赌博的方式卖酒牌子，农民中甚至有空手而归的。只要每次散发青苗贷款，酒税就会猛增，这是臣亲眼所见并为此流泪不已的原因。二十年间，因为拖欠青苗贷款，而导致出卖田宅、让妻女做雇工、投水上吊自尽的人，不可胜数，朝廷还忍心再继续施行吗！

所有上件录黄，臣未敢书名行下。谨录奏闻，伏候敕旨。

【译文】

所有前面的录黄文书，臣不敢在行下写名。谨抄录奏上，恭候敕旨。

青苗则止之，免役则争之，公岂有成心①！

【注释】

①成心：成见。

【译文】

青苗法就制止，免役法就力争，东坡公哪里有成见之心！

大雪乞省试展限兼乞御试不分初覆考札子

【题解】

科举是古代朝廷选拔人才的最重要途径，而对参加考试的读书人而言，则是他们改变命运的机会。但是古代交通不便，特别是偏远地区的考生，在路上花费的时间非常长，如果遇到大雪天气，更是困难重重，很多考生都不能按时到达。因此，苏轼在这封奏章中申请宽延日期，既是基于客观情况而制订的合理措施，也是一件利国利民的好事。

元祐三年正月某日，翰林学士朝奉郎知制诰兼侍读苏轼札子奏。臣窃见近者大雪方数千里，道路艰塞[①]，四方举人赴省试者，三分中未有二分到阙。朝廷虽议展限[②]，然迫于三月放榜，所展日数不多。至时，若隔下三五百人赴试不及，即恐孤寒举人转见失所[③]，亦非朝廷急才喜士之意。欲乞自今日已往，更展半月，方始差官，仍令礼部疾速雕印出榜，晓示旁近州郡，但未试以前到者，并许投保引试[④]。若虑放榜迟延，恐趁三月内不及，即乞省试，添差小试官十人，却促限五七日出榜。臣又窃见，自来御试差官，分为初考、覆考、编排、详定四处，日限既迫，考官又少，以此多不暇精详。又缘初覆考官不敢候卷子齐足方定等第，只是逐旋据誊录所关到卷子三十、五十卷，便定等第，以此前后不相照，所定高下或寄于幸与不幸，深为不便。不若只依南省条式，聚众考官为一处，通用日限，候卷子齐足，众人共定其等第，不惟精详寡失，又御试放榜，亦可以速了。臣窃意祖宗之法，所以分考官为四处者，盖是当时未有封弥誊录⑤，故须分别，以防弊幸。今来既有封弥誊录，纵欲循私，其势无由，若只依南省条格，委无妨碍，乞赐详酌指挥。取进止⑥。

【注释】

①艰塞：指路途艰难堵塞。

②展限：放宽期限，延期。

③孤寒：贫寒无依。转见失所：意为反而得不到安身之所。

④引试：引保就试。宋时科举规定，凡士子应举，须什伍相保，不许有大逆的亲属及诸不孝、不悌与僧道归俗等事。将临试期，知举官先引问联保，核对明白后才能参加。

⑤封弥：古代科举为防止考试舞弊，将试卷中的姓名、籍贯等用纸糊封，编号并加钤印，称为“封弥”。

⑥取进止：古代奏疏末所用的套语。意为请上级裁定是否采纳建议。

【译文】

元祐三年正月某日，翰林学士、朝奉郎、知制诰兼侍读苏轼札子启奏。臣看到近日天降大雪，方圆数千里的范围之内，道路难走堵塞，四面八方赶赴京师参加省试的举人中，到达京师的还没有三分之二。朝廷虽然讨论把考试延期举行，但迫于三月放榜，所延展的天数不多。到那个时候，如果隔下三五百人不能参加考试，就恐怕孤寒的举人反而被迫流离失所，也不符合朝廷急于求才取士的本意。请求自今日以后算起，再推迟半个月，再差官主试，并令礼部快速雕印出榜，让附近州郡知道此事，只要在考期以前到达者，都准许投保引试。如果担心发榜日期推迟，恐怕来不及在三月之内出榜，就请求在省试时，再增加小试官十人，催促他们要在五七日内出榜公布考试结果。臣又看到，从来御试差派官员，分为初考、覆考、编排、详定四个地方，由于考期迫近，主考官又少，这样大多数事情就没时间仔细研究。又因为初考、覆考官不敢等到卷子全部交齐之后才去审定等级，只是根据誊录所陆续收到的三五十份卷子，分批定等级，因此前后标准不一致，所定等级的高下寄托于幸运与否，十分不合事理。不如只依照尚书省所定条例，把所有主考官集中在一个地方，统一限定日期，等卷子全部交齐之后，众官共同审定等级，这样不仅精准仔细，很少失误，而且御试放榜，也可以很快办妥。臣私下觉得祖宗之法，之所以要把主考官分为四个地方，大概是因为当时没有实行密封、誊录的制度，因此需要把考官分别安排在不同的地方，以防止舞弊现象的发生。现在已经实行了密封、誊录制度，这样即使想徇私舞弊，也找不到可乘之机，如果只依照尚书省的条例实行，的确没有什么妨碍的地方，就请求赐令对此加以认真讨论制定规章。取进止。

大雪展限，是何等作养[①]！奏劾内臣，是何等丰采！

【注释】

①作养：培养，培育。

【译文】

因为大雪申请放宽期限，这是何等的培育之心！而启奏弹劾内臣，又是何等的丰采！

奏劾巡铺内臣陈慥札子

【题解】

本文是苏轼弹劾巡铺内臣陈慥的奏章。按照宋代科举考试的规定，允许内臣在考场搜查作弊的考生，并有奖励。但同时也有规定，要避免

“非理侮慢举人”。苏轼元祐三年（1088）权知贡举，因对陈慥在考场中故意“摧辱举人”的行为不满，便会同其他知举官，向朝廷连上三道奏札，批评内臣巡铺官贪图功利，妄自作为。

元祐三年二月某日，翰林学士朝奉郎知制诰苏轼同孙觉、孔文仲札子奏。贡院今月三日，据巡铺官捉到怀挟进士共三人①，依条扶出逐次，巡铺官并令兵士高声唱叫②。至今月十一日，扶出进士蒋立时，约有兵士三五十人齐声大叫。在院官吏公人，无不惊骇。在场举人，亦皆恐悚不安③。寻取到虎翼节级李及等状④，称是巡铺内臣陈慥指挥令众人唱叫。窃详朝廷取士之法，动以礼义，举人怀挟，自有条法，而内臣陈慥乃敢号令众卒齐声唱叫，务欲摧辱举人，以立威势，伤动士心，损坏国体，本院无由指约⑤。伏望圣慈，特赐行遣⑥。取进止。

【注释】

①巡铺：宋代贡院内设巡铺所，负责监督应试时是否遵守场规，有无舞弊等事。怀挟：指应试中挟带资料等作弊行为。

②唱叫：大声呼叫。

③恐悚：恐惧害怕。

④寻：不久。

⑤指约：约束。

⑥行遣：处置，因犯罪而给予处分。

【译文】

元祐三年二月某日，翰林学士、朝奉郎、知制诰苏轼与孙觉、孔文仲写札子陈奏。贡院于本月三日，巡铺官抓到夹带资料的进士共三人，依照条法逐出考场，巡铺官令兵士一起高声喊叫。到本月十一日，逐出进士蒋立的时候，大约有兵士三五十人齐声高喊。贡院的官吏公人，无不惊骇。在场的举人，也都恐惧不安。不久收到虎翼节级李及等人的状文，称这是巡铺内臣陈慥指挥让众人齐声喊叫。我私下详细了解了朝廷的取士之法，举动要遵循礼义，举人挟带资料舞弊，自有处置条法，但巡铺内臣陈慥竟敢下令兵卒们齐声喊叫，一定要侮辱举人，以立威势，这样做伤害了士人之心，损坏国家的体统，本院无法约束。恭望圣上，特赐敕令加以处置。请裁决。

元祐三年，公知礼部贡举①。会大雪苦寒②，士坐庭中，禁不能言。公宽其禁约，使得尽其技③。而巡捕内臣，俟其坐起，过为凌辱，公奏劾之。有旨送内侍省挞而逐之，士皆悦服。

【注释】

①知礼部贡举：科举考试的主试官被称为“知贡举”。

②苦寒：严寒，特别寒冷。

③得尽其技：尽情发挥其技能。

【译文】

元祐三年，苏公任礼部贡举主试官。赶上大雪严寒，士人坐在庭院中，颤抖地不能说话。苏公放宽禁约，使他们能尽量发挥技能。而巡捕的内臣，等士人们坐起的时候，过分凌辱，苏公上奏弹劾了他们。皇上有旨送内侍省鞭打然后驱逐，士人都心悦诚服。

乞开杭州西湖状

【题解】

元祐四年（1089）七月，苏轼第二次来杭州，以龙图阁学士左朝奉郎贬为杭州太守。其时西湖已半为葑田，雨水多时无法贮蓄；而干旱年月，则湖枯水涸。苏轼认为，保西湖就是保杭州。在次年上呈朝廷的《乞开杭州西湖状》中，他从历史、政治、利益、筹资方式、时机等角度论述了疏浚西湖的重要性与可行性。朝廷允许后，用工二十万，历时半年完工，并且取葑泥筑长堤，架六桥，遍植绿树，这就是名传后世的“苏堤”。

元祐五年四月二十九日，苏轼状奏右。臣闻天下所在陂湖河渠之利[①]，废兴成毁，皆若有数。惟圣人在上，则兴利除害，易成而难废。昔西汉之末，翟方进为丞相[②]，始决坏汝南鸿隙陂[③]。父老怨之，歌曰：“坏陂谁？翟子威。饭我豆，羹芋魁[④]。反乎覆，陂当复。谁言者？两黄鹄[⑤]。”盖民心之所欲而托之天，以为有神下告我也。孙皓时[⑥]，吴郡上言临平湖自汉末草秽壅塞，今忽开通，长老相传：“此湖开，天下平。”皓以为己瑞，已而，晋武帝平吴。由此观之，陂湖河渠之类，久废复开，事关兴运。虽天道难知，而民心所欲，天必从之。

【注释】

①陂（bēi）湖：陂泽。

②翟方进：字子威。为当时的名儒。汉成帝时任丞相。

③鸿隙陂：汉代所建堤坝，古代大型水利工程。故址在今河南淮滨、息县间。

④芋魁：芋的块茎。泛指粗劣饭食。

⑤黄鹄：传说中的大鸟，能一举千里。

⑥孙皓：三国时期东吴末代皇帝。昏庸暴虐，奢侈荒淫。

【译文】

元祐五年四月二十九日，苏轼状奏。微臣听说天下各地陂湖河渠的利益，兴废存亡，都好像天数使然。圣人居于上位，则兴利除弊，容易成功而难以废坏。从前西汉末年，翟方进为丞相，才毁坏了汝南的鸿隙陂。父老们很愤怒，编了一首歌说："坏陂谁？翟子威。饭我豆，羹芋魁。反乎覆，陂当复。谁言者？两黄鹄。"这本是民心所向而假托于上天的意思，以为有神灵降下告诉我们。东吴末年孙皓在位时，吴郡报告说临平湖自汉末以来杂草丛生而堵塞，现在忽然开通了，长老互相传告说："这个湖开通了，天下就要太平了。"孙皓认为这是自己的祥瑞，不久，晋武帝就灭了吴。由此看来，陂湖河渠之类，久废而又忽然开通，事关兴衰之运。虽然说天道难以确知，而民心所向，上天一定会听从的。

杭州之有西湖，如人之有眉目，盖不可废也。唐长庆中[①]，白居易为刺史。方是时，湖溉田千余顷。及钱氏有国[②]，置撩湖兵士千人[③]，日夜开浚[④]。自国初以来，稍废不治，水涸草生，渐成葑田[⑤]。熙宁中，臣通判本州，则湖之葑合盖十二三耳。至今才十六七年之间，遂堙塞其半。父老皆言十年以来，水浅葑横，如云翳空[⑥]，倏忽便满。更二十年，无西湖矣。使杭州而无西湖，如人去其眉目，岂复为人乎？

【注释】

①长庆：唐穆宗李恒年号。

②钱氏：指钱镠，为五代时吴越国开国国君。对杭州和江浙一带的

经济发展起到奠基作用。

③撩湖：谓挖去湖中淤泥。

④开浚（jùn）：开掘疏浚。

⑤葑田：湖泽中葑菱积聚处，年久腐化变为泥土，水涸成田，是谓“葑田”。

⑥翳（yì）：遮蔽，隐没。

【译文】

杭州有西湖，就像人有眉毛和眼睛，决不可废弃。唐穆宗长庆年间，白居易在这里作刺史。当时，西湖灌溉的农田有一千多顷。等到钱氏建立吴越国，设置挖湖兵士千人，日夜开掘。自国朝建立之来，渐渐废弃不治，水干涸后杂草丛生，逐渐成为葑田。熙宁年间，我担任杭州通判，湖里的葑田不过十分之二三，至今才十六七年间，已经淤塞了一半。父老们都说，近十年来，水浅葑田横生，如同乌云遮住天空一样，一下子就盖住了。再过二十年，西湖将不复存在了。假使杭州没有了西湖，如同人被去掉眉毛和眼睛，难道还能再算人吗？

臣愚无知，窃谓西湖有不可废者五。天禧中，故相王钦若[①]，始奏以西湖为放生池，禁捕鱼鸟，为人主祈福。自是以来，每岁四月八日[②]，郡人数万会于湖上，所活羽毛鳞介以百万数[③]，皆西北向稽首仰祝千万岁寿。若一旦堙塞，使蛟龙鱼鳖同为涸辙之鲋[④]。臣子坐观，亦何心哉！此西湖之不可废者一也。杭之为州，本江海故地，水泉咸苦，居民零落。自唐李泌始引湖水作六井[⑤]，然后民足于水，井邑日富，百万生聚，待此而后食。今湖狭水浅，六井渐坏，若二十年之后，尽为葑田，则举城之人复饮咸苦，其势必自耗散。此西湖之不可废者二也。白居易作《西湖石函记》云：“放水溉田，每减一寸，可溉十五顷；每一伏时，可溉五十顷，若蓄泄及时，则濒河千顷，可无凶岁。”今虽不及千顷，而下湖数十里间茭菱谷米，所获不赀[6]。此西湖之不可废者三也。西湖深阔，则运河可以取足于湖水；若湖水不足，则必取足于江潮。潮之所过，泥沙浑浊，一石五斗。不出三岁，辄调兵夫十余万功开浚，而河行市井中盖十余里，吏卒骚扰，泥水狼藉，为居民莫大之患。此西湖之不可废者四也。天下酒官之盛，未有如此者也，岁课二十余万缗。而水泉之用，仰给于湖，若湖渐浅狭，水不应沟，则当劳人远取山泉，岁不下二十万功。此西湖之不可废者五也。

【注释】

①王钦若：字定国。北宋时期大臣。宋真宗、宋仁宗时期两度担任宰相。

②四月八日：佛诞日，又称浴佛节，在宋代是一个重要节日。

③羽毛鳞介：泛指各类动物。羽，指长羽毛的鸟类。毛，指兽类，各种有毛的动物。鳞，鱼类和蛇等长有鳞片的动物。介，指各种甲壳类动物以及昆虫。

④涸辙之鲋：干涸的车辙里的鲫鱼。辙，车轮辗地所留下的痕迹。鲋，鲫鱼。比喻处在困境中急待救助的人。

⑤李泌：唐代中期大臣。曾在杭州担任过刺史，以政绩闻名。

⑥不赀：数量极多，无法以资财计量，无法估量。

【译文】

臣愚陋无知，私下认为西湖有五条不可废的理由。天禧年间，故相王钦若，才上奏把西湖建成一个放生池，禁止在这里捕鱼捉鸟，以此来为皇上祈福。从那以后，每年的四月八日，全州有几万人汇集于湖上，所放生的鸟兽虫鱼数以百万计，大家都面向西北稽首，上祝皇上万寿无疆。如果一旦淤塞，让蛟龙鱼鳖同处于干涸之地，臣子坐视不救，于心何忍！这是西湖不可废弃的第一条理由。杭州这个地方，本是江海故地，泉水咸苦，居民稀少。从唐代李泌才开始引湖水作六井，然后人民的饮水问题解决了，也就逐渐富裕起来，百万人口，靠湖水生活。现在湖面狭窄而水浅，六井渐渐干涸，像这样二十年之后，湖面都化为葑田，则全城人民又要重新饮用咸苦的海水，按情势一定会日益离散。这是西湖不能废弃的第二条理由。白居易作《西湖石函记》说："放水灌溉农田，西湖的水位每降低一寸，可以灌溉十五顷地，每一个伏时，可以灌溉田地五十顷。如果蓄水和排放及时，则湖边的千顷土地，可以保证没有歉收的凶年。"现在即便还不到千顷，但在下湖几十里间的茭白、菱角、稻米等等，收获的东西不可估量。这是西湖不可废弃的第三条理由。西湖又深又宽，那么运河就可以从湖水取出足够的水量；如果湖水不足，则只能从江潮中取水。潮涨后，泥沙浑浊，一石水中有五斗泥。用不了三年，就要征调士兵役夫用十几万功来开挖疏通运河，而运河有十几里从大街中穿过，吏卒骚扰，泥水狼藉，成为居民莫大的忧患。这是西湖不可废弃的第四条理由。天下酒税收入之多，没有能比得上杭州的，每年收税钱有二十多万缗。而酿酒所用泉水，要仰赖西湖，如果西湖逐渐水浅狭窄，地下无水，就只能劳烦人力到远处去取山泉，每年耗费不少于二十万劳力。这是西湖不能废弃的第五个理由。

臣以侍从，出膺宠寄[①]，日睹西湖有必废之渐，有五不可废之忧，岂得苟安岁月，不任其责？辄已差官打量湖上葑田，计二十五万余丈，度用夫二十余万功。近者伏蒙皇帝陛下、太皇太后陛下以本路饥馑，特宽转运司上供额斛五十余万石[②]，出粜常平米亦数十万石[③]，约敕诸路，不取五谷力胜税钱[④]，东南之民，所活不可胜计。今又特赐本路度牒三百，而杭独得百道。臣谨以圣意增价召人，中米减价出卖，以济饥民，而增减耗折之余，尚得钱米约共一万余贯石。臣辄以此钱米募民开湖，度可得十万功。自今月二十八日兴功，农民父老纵观太息，以谓二圣既捐利与民，活此一方，而又以其余弃，兴久废无穷之利，使数千人得食其力以度此凶岁，盖有泣下者。臣伏见民情如此，而钱米有限，所募未广，葑合之地，尚存大半，若来者不嗣[⑤]，则前功复弃，深可痛惜。若更得度牒百道，则一举募民。除去净尽，不复遗患矣。

【注释】

①出膺：出任。宠寄：宠信而委托以重任。

②上供：唐、宋时地方上交给朝廷的赋税。

③常平：这里指常平仓。古代为调节米价而设置的粮仓。粮谷贱时加价买入，粮谷贵时减价卖出。通常丰年买粮荒年发放。

④五谷力胜税钱：又叫力胜钱，是宋代商税之一。按规定，凡商民用车、船载米谷、食盐入市售卖，其车、船都必须缴纳力胜钱。

⑤不嗣：不继续，不延续。

【译文】

臣以皇上侍从的身份，受宠信而委托出任杭州太守，每天看着西湖有逐渐淤塞的危险，又有五条不可废的隐忧，怎么能够苟且偷安，不负责任？已经派遣官员前去丈量湖上葑田的面积，共计二十五万多丈，估计要耗费二十多万劳力。近日承蒙皇帝陛下和太皇太后陛下因为本路饥荒，特宽缓转运司上供定额斛五十多万石，出售常平仓粮食也有几十万石，命令各路，不收五谷力胜税钱，东南地区的百姓，被救活的不可胜数。现在又特赐本路度牒三百道，仅杭州就得到一百道。我谨按照圣上的旨意加价召人,粮食减价出售,以救济灾民,而增减损耗之余,还得到钱粮约计一万多贯石。我就用这些钱粮来招募民工开掘西湖,估计可得到十万个劳力。从本月二十八日开工后,农民父老观看时感叹不已,认为皇上和太皇太后既让利于民,救活这一方百姓,又用剩余部分,兴此久废无穷之利,使几千人能够自食其力度过这个灾荒年,很多人都感动得掉下眼泪。我看到民情如此,而钱粮有限,招募的人力有限,被葑田覆盖的湖面,还存大半,如果后续劳力不继,则前功尽弃,深可痛惜。如果再得到度牒一百道,则可一举募民。把葑田完全除去,不再留后患了。

伏望皇帝陛下、太皇太后陛下少赐详览。察臣所论西湖五不可废之状,利害较然①。特出圣断,别赐臣度牒五十道,仍敕转运、提刑司,于前来所赐诸州度牒二百道内,契勘赈济支用不尽者②,更拨五十道价钱与臣,通成一百道,使臣得尽力毕志,半年之间,目见西湖复唐之旧,环三十里际山为岸,则农民父老与羽毛鳞介,同咏圣泽③,无有穷已。臣不胜大愿。谨录奏闻,伏候敕旨。

【注释】

①较然:明显,显著。

②契勘:宋代公文书用语。查看、考核之意。

③圣泽:圣上的恩泽。

【译文】

恳请皇帝陛下、太皇太后陛下对微臣的奏议稍作详览。明察臣所论述的西湖五条不可废之状,利害一目了然。请特出圣断,另外赏赐给我五十道度牒,并下令转运司和提刑司,在以前赐给各州度牒二百道的数目内,查看赈济费用没有花完的,另外拨出五十道价钱给我,合成一百道，让我能够尽力了却我的这一桩心愿，半年之间，亲眼看到西湖能够恢复唐代的规模，周围三十里以山为岸，那么农民父老与鸟兽虫鱼，共同沐浴皇上的恩泽，没有穷尽。这是我难以承受的宏大志愿。谨录奏闻，恭候圣旨。

杭本江海之地，水泉咸苦，民居稀少。唐刺史李泌始引西湖水作六井，民足于水，故井邑日富[①]。及白居易复浚西湖，放水入运河，自河入田，所溉至千顷。然湖水多葑，自唐及钱氏，岁辄开治，故湖水足用。近岁废而不理，至是，湖中葑田积二十五万余丈，而水无几矣。运河失湖水之利，则取给于江潮，潮浑浊多淤[②]，河行阛阓中[③]，三年一淘，为市井大患，而六井亦几废。公始至，浚茅山、盐桥二河。以茅山一河专受江潮，以盐桥一河专受湖水，复造堰闸以为湖水蓄泄之限，然后潮不入市，且以余力复完六井[④]，民稍获其利矣。公间至湖上，周视良久，曰："今欲去葑田，葑田如云，将安所置之？湖南北三十里，环湖往来，终日不达。若取葑田积之湖中，为长堤以通南北，则葑田去而行者便矣。吴人种菱，春辄芟除[⑤]，不遗寸草。葑田若去，募人种菱，取其利以备修湖，则湖当不复堙塞。"乃取救荒之余，得钱粮以贯石数者万。复请于朝，得百僧度牒以募役者。堤成，植芙蓉、杨柳于其上，望之如图画，杭人名之曰"苏公堤"。苏子由

开西湖，不可谓非趣事也。然趣之一字，岂可见于章奏？况废兴之间，利病所关乎？要当观其事理详核处。钟伯敬

【注释】

①井邑：城镇。《周礼·地官》："九夫为井，四井为邑。"

②多淤：多淤泥。

③阛阓（huán huì）：街市，街道。

④完：重新修整。

⑤芟除：除去。

【译文】

杭州本来是临江靠海之地，水泉咸苦，居民稀少。唐代刺史李泌才开始引西湖水开凿六井，满足了百姓用水，所以城镇日益富裕。等白居易又开浚西湖，放水入运河，自运河入田，所灌溉的田地有千顷之多。然而湖水多葑田，自唐到钱氏，每年都治理，所以湖水足够用。近年来废而不理，到了现在，湖中的葑田积累有二十五万余丈，而水却快没了。运河失去湖水输送之利，则从江潮中获取，潮水浑浊多淤土，运河行于街市之中，三年一疏浚，成为市井的大患，而六井也快报废了。苏公刚来到这里，浚通茅山、盐桥二河。让茅山河专门接受江潮水，以盐桥河专门承受湖水，又造堰闸控制湖水蓄泄，这样以后江潮不进入街市，而且又用余力重新修整了六井，民众稍微从中获得便利。苏公有时到湖上，环顾良久，说："现在想要去除葑田，葑田如云，将放置到哪里呢？西湖南北有三十里，环湖往来，一整天都到不了。如果取葑田堆积在湖中，修筑长堤来贯通南北，那么葑田去除而来往行人都方便了。吴地人种菱，到了春天就除去，不会留下寸草。葑田如果去除的话，招募人在这里种菱，将其收益用来修治西湖，那么西湖应当不会再堙塞。"于是用救荒剩余的物资，得钱粮数万贯石之多。再向朝廷恳请，得到百道僧人度牒来招募劳工。湖堤修成后，在上面种上芙蓉、杨柳，远看如同图画一样，杭州人称为"苏公堤"。苏子由

开治西湖，不能说不是趣事。然而"趣"这一个字，怎么能出现在章奏中呢？何况废兴之间，利弊的关键所在呢？关键应当看其论述事理翔实的地方。钟伯敬

奏浙西灾伤第一状

【题解】

这篇文章是元祐五年(1090)苏轼为浙西两路的灾情而作,文章既有客观描述,又富有感情,包含着对于民众深切的同情。苏轼的公文特色十分鲜明:长于议论,善用明确的公文用语,使内容表达得非常严谨。文中大量运用各类统计数字,看似冗杂,其实起到了重要的作用,既体现了苏轼作为地方官对于灾情的熟悉程度,又使得文章有理有据,更具有说服力,直观反映了灾情的严重程度,希望能够引起朝廷的高度重视。

元祐五年七月十五日,龙图阁学士左朝奉郎知杭州苏轼状奏。右臣闻事豫则立,不豫则废[①],此古今不刊之语也[②]。至于救灾恤患,尤当在早。若灾伤之民,救之于未饥,则用物约而所及广,不过宽减上供,粜卖常平,官无大失,而人人受赐,今岁之事是也。若救之于已饥,则用物博而所及微,至于耗散省仓[③],亏损课利[④],官为一困,而已饥之民终于死亡,熙宁之事是也[⑤]。熙宁之灾伤,本缘天旱米贵,而沈起、张靓之流,不先事奏闻,但务立赏闭粜,富民皆争藏谷,小民无所得食。流殍既作[⑥],然后朝廷知之,始敕运江西及截本路上供米一百二十三万石济之。巡门俵米[⑦],拦街散粥,终不能救。饥馑既成,继之以疾疫,本路死者五十余万人,城郭萧条,田野丘墟,两税课利,皆失其旧。勘会熙宁八年[⑧],本路放税米一百三十万石,酒课亏减六十七万余贯,略计所失共计三百二十余万贯石,其余耗散不可悉数,至今转运司贫乏不能举手。此无他,不先事处置之祸也。去年浙西数郡，先水后旱，灾伤不减熙宁。然二圣仁智聪明，于去年十一月中，首发德音，截拨本路上供斛斗二十万石赈济，又于十二月中，宽减转运司元祐四年上供额斛三分之一，为米五十余万斛，尽用其钱，买银绢上供，了无一毫亏损县官。而命下之日，所在欢呼，官既住籴，米价自落。又自正月开仓粜常平米，仍免数路税务所收五谷力胜钱[⑨]，且赐度牒三百道，以助赈济。本路帖然[⑩]，遂无一人饿殍者，此无他，先事处置之力也。由此观之，事豫则立，不豫则废，其祸福相绝如此[⑪]。

【注释】

①豫则立，不豫则废：出自《礼记·中庸》："凡事豫则立，不豫则废。"

②不刊：不可刊削，指不能更改。古代的文书刻在竹简上，错了需要削去，即"刊"。

③省仓：宋代设在各地的官方粮仓。

④课利：征收的专项赋税。

⑤熙宁之事：指发生在熙宁六年（1073）的灾情。

⑥流殍：灾民流亡而饿死。

⑦俵：分给。

⑧勘会：审核议定。

⑨五谷力胜钱：对贩粮商船所征收的税钱。

⑩帖然：安定顺从的样子。

⑪相绝：相差极大。

【译文】

元祐五年七月十五日，龙图阁学士、左朝奉郎、杭州知州苏轼状奏。我听说事情预先准备就能办成，没有预先准备就办不成，这是自古以来不变的格言。至于救助灾患，尤其要早。比如对于灾民，如果在饥荒未成时就加以救助，就用物少而救助的人多，不过宽减一些上供份额，售卖一些常平仓粮食，公家没有多大损失，而人人受惠，今年的事情就是这样。如果在饥荒已经发生的情况下才着手救济，就用物多而收效小，以至于耗费各地粮仓，亏损利税，公家为之受困，而饥荒灾民最终被饿死，熙宁年间的事情就是这样。熙宁年间的灾害，本由天旱粮价昂贵引起，而沈起、张靓等人，事先又不奏报，只求立功请赏而不售卖常平仓的粮食，富户都争相把粮食囤积起来，而穷人却得不到吃的。灾民流亡饿死后，朝廷方才知道，才下令运送江西以及截留本路的上供米一百二十三万石来救济。挨门挨户散发粮食，拦街施舍粥饭，终究还不能济事。饥荒发生后，接着又发生了瘟疫，本路死亡的达五十多万人，城市萧条，田野荒芜，两税利钱，都不能照前征收。审核熙宁八年，本路放免税米一百三十万石，酒税收入减少了六十七万多贯，粗略估计一共损失三百二十多万贯石，其余的损耗无法全部计算，至今转运司仍然贫乏无力。这没有别的原因，就是因为事先没有准备的过错。去年浙西几郡，先涝后旱，受灾程度不比熙宁年间低。然而皇上和太皇太后陛下二圣聪明睿智，于去年十一月间，就首先发出指示，截留本路上供粮食二十万石用来赈灾，又在十二月间，宽减转运司元祐四年上供粮额的三分之一，即米粮五十多万斛，充分利用这笔钱，买银绢上供，公家完全没有一点亏损。而令下之日，各地欢呼雀跃，公家停止籴粮，粮价自然降了下来。又自正月开仓出售常平米，并免除几路税务所收的五谷力胜钱，而且赏赐度牒三百道，以助赈济。本路非常安定，没有一人饿死，这也没有其他原因，得益于事先准备的功劳而已。由此看来，事先准备了就能办成事，反之则办不成事，祸福相差如此之大。

恭惟二圣天地父母之心，见民疾苦，匍匐救之[①]。本不计较费用多少，而臣愚鲁无识，但知权利害之轻重，计得丧之大小，以谓譬如民庶之家，置庄田，招佃客，本望租课[②]，非行仁义。然犹至水旱之岁，必须放免欠负借贷种粮者，其心诚恐客散而田荒，后日之失，必倍于今故也，而况有天下子万姓而不计其后乎！臣自去岁以来，区区献言，屡渎天听者[③]，实恐陛下客散而田荒也。

【注释】

①匍匐：犹言“匍匐”，意为爬行，喻指尽力。

②租课：赋税。

③渎：轻慢，不敬。

【译文】

恭惟二圣怀有天地父母之心，看到民众有疾苦，就全力救助。本不计较费用的多少，而臣愚鲁无知，只知道衡量利害的轻重，计较得失的大小，认为譬如寻常百姓人家，置庄田，招佃户，本来期望的是赋税，并非为了行仁义。然而到了灾荒之年，必须放免百姓所欠的借贷种粮，他心里一定害怕佃户逃走而田地荒芜，后来的损失，一定比现在放免借贷要大得多，何况拥有天下万民而能不计较后果吗？微臣自去年以来，献言奏请，屡次亵渎圣上视听，实在是担心陛下的百姓逃走而田地荒芜呵！

去岁杭州米价，每斗至八九十，自今岁正月以来，日渐减落。至五六月间，浙西数郡大雨不止，太湖泛溢，所在害稼。六月初间，米价复长，至七月初，斗及百钱足陌[①]。见今新米已出，而常平官米，不敢住粜。灾伤之势，恐甚于去年。何者？去年之灾，如人初病；今岁之灾，如病再发。病状虽同，气力衰耗，恐难支持。又缘春夏之交，雨水调匀，浙人喜于丰岁家家典卖[②]，举债出息，以事田作，车水筑圩[③]，高下殆遍，计本已重，指日待熟。而淫雨风涛[④]，一举害之，民之穷苦，实倍去岁。近者，将官刘季孙往苏州按教[⑤]，臣密令季孙沿路体访，季孙还为臣言："此数州，不独淫雨为害，又多大风驾起潮浪，堤堰圩埠率皆破损[⑥]，湖州水入城中，民家皆尺余，此去岁所无有也。"而转运判官张璹自常、润还，所言略同，云："亲见吴江平望八尺，闻有举家田苗没在深水底，父子聚哭，以船筏捞漉[⑦]。云半米犹堪炒吃，青穟且以喂牛[⑧]。"正使自今雨止，已非丰岁，而况止不止又未可知，则来岁之忧，非复今年之比矣。何以言之？去年杭州管常平米二十三万石，今年已粜过十五万石，虽余八万石，而粜卖未已，又缘去年灾伤放税，及和籴不行者仓阙数[⑨]，所有上件常平米八万石，只了兑拨充军粮，更无见在[⑩]。惟有粜常平米钱近八万贯，而钱非救饥之物。若来年米益贵，钱益轻，虽积钱如山，终无所用。熙宁中，两浙市易出钱百万缗，民无贫富，皆得取用，而米不可得，故曳罗纨，带金玉，横尸道上者，不可胜计。今来浙东西大抵皆粜过常平米，见在绝数少，熙宁之忧，凛凛在人眼中矣。

【注释】

①足陌：钱陌足百数，亦称足钱。

②典卖：俗称活卖。指把房屋、田地等在限期内典押给他人使用，期满后再赎回。

③车水：人工排水。圩（wéi）：在低洼田地四周所筑小堤。

④淫雨：连续不停的降雨。

⑤按教：巡查。

⑥埠：田地四周小堤。

⑦捞漉：在水里面捞东西。

⑧青䅗（suì）：亦作青穗，指未熟的庄稼。

⑨和籴：古代官府以议价强制征购民间粮食。

⑩见在：指现在的库存。

【译文】

去年杭州的米价，每斗到八九十文钱，从今年正月以来，逐渐回落。到五六月间，浙西几郡大雨不止，太湖泛滥，损害庄稼。六月初，米价又开始上涨，到七月初，每斗涨到整整一百钱。现今新米已经下来，而常平官粮，还不敢停止售卖。灾害的程度，恐怕比去年更厉害。为什么这样讲？因为去年的灾害，就像人刚刚得病；而今年的灾害，则像旧病复发。病情虽然一样，而气力衰竭，恐怕难以支持。又因为春夏之交，雨水均匀，浙江人喜欢在丰收的年景家家典卖，借债求息，以事农耕，车水筑坝，高高低低到处都是，花费的本钱很重，就等待农作物成熟。而淫雨暴风，一举破坏了庄稼，百姓的穷苦，实际比去年严重得多。近来，将官刘季孙去苏州视察，我私下让他沿途查访民情，他回来后对我说："这几州，不仅淫雨造成灾害，而且还有大风掀起潮浪，堤坝堰圩大都被破坏，湖州城中进了水，百姓家里的水都一尺多深，这些都是去年所没有的。"而转运判官张琦从常州和润州回来，说的话大体相同，他说："亲眼见到吴江水浪平望过去有八尺高，听说有的农户庄稼全都被淹没在深水底，父子抱头痛哭，以舟船打捞，说米仁有一半的还能炒炒吃，而青穗则只能割了喂牛。"即使从现在雨停了，已不是丰收之年，何况雨停不停还不知道，那么明年的忧患，不是今年可比的。为什么这样讲？因为去年杭州常平米尚有二十三万石，今年已卖出了十五万石，虽然还有八万石，而售卖还没有停止，又因为去年灾害减税，以及强征民间粮食行不通，粮仓缺数，所有上述八万石常平米，只够调拨过去充当军粮，别无余存。现在只有卖常平米收入的近八万贯钱，而钱又不是救饥之物。如果明年粮食更贵，钱更贱，即使钱币堆积如山，终究没有用处。熙宁年间，两浙市易出钱百万缗来发放，百姓不论贫富，都可以取用，而得不到粮食，因此拖着绸缎，带着金玉，而饿死在路上的，不可胜数。现在浙东、浙西两路大都卖过了常平米，库存粮食肯定很少，熙宁年间的忧患，已惊悚地到了眼前。

臣材力短浅，加之衰病，而一路生齿①，忧责在臣。受恩既深，不敢别乞闲郡。日夜思虑，求来年救饥之术，别无长策②，惟有秋冬之间，不惜高价多籴常平米，以备来年出粜。今来浙西数州米既不熟，而转运司又管上供年额斛斗一百五十余万石，若两司争籴，米必大贵。饥馑愈迫，和籴不行，来年青黄不交之际，常平有钱无米，官吏拱手坐视人死。而山海之间，接连瓯闽盗贼结集③，或生意外之患，则诛殛臣等④，何补于败。以此，须至具实闻奏。

【注释】

①生齿：生民，百姓。

②长策：良策。

③瓯闽：瓯江和闽江，这里指浙江、福建交界。

④诛殛（jí）：诛杀。

【译文】

臣才力短浅，加上衰老和疾病缠身，而一路百姓的生计，责任在臣。受恩既深，不敢另外请求调到闲散地方。日夜思虑，寻求明年救灾的办法，没有其他更好的办法，只有在秋冬之间，不惜高价多买一些粮食入常平仓，以备明年卖出。现在浙西几州米已歉收，而转运司又负责每年上供粮食一百五十多万石，如果两司争相收购，粮价一定很贵。饥馑日益严重，议价征粮又无法推行，明年青黄不接的时候，常平仓有钱而无米，官吏们只能坐视百姓被饿死而无力救助。而山海之间，接连瓯越的地区盗贼集结，如果生出意外之患，那么即使处死臣等，也于事无补。因此，必须把详细的实情上奏。

伏望圣慈备录臣奏，行下户部，及本路转运提刑、两路钤辖司，疾早相度来年合与不合准备常平斛斗出粜救饥①。如合准备，即具逐州合用数目。臣已约度杭州合用二十万石，仍委逐司擘画②，合如何措置，令米价不至大段翔涌③，收籴得足。如逐司以谓不须准备出粜救济，即令各具保明来年委得不至饥殍流亡，结罪闻奏。缘今来已是入秋，去和籴月日无几，比及相度往复取旨，深虑不及于事。伏乞详察速赐指挥。臣屡犯天威，无任战栗待罪之至。谨录奏闻，伏候敕旨。

【注释】

①疾早：趁早，及早。

②擘画：筹划，安排。

③翔涌：亦作"翔踊"，指物价腾贵或暴涨。

【译文】

恳求圣上慈悲备录臣的奏状，将其下达给户部，以及本路转运司、提刑司和两路钤辖司，及早考虑明年该不该准备常平仓的粮食以供出卖救饥。如该准备，就让各州申报需用的数目。臣已估计杭州至少需要二十万石，仍然交给各衙门筹划，应如何处置，使米价不至于大幅度暴涨，又能收足粮食。如果各衙门认为不需要准备出卖粮食来救济，就让他们各自写下担保确保明年不饿死人或有饥荒流民，违反者治罪。因为现在已经入秋，离议价征粮的时间已经不远，等到商量定酌之后来回取旨，恐怕赶不上趟。恳请详察后早下指示。臣屡次冒犯天威，不胜惶恐颤抖待罪。谨录奏闻，恭候圣旨。

岁适大旱，饥疫并作[①]。公请于朝，免本路上供米三之一，故米不翔贵，复得赐度僧牒百，易米以救饥者[②]。明年方春，即减价粜常平米，民遂免大旱之苦。公又多作饘粥、药剂[③]，遣吏挟医[④]，分坊治病，活者甚众。公曰："杭，水陆之会，因疫病死比他处常多。"乃裒羡缗得二千[⑤]，复发私橐得黄金五十两，以作病坊，稍蓄钱粮以待之。至于今不废。是秋，复大雨，太湖泛溢害稼。公度来岁必饥[⑥]，复请于朝，乞免上供米半，又多乞度牒以籴常平米，并义仓所有，皆以备来岁出粜，朝廷多从之。由是吴越之民，复免流散。苏子由

救荒须吃紧，公先事而虑如此，所以水旱不能为灾。

【注释】

①并作：一起出现。

②易米：换米。

③饘（zhān）粥：稀饭。

④挟医：带着医生。

⑤裒（póu）：聚集。

⑥度：揣度，预计。

【译文】

苏轼到杭州后，正好遇上大旱，饥荒和瘟疫并发。苏轼向朝廷请求，免去本路上供米的三分之一，所以米价没有暴涨，又得到一百道赐予剃度僧人的牒文，换取米来救济饥荒的人。第二年春天，就减价出售常平仓的米，百姓于是免受大旱之苦。苏轼又做了很多稀粥、药剂，派人带着

医生，到各街巷治病，救活的人很多。苏轼说："杭州是水陆交会的要地，因疫病死的人比别处常常多一些。"于是收集多余的二千缗钱，又拿出自己囊中的黄金五十两，建造治病场所，渐渐积贮钱粮来防备疫病。到现在仍然没有废除。这年秋天，又下大雨，太湖泛滥危害庄稼。苏轼估量来年一定会有饥荒，又向朝廷启奏，请求免去一半上供米，又多求度牒以买入常平米，加上义仓所有的储备，都为来年出粜作准备，朝廷大都听从了他的建议。由此吴越地区的百姓，又免于流离失所。苏子由

救荒须抓紧，苏公事先考虑得如此周到，所以水旱都没有导致灾害。

乞相度开石门河状

【题解】

苏轼堪称全才式的人物，在诸多方面都取得了不小的成就。比如他在各地的仕宦生涯中，对于水利设施的修建非常重视。在近年来我国水利部公布的第一批"历史治水名人"中，苏轼也名列其中，这是对其在水利方面取得成绩的高度认可。《乞相度开石门河状》是苏轼第二次在杭州任职时，针对钱塘江水流湍急、流沙出没对过往船只造成的危害，提出要新开一条运河的奏议。为了解决这一问题，苏轼亲自考察钱塘泗乡的风土和水利设施建设情况，经过缜密的思索，提出了详细的方案。可惜的是，由于他很快便被贬离开杭州，《乞相度开石门河状》中所提出的方案并没有机会付诸实施。

元祐六年三月某日，龙图阁学士左朝奉郎知杭州苏轼状奏。右臣谨按《史记》秦始皇三十六年，东游至钱塘，临浙江，水波恶，乃西去二十里，从狭中度[①]。始皇帝以天下之力徇其意[②]，意之所欲出，赭山桥海无难[③]，而独恶浙江水波

恶，不敢径度，以此知钱塘江天下之险，无出其右者。

【注释】

①狭中：古代地名。

②徇：顺从。

③赭（zhě）山：伐尽山上的树木。桥海：在海上架桥。

【译文】

元祐六年三月某日，龙图阁学士、左朝奉郎、杭州知州苏轼上奏。微臣谨按《史记》载秦始皇三十六年，东游到钱塘，欲渡浙江时，由于水浪险恶，于是向西行二十里，从狭中度过。秦始皇以天下之力来顺从他的心意，为所欲为，伐尽山中树木在海上架桥都没什么难的，而单单害怕浙江水浪险恶，不敢直接度过，由此知道钱塘江水浪的险恶，天下没有比这更严重的。

臣昔通守此邦[①]，今又忝郡寄[②]，二十年间，亲见覆溺无数。自温、台、明、越往来者，皆由西兴径渡[③]，不涉浮山之险，时有覆舟，然尚希少。自衢、睦、处、婺、宣、歙、饶、信及福建路八州往来者，皆出入龙山，沿溯此江，江水滩浅，必乘潮而行。潮自海门东来，势若雷霆，而浮山峙于江中，与鱼浦诸山相望，犬牙错入，以乱潮水，洄洑激射[④]，其怒自倍，沙碛转移[⑤]，状如鬼神，往往于渊潭中，涌出陵阜十数里，旦夕之间，又复失去。虽舟师、没人[⑥]，不能前知其深浅。以故公私坐视覆溺，无如之何，老弱叫号求救于湍沙之间，声未及终，已为潮水卷去，行路为之流涕而已。纵有勇悍敢往之人，又多是盗贼，利其财物，或因而挤之，能自全者，百无一二。性命之外，公私亡失，不知一岁凡几千万。而衢、睦等州，人众地狭，所产五谷不足于食，岁常漕苏、秀米至桐庐[7]，散入诸郡。钱塘亿万生齿，待上江薪炭而活，以浮山之险覆溺留碍之故，此数州薪米常贵。又衢、婺、睦、歙等州及杭之富阳、新城二邑，公私所食盐，取足于杭、秀诸场，以浮山之险覆溺留碍之故，官给脚钱甚厚，其所亡失与依托风水以侵盗者不可胜数。此最其大者。其余公私利害，未可以一二遽数。

【注释】

①通守：指担任杭州通判。

②郡寄：作郡太守。

③西兴：渡口名。在浙江萧山西北，相传春秋时范蠡于此筑城。

④洄洑（huí fú）：水流盘旋回转的样子。

⑤沙碛（qì）：沙滩，沙洲。

⑥没（mò）人：能潜水的人。

⑦漕：利用水道转运粮食。

【译文】

过去我曾在这里任通判，现在又做这里的太守，二十年间，亲眼看到无数船翻溺水之事。从温州、台州、明州、越州方向来的，都从西兴直接过江，不经过险恶的浮山，虽也时常有翻船的，但还算比较少。从衢州、睦州、处州、婺州、宣州、歙州、饶州、信州以及福建路八个地方往来的，都从龙山经过，沿江逆水而行，江水滩浅，必须迎着潮水而行。潮水从海门东涌而来，势若雷霆，而浮山耸立在江心，与鱼浦等山遥遥相望，犬牙交错，阻挡潮水，水流盘旋回转激射，怒涛成倍增加，沙滩转移如同鬼神，往往在深潭中，涌出一道十几里长的沙丘，旦夕之间，又突然不见了。即使船工和会潜水的人,也不能探知深浅。因此官民都只能坐视船翻人亡,无可奈何,老弱之人在湍流沙洲之间呼喊、求救,声音未落,已被潮水卷走,路人只能为之流泪而已。即使有勇敢强悍敢于前往的人,又多有盗贼为了财物利益,有时会伤害他们,能自我保全的,百人之中都没有一两个。性命之外,公家和个人所受的损失,一年中不知道共有几千万。而衢州和睦州等地,人多地少,所产的粮食往往不够吃,每年常常要从苏州和秀州转运大米至桐庐,然后分散到各地。钱塘江边的亿万人民,依靠上游供应薪炭,因浮山险要处船翻人亡而被阻挡的缘故,导致这几州的柴米价格始终很贵。再者,衢州、婺州、睦州、歙州以及杭州的富阳、新城两县,公家和个人所吃的盐,要靠杭州和秀州的盐场来补充,因浮山的险要导致船翻人亡被阻挡的缘故,官府虽然支付很优厚的脚力钱,但相关损耗和依托风水以盗卖食盐的事还是不可胜数。这是最大的问题。至于其他公私的利害,没有办法一下子全说出来。

臣伏见宣德郎前权知信州军州事侯临,因葬所生母于杭州之南荡,往来江滨,相视地形,访闻父老,参之舟人[①],反复讲求,具得其实。建议自浙江上流地名石门,并山而东,或因斥卤弃地[②],凿为运河。引浙水及溪谷诸水,凡二十二里有奇[③],以达于江。又并江为岸,度潮水所向则用石,所不向则用竹,大凡八里有奇,以达于龙山之大慈浦。自大慈浦北折,抵小岭下,凿岭六十五丈,以达于岭东之古河。因古河稍加浚治,东南行四里有奇,以达于今龙山之运河,以避浮山之险。度用钱十五万贯,用捍江兵及诸郡厢军三千人,二年而成。臣与前转运使叶温叟、转运判官张璹,躬往按视[④],皆如临言。凡福建、两浙士民,闻臣与临欲奏开此河,万口同声,以为莫大无穷之利。臣纵欲不言,已为众论所迫，势不得默已。

【注释】

①参：参考，求证。

②斥卤：无法耕种的盐碱地。

③有奇：有余。

④躬往：亲自前往。

【译文】

臣知道宣德郎、前权知信州军州事侯临，趁安葬母亲于杭州南荡的机会，往来钱塘江边，视察地形，访问父老，与舟人求证，反复推敲，详细探得真实情况。建议从浙江上游一个名叫石门的地方，沿山东行，或者利用盐碱荒地，开挖一条运河。引浙水以及溪谷等水，共二十二里多一点，直达于钱塘江。又沿江建岸，估计潮水正对的地方用石料，背对潮水的地方用竹料，一共八里多一点，直达龙山的大慈浦。自大慈浦向北折，抵小岭下，凿岭六十五丈，与岭东的古河接通。利用古河稍加疏通，东南行四里多一点，与现在龙山的运河交汇，以避开浮山的险要。估计要花费十五万贯钱，调用护江兵士以及各郡厢军三千人，两年可以完成。我和前转运使叶温叟、转运判官张琦，亲自前去察看，一切都像侯临所说的那样。凡是福建和两浙一带的老百姓，听说我与侯临准备奏请开挖这条河，众口一词，都认为这有着无穷的好处。臣纵然不想说，但已被舆论所迫，其势不能再沉默不言。

臣闻之父老：章献皇后临朝日，以江水有皇天荡之险[①]，内出钱数十万贯，筑长芦，起僧舍，以拯溺者。又见先帝以长淮之险，赐钱十万贯、米十万石，起夫九万二千人，以开龟山河。今浮山之险，非特长芦、龟山之比，而二圣仁慈，视民如伤，必将捐十五万缗以平此积险也。谨昧死上临所陈《开石门河利害事状》一本，及臣所差观察推官董华用临之说，约度工料②，及合用钱物料状一本，并地图一面。伏乞降付三省看详，或召临赴省面加质问。仍乞下本路监司或更特差官同共相视。若臣与临言不妄，乞自朝廷擘画③，支赐钱物施行。

【注释】

①皇天荡：地名，亦作黄天荡。长江下游的一段，地势险要。在今江苏苏州东南。

②约度：估计，衡量。

③擘（bò）画：筹划，安排。

【译文】

我听父老们回忆：章献皇后临朝的时候，因为长江有皇天荡之险，从内库发放几十万贯钱，筑长芦，起僧舍，以拯救落水的人。又见先帝因长江淮河之险，赐钱十万贯、米十万石，调发劳工九万二千人，以开挖龟山河。现在浮山的险要，是长芦和龟山无法比拟的，而皇帝陛下和太皇太后陛下仁慈，可怜百姓受难，一定会捐出十五万缗钱以平掉这一险阻。谨冒着死罪将侯临所陈的《开石门河利害事状》一本奏上，以及我所委派的观察推官董华按照侯临的建议，估计工料，以及应该使用的钱财物料的奏状一本，连同一幅地图一并奏上。请交付三省审定，或召侯临到三省当面质问。仍请下本路监司或另行委派官员一起考察。如果我和侯临的建议可行，请朝廷自上筹划，支赐钱物施行。

臣观古今之事，非知之难，言之亦易，难在成之而已。临之才干，众所共知。臣谓此河非临不成。伏望圣慈，特赐访问左右近臣，必有知临者。乞专差临监督此役，不惟救活无穷之性命，完惜不赀之财物[1]，又使数州薪米流通，田野市井[2]，咏歌圣泽，子孙不忘，臣不胜大愿。谨录奏闻，伏候敕旨。

【注释】

①完惜：犹保全。

②田野：乡间。

【译文】

臣纵观古今之事，不是认识难，提出也容易，难在如何完成而已。侯临的才干，众所周知。我认为这条河没有侯临挖不成。圣上慈悲，可以专门问一下左右近臣，一定有了解侯临的。请求专门委派侯临监督这一工程，不但可以救活无数生命，保全无法计算的财物，还可以使这几州的柴米运送渠道畅通，乡间市井，赞美圣上的恩泽，子子孙孙永远不忘，这是我最大的愿望。谨录奏闻，恭候圣旨。

时越尼身死，官籍其资[1]，得钱二十万缗。公乞于朝，又请度牒三百道佐用，得请。而公入为翰林承旨，代者因寝其议[2]。

【注释】

①籍：征收。

②寝：停止。

【译文】

当时越地某尼姑身亡，官方收其资产，得到二十万缗钱。苏公向朝廷乞求发还，又请求增发三百道度牒来辅助，得到批准。但是苏公升为翰林承旨后，接替他的官员便中止了这一提议。

进单锷《吴中水利书》状

【题解】

北宋初年，太湖入海的水道因修建吴江长堤而宣泄不畅，到北宋中叶时，三吴地区水患遂日益严重，"十年九涝，公私凋敝"，已经成为影响国计民生的大患。北宋单锷的《吴中水利书》针对这一问题进行了讨论，单锷是宜兴人，少从学于大儒胡瑗，颇受推重。嘉祐五年中进士，得第以后不为官，却很关心太湖地区的水利。他经常独乘小舟，往来于苏、常、湖州之间，"凡一沟一渎，均毕览其源流，考究其形势"，调查太湖周围的水系源流，历经三十余年的调查研究，将其研究结果写成《吴中水利书》，论述他对太湖洪涝的治理主张。苏轼担任杭州太守后，曾与单氏研讨浙西水利，对《吴中水利书》颇为赞赏，并于元祐六年三月写了奏章上书。单锷的治水主张虽然最终没有实施，但其想法很有见地，对于后世太湖水利的规划治理，仍有一定的参考价值。

元祐六年七月二日，翰林学士承旨左朝奉郎知制诰兼侍读苏轼状奏。右臣窃闻议者多谓吴中本江海太湖故地①，鱼龙之宅，而居民与水争尺寸②，以故常被水患。盖理之当然，不可复以人力疏治。是殆不然。

【注释】

①故地：旧地。

②尺寸：指狭小的土地。

【译文】

元祐六年七月二日，翰林学士承旨、左朝奉郎、知制诰兼侍读苏轼奏议。微臣私下听到议论的人多说吴中地区本是江海太湖旧地，鱼龙的旧宅，而居民与大水争尺寸之地，因此常遭水灾。大概认为这是理所当然的事情，不是人力可以治理的。其实不然。

臣到吴中二年，虽为多雨，亦未至过甚[①]，而苏、湖、常三州，皆大水害稼，至十七八。今年虽为淫雨过常[②]，三州之水，遂合为一，太湖、松江，与海渺然无辨者[③]，盖因二年不退之水，非今年积雨所能独致也。父老皆言，此患所从来未远，不过四十五年耳，而近岁特甚。盖人事不修之积，非特天时之罪也。

【注释】

①过甚：过分，严重。

②过常：超过常年。

③渺然：广远，广大。

【译文】

我到吴中地区二年，这里虽然多雨，也不至于太严重，而苏州、湖州和常州，都发大水淹没庄稼，甚至达到十分之七八。今年虽然阴雨连绵超过常年，三州之水，遂连成一片，太湖、松江，与大海一样浩渺无法分辨，大概因为连续两年未退的大水，不是今年的积雨就能单独造成的。父老都说，这种灾害出现的时间并不是很长，不过四十五年，而近几年特别厉害。这大概有人为不修累积的因素，不只是天时的过错。

三吴之水，潴为太湖[①]，太湖之水，溢为松江以入海。海水日两潮[②]，潮浊而江清，潮水常欲淤塞江路，而江水清驶[③]，随辄涤去，海口常通，故吴中少水患。昔苏州以东，官私船舫，皆以篙行，无陆挽者[④]。古人非不知为挽路[⑤]，以松江入海，太湖之咽喉不敢鲠塞故也。自庆历以来，松江始大筑挽路，建长桥，植千柱水中，宜不甚碍。而夏秋涨水之时，桥上水常高尺余，况数十里积石壅土筑为挽路乎？自长桥挽路之成，公私漕运便之，日葺不已[⑥]，而松江始艰噎不快[⑦]，江水不快，软缓而无力，则海之泥沙随潮而上，日积不已，故海口湮灭，而吴中多水患。近日议者，但欲发民浚治海口，而不知江水艰噎，虽暂通快，不过岁余，泥沙复积，水患如故。今欲治其本，长桥挽路固不可去，惟有凿挽路于旧桥外，别为千桥，桥谼各二丈[⑧]，千桥之积为二千丈，水道松江，宜加迅驶。然后官私出力以浚海口，海口既浚，而江水有力，则泥沙不复积，水患可以少衰。臣之所闻，大略如此，而未得其详。

【注释】

①潴（zhū）：积聚。

②两潮：两次涨潮。

③清驶：水清流急。

④陆挽：在岸上用绳子拉船前进，指纤夫拉船。

⑤挽路：供拉纤者走的路。

⑥葺（qì）：整理，整治。

⑦艰噎：阻塞难通。

⑧桥谼（hóng）：桥拱。

【译文】

三吴之水，聚为太湖，太湖之水，溢出形成松江流入海。海水每天两次涨潮，海潮浑浊而松江水清，潮水常要淤塞松江水道，江水水清而流急，随即将淤泥冲走，海口常通，所以吴中少有水患。过去苏州以东，官私船只，都是用竹篙撑行，没有纤夫在陆地上拉船。古人不是不懂得修建挽路，而是因为松江入海，太湖的咽喉不敢堵塞的缘故。从仁宗庆历年间以来，松江两岸才大规模修筑挽路，建造长桥，在水中立了上千个木桩，还没有大妨碍。而夏秋涨大水的时候，桥面上的水常常有一尺多深，更何况数十里由积石壅土筑成的挽路呢？自从长桥挽路修成后，公私水运方便多了，每天不断地修治，但松江水流开始受阻而不畅通，江水流速降慢，软缓无力，则海水中的泥沙随潮而上，日益淤积起来，所以入海口被堵上，而吴中地区就时常发生水灾。近日主管官吏商议，只想调发民工疏通入海口，而不知江水阻塞，虽然暂时通畅了，但不过一年多之后，泥沙又会淤积，水患如故。现在想从根本上治理，长桥挽路固然不能拆除，只有在旧桥外面开通挽路，另新建千座桥梁，桥拱各二丈，一千座桥合起来为两千丈，经过松江的水流，应该能加快流速。然后官民合力疏通入海口，海口疏通了，而江水冲刷有力，则泥沙不再淤积，水患可以减缓。臣所听到的，大略如此，没有听到更详细的。

旧闻常州宜兴县进士单锷有水学①，故召问之。出所著《吴中水利书》一卷，且口陈其曲直②，则臣言止得十二三耳。臣与知水者考论其书，疑可施用，谨缮写一本③，缴连进上。伏望圣慈深念两浙之富，国用所恃，岁漕都下米百五十万石，其他财赋供馈不可悉数，而十年九涝，公私凋弊④，深可愍惜。乞下臣言与锷书委本路监司躬亲按行，或差强干知水官吏考实其言⑤，图上利害。臣不胜区区。谨录奏闻，伏候敕旨。

【注释】

①有水学：懂得水利知识。

②口陈：口头陈说。

③缮写：抄写，誊录。

④凋弊：衰败，困苦。

⑤强干：精明干练。

【译文】

过去曾听说常州宜兴县进士单锷懂水利，所以召来询问他。单锷拿出他所写的《吴中水利书》一卷，并且口头陈说其中的原委，臣上面所说的只是他所讲的十分之二三。臣与懂水利的人在一起研究他的著作，觉得可以施用，谨抄写一本，连同这道奏疏一并献上。恳求圣上慈悲考虑到两浙地区的富庶，是国家财政的支柱，每年水运到京城的大米一百五十万石，其他财赋供奉不可胜数，而十年九涝，公私凋敝，很值得怜惜。请把臣的奏疏与单锷的著作一并交给本路监司亲自考察，或者委派精明强干懂水利的官员考核这些意见，指明利害所在。臣不胜万分感激。谨录奏闻，恭候圣旨。

单锷，水学精博，存心三十年[①]，著《吴中水利书》一卷，凡五千余言。先生为缮写进之，今其书具载集中。

"吴江岸便漕"一语，遂为吴中水害始终[②]，天下事事如此。钟伯敬

【注释】

①存心：留心，关注。

②始终：自始至终。

【译文】

单锷，精通水利学知识，留心三十年，撰写《吴中水利书》一卷，共五千余字。先生为其抄写并进呈，现在他的这卷书都详载于集中。

“吴江岸便漕”一语，就自始至终导致了吴中水害，天下事事都是如此。钟伯敬

乞准备赈济淮浙流民状

【题解】

本文全称为《乞赐度牒籴斛斗准备赈济淮浙流民状》，是苏轼在颍州太守任上所写的奏章。东坡在颍州任太守不过短短八个月，但却迭遇灾情，既遇水患，又逢旱灾，还碰到了雪灾。作为地方官，苏轼在力所能及的范围内采取了很多措施，这在颍州时所写的《祷雨帖》《送张龙公祝文》等文中都有体现。本文所说的流民实际来自颍州的周边地区如寿州等，但是苏轼未雨绸缪，担心淮浙流民不断前来会造成百姓流离失所，而且会使颍州社会动荡，因此恳请朝廷赈济。本文是节选，王如锡在收录时未收录苏轼所提的具体建议，这些建议大体包括官府保持常平粜米、允许军粮出粜、请求特赐度牒用以收籴粮食等，都是切实可行的举措。本文不但展现了苏轼治理地方的才干，而且展现了他的忧患意识以及关注民生疾苦的恤民之心。

元祐六年十二月二十五日，龙图阁学士左朝奉郎知颍州苏轼状奏。臣近因出城市中，时有扶挈繈褓如流民者[①]。问之，皆云自寿州来。寻取问得城门守把者，亦云时有此色人[②]，见淮西提刑司出榜立赏，不许米斛过淮北。因此，体问得士人南来者[③]，皆云：今秋庐、濠、寿等州皆饥，见今农民已煎榆皮，及用糠麸杂马齿苋煮食。兼寿州盗贼已渐昌炽[④]，安丰县木场镇打劫施助教家，霍丘县善乡镇打劫谢解元家，六安县故镇打劫魏家，贼徒皆十余人，或云二三十人，

颇有骑马者,器仗甚备。每处赃皆数千贯,申报官司,多不尽实,亦有不申报者。兼颍州界亦有恶贼尹遇、陈兴子、郑饶、李松等数人,皆老奸逋寇[5],私立名号,与官吏斗敌,方欲结集,规相应和。近日虽已败获,深恐淮南群盗不止,流入颍州界,纵不能为大害,但饥民附之,徒党稍众,如王仲、管三之流,便不易捕获。臣又闻淮南自秋至今,雨雪不足,麦熟不熟,盖未可知,若麦不熟,必大有饥民。浙西、江东既非丰熟地分[6],势必流徙北来,则颍州首被其患。若流民至颍,而官无以济之,则横尸布路,盗贼群起,必然之势也,所以须至先事奏乞。若至时元无此事,臣不敢避张皇过当之罪;若隐而不言,仓卒无备,别成意外之虞[7],其罪大矣。臣日夜计虑,势不可缓。谨具条件如左。

【注释】

①襁褓(qiǎng bǎo):背负婴儿用的宽带和包裹婴儿的被子。借指婴儿。

②此色人:这类人。

③体问:以言语探问。

④昌炽:猖獗。

⑤逋寇:逃寇,流寇。

⑥地分:地区,地域。

⑦虞:忧虑。

【译文】

元祐六年十二月二十五日,龙图阁学士、左朝奉郎、颍州知州苏轼状奏。臣近日因为在城中街市上视察,不时发现一些扶老携幼形迹像流民的人。询问他们,都说是从寿州来的。很快找来把守城门的官吏,也说时常发现一些这样的人，看见淮西提刑司出榜立赏，不许粮食运向淮北。因此，探问南来的士人，都说：今年秋季庐州、濠州和寿州等地都发生了饥荒，现在农民已在煮榆树皮，以及用米糠、麦麸和马齿苋煮着吃。同时寿州的盗贼逐渐猖獗起来，他们在安丰县木场镇打劫了施助教家，在霍丘县善乡镇打劫了谢解元家，在六安县故镇打劫了魏家，盗贼都是十几个人，也有人说是二三十人，还有一些骑马的，武器十分齐备。每处劫得赃物都是几千贯，苦主向官府申报时，大都不是实际损失的数字，也有的干脆不申报。同时颍州境内也有恶贼尹遇、陈兴子、郑饶、李松等几人，都是老奸巨猾的流寇，私立名号，与官吏相抗争，正想勾结在一起，遥相呼应。近日虽然已将他们打败擒获，只怕淮南地区群盗蜂拥而起，流窜到颍州境内，即使不会造成很大的威胁，但饥民依附他们，党徒扩大，如王仲、管三之流，便不易捕获。臣还听说淮南地区从入秋以来到现在，雨雪一直不足，明年小麦能不能有收成，现在还很难说，如果小麦收成不好，一定会有很多饥民。浙西和江东既然不是丰收地区，饥民势必向北流浪，那么颍州会首当其冲受害。如果流民到颍州后，官府没有钱粮救济他们，则会横尸满路，盗贼群起，就是必然的态势，所以臣必须事先奏请。如果到时候没有这样的事情，臣不敢推卸惊慌过度的责任；而如果臣隐瞒不报，仓卒没有准备，另外造成意外的祸患，罪过就更大了。臣日夜考虑，认为势不容缓。谨将条件陈列如下。

元祐六年冬，汝阴久雪，人饥[①]。一日天未明，东坡先生简召议事曰："某一夕不寐，念颍人之饥，欲出百余千，造炊饼救之。老妻谓某曰：'子昨过陈，见傅钦之言签判在陈赈济有功，何不问其赈济之法？'某遂相招。"令畤面议曰[②]："已备之矣，今细民之困[③]，不过食与火耳。义仓之积谷数千石，便可支散以救下民。作院有炭数万秤[④]，酒务有柴数十

万秤，依原价卖之，可济中民[⑤]。"先生曰："吾事济矣。"遂草《放积欠赈济奏》。赵德麟

【注释】

①人饥：民众遭受饥荒。

②令畤：赵令畤，是宋代宗室，当时在颍州任职。苏轼为其改字"德麟"。

③细民：老百姓。

④作院：作坊，工厂。

⑤中民：中等家产的人。

【译文】

元祐六年冬天，汝阴下了很久的雪，百姓遭受饥荒。一天天还没有亮，东坡先生召我议事说："我一晚上没有睡，想到颍人遭受的饥荒，想要拿出百余千钱，作炊饼来救济他们。老妻对我说：'你前几天路过陈州，见到傅钦之说签判在陈州赈济有功，何不询问他赈济的方法？'我便请您过来。"令畤当面献策说："已经准备好了，现在老百姓的困境，不过是食物与炭火。粮仓中的积谷几千石，便可以支取来拯救百姓。作坊中有数万秤的炭，酒务处有数十万秤的柴，按照原价出售，可以救济中等家产的人。"先生闻言说："我担心的事解决了。"于是写了《放积欠赈济奏》。赵德麟

论积欠六事并乞检会应诏四事一处行下状

【题解】

这封奏章于元祐七年（1092）五月十六日作于扬州，苏轼主要针对如何处理民众积欠赋税之事进行了探讨和分析。由于此事是他担任多处地方官时都经历过的，他也利用各种机会亲自去百姓中间进行过调

查,对于事情的利害都了解得非常清楚,因此奏章有理有据,分析得头头是道。尤其令人感佩的是,苏轼文中流露出对于为积欠所苦的百姓的深切同情,十分真挚而感人。现代著名作家林语堂在《苏东坡传》中将这篇奏章列入"苏东坡写的三大人道精神的文献",可谓允当。

元祐七年五月十六日,龙图阁学士左朝奉郎知扬州苏轼状奏。臣闻之孔子曰:"善人教民七年,亦可以即戎矣①。"夫民既富而教,然后可以即戎②。古之所谓善人者,其不及圣人远甚。今二圣临御③,八年于兹,仁孝慈俭,可谓至矣,而帑廪日益困④,农民日益贫,商贾不行,水旱相继,以上圣之资,而无善人之效,臣窃痛之。所至访问耆老有识之士,阴求其所以⑤,皆曰:"方今民荷宽政,无它疾苦,但为积欠所压,如负千钧而行,免于僵仆则幸矣,何暇举首奋臂,以营求于一饱之外哉。"今大姓富家,昔日号为无比户者,皆为市易所破⑥,十无一二矣。其余自小民以上,大率皆有积欠。监司督守令,守令督吏卒,文符日至其门⑦,鞭笞日加其身,虽有白圭、猗顿⑧,亦化为筚门圭窦矣⑨。自祖宗已来,每有赦令,必曰:"凡欠官物,无侵欺盗用,及虽有侵盗而本家及伍保人无家业者⑩,并与除放。"祖宗非不知官物失陷、奸民幸免之弊,特以民既乏竭,无以为生,虽加鞭挞,终无所得。缓之则为奸吏之所蚕食,急之则为盗贼之所凭藉,故举而放之,则天下悦服。虽有水旱盗贼,民不思乱,此为捐虚名而收实利也。

【注释】

①善人教民七年,亦可以即戎矣:出自《论语·子路》,意为善人教导百姓七年时间,就可以叫他们去作战了。

②即戎:参与战斗。

③临御:谓君临天下,治理国政。

④帑廪:国库与粮仓。

⑤阴求:私下里询问、探求。

⑥市易:市易法。王安石新法之一。其法,由朝廷出资作本钱,在边境和重要城市设市易务或市易司,贱买贵卖,平衡物价,允许商贾贷款,按规定收取息金。

⑦文符:文书。

⑧白圭:战国魏文侯时期著名富商。善治生产,精于经商之道。猗顿:春秋时代鲁人。以煮盐致富。

⑨筚门圭窦:编竹为门,穿墙作窗。泛指贫苦人家。筚门,柴门;圭窦,穿凿墙面后像圭玉形状的门洞。

⑩伍保人:即结保之人。市易法规定有"结保赊请法",即五人以上结为一保,向市易务赊请所需货物。

【译文】

元祐七年五月十六日,龙图阁学士、左朝奉郎、扬州知州苏轼状奏。臣听说孔子言:"善人教导民众七年时间,就可以叫他们去打仗了。"民众富裕了再进行教化,然后民众就可以去打仗。而古代所说的善人,比起圣人差远了。现在皇上和太皇太后二圣君临天下,即位已经八年,仁孝慈俭,可谓做到了极致,然而国库与粮仓日益亏空,农民日益贫困,商贾萧条,水旱之灾接踵而至,以二位圣人的上圣之资,却连善人为政的效果也没达到,臣私下里深感痛心。臣每到一地就访问年长之人与有识之士,私下探求目前这种状况出现的原因,大家都说:"现在政治宽松,民众没有别的疾苦,只是被积欠的赋税所压迫,就像背负着千斤重的东西行走,能够不仆倒在地就算万幸了,哪有工夫前去营求温饱之外的事呢?”现在大姓富室,过去称为“无比户”的,现在都被市易法所破坏,保留下来的没有十分之一二。其他自小民以上,大抵都有积欠。监司催促州县长官,州县长官催促吏卒,文书每天送到门上,鞭子每天抽在身上,即使像白圭、猗顿那样富有,也会变为穷困之家。从祖宗建国以来,每当颁布赦免令,一定要说:“凡拖欠公家钱物,没有侵吞盗用的,以及虽有侵吞盗用而本家及伍保人没有家业的,一律免除。”祖宗并非不知道会有官物遗失、奸民幸免的弊端,只是因为百姓已经困乏,没办法生存,即便用鞭子猛抽,最终仍无所得。放缓一点就会被奸吏侵食,催逼过急就会被盗贼利用,所以一律放免,天下悦服。即使遇到水旱灾害和盗贼,百姓也不会想着生乱,这是放弃虚名而收到了切实的利益。

自二圣临御以来,每以施舍已责为先务,登极赦令,每次郊赦[①],或随事指挥[②],皆从宽厚。凡今所催欠负,十有六七皆圣恩所贷矣。而官吏刻薄,与圣意异,舞文巧诋[③],使不该放。监司以催欠为职业,守令上为监司之所迫,下为胥吏之所使,大率县有监催千百家,则县中胥徒举欣欣然日有所得,若一旦除放,则此等皆寂寥无获矣。自非有力之家纳赂请赇[④],谁肯举行恩贷[⑤]?而积欠之人,皆邻于寒饿,何赂之有?其间贫困扫地,无可蚕食者,则县胥教令通指平人,或云衷私擅买[⑥],抵当物业[⑦],或虽非衷私,而云买不当价,似此之类,蔓延追扰,自甲及乙,自乙及丙,无有穷已。每限皆空身到官,或三五限得一二百钱,谓之破限。官之所得至微,而胥徒所取盖无虚日,俗谓此等为县胥食邑户。嗟乎,圣人在上,使民不得为陛下赤子,而皆为奸吏食邑户,此何道也！商贾贩卖，例无现钱，若用现钱，则无利息。须今年索去年所卖，明年索今年所赊，然后计算得行，彼此通济。今富户先已残破，中民又有积欠，谁敢赊卖物货，则商贾自然不行，此酒税课利所以日亏，城市房廊所以日空也。诸路连年水旱，上下共知，而转运司窘于财用，例不肯放税，纵放亦不尽实。虽无明文指挥，而以喜怒风晓官吏，孰敢违者。所以逐县例皆拖欠两税[8]，较其所欠，与依实检放无异，于官了无所益，而民有追扰鞭笞之苦。近日诏旨，凡积欠皆分为十料催纳[9]，通计五年而足。圣恩隆厚，何以加此。而有司以谓有旨倚阁者[10]，方得依十料指挥，余皆并催。纵使尽依十料，吏卒乞觅，必不肯分料少取。人户既未纳足，则追扰常在，纵分百料，与一料同。

【注释】

①郊赦：每逢郊祭举行时，古代帝王都要颁布赦令，称为郊赦。郊，皇帝祭祀天地。宋代在汴京南郊祭天，在北郊祭地。

②指挥：尚书省各部临时解释敕文，命令下级遵照办理的指令。

③巧诋：以不实之语进行诋毁。

④请赇（qiú）：私相请托和接受贿赂。

⑤恩贷：施恩宽宥，多用于君主。

⑥衷私：私下。

⑦抵当物业：以物品作抵押，向官府贷款。

⑧两税：北宋的土地税，分夏税和秋税两种，称两税。

⑨料：计量单位。指物的分剂，以一定数量的物品为一计算单位。称为一料。

⑩倚阁：搁置、暂停，这里意为缓征。

【译文】

自从二圣即位以来，常常把施舍和要求自己作为先务，登极时颁布的大赦令，每次的郊赦，或根据具体事情下达的指令，都立足于宽厚。现在所催促的积欠，十分之六七都是圣上恩典赦免过的。而官吏刻薄，与圣意不同，百般穿凿附会，使其不能被赦免。监司以催还积欠为职业，州县长官上为监司所逼迫，下为奸吏所役使，大概每县都有监催千百家，县中奸吏们都开心地每天都有收益，如果一旦全部免除，这些人就要寂寞没有收获了。除非有势力的人家百般行贿，谁肯予以宽免？而拖欠者，又都近于饥寒交迫，哪里有钱财用来行贿？其中那些特别贫困，榨不出油水的人，胥吏则诱使他们指认平户，有的说私自擅买东西，抵押物品贷款，有的即使不是私自擅买，则说交易价格不公，类似这样的作法，株连蔓引，由甲至乙，从乙至丙，没有穷尽。每次到限期都空身一人到官府对质，有时三五次可得到一二百钱，叫作“破限”。官家所得微乎其微，而胥吏们却没有一天得不到钱，俗称这些是胥吏的“食邑户”。唉，圣人在上，却使百姓不能作陛下的赤子，反成为奸吏们的“食邑户”，这是什么道理！商户贩卖东西，一律不交现钱，如果用现钱交易，就没有利润。必须今年催去年所卖，明年催今年所赊，然后计算得失，彼此通融。现在富户先已残破，中等户又有积欠，谁还敢赊卖货物，这样商户自然萧条，这就是酒税收入日益减少，城市店铺日益空虚的原因。各路连年遭受水旱灾害，上下都知道，而转运司由于财政拮据，一律不肯减免税收，纵使减免数量也很有限，即使没有明文规定，而以自己的喜怒向官吏们暗示，谁敢违背，所以各县一律都拖欠两税。拿拖欠的数额来比较，与依实放免的没有差别，对于官府完全没一点益处，而百姓却遭受被追扰鞭笞的痛苦。近日圣上颁布诏令，凡积欠一律分为十料催还，总共五年完成。圣恩隆厚，无以复加。而主管官吏认为圣旨允许缓征的，才可以分十料催还，其余的都要一次还清。纵使完全按十料交还，吏卒索取，一定不肯分料少取。民户既然没有全部交够，就常受追扰，即使分一百料，和一料催交的效果一样。

臣顷知杭州，又知颍州，今知扬州，亲见两浙、京西、淮南三路之民，皆为积欠所压，日就穷蹙[①]，死亡过半。而欠籍不除[②]，以至亏欠两税，走陷课利，农末皆病，公私并困。以此推之，天下大率皆然矣。臣自颍移扬州，过濠、寿、楚、泗等州，所至麻麦如云。臣每屏去吏卒，亲入村落，访问父老，皆有忧色，云："丰年不如凶年。天灾流行，民虽乏食，缩衣节口，犹可以生。若丰年举催积欠，胥徒在门[③]，枷棒在身，则人户求死不得。"言讫，泪下。臣亦不觉流涕。又所至城邑，多有流民。官吏皆云："以夏麦既熟，举催积欠，故流民不敢归乡。"臣闻之孔子曰："苛政猛于虎[④]。"昔常不信其言，以今观之，殆有甚者。水旱杀人，百倍于虎，而人畏催欠，乃甚于水旱。

【注释】

①穷蹙：穷困，困厄。

②欠籍：官府登记农民积欠的账簿。

③胥徒：泛指官府衙役。

④苛政猛于虎：语出《礼记·檀弓上》："夫子曰：'小子识之！苛政猛于虎也。'"

【译文】

臣前不久任杭州知州，又任颍州知州，现在任扬州知州，亲眼见到两浙、京西、淮南三路百姓，都被积欠所压迫，日益穷困，死亡过半。而积欠的账簿没有免除，以至亏欠两税，因逃亡导致的税收流失，农业和商业都被困扰，公家和百姓一起陷入困顿之中。由此推断，天下大概都是这种情形。臣从颍州到扬州赴任，乘船经过濠州、寿州、楚州、泗州等地，所到之处看见麻麦如云。臣时常撇开吏卒，亲自走进村庄，访问父老，他们都面带愁容，说："丰收还不如歉收年。天灾流行，老百姓虽然缺少食物，但节衣缩食，还可以活下去。而丰年催还积欠，胥吏站在门外，枷棒施加到身上，百姓想死都死不成。"说完，便流下伤心的眼泪。臣也不觉流下眼泪。另外我到的城乡，大都有流民。官吏们都说："因为夏季麦子成熟了，催还积欠，所以流民不敢还乡。"臣听说孔子说过："苛烦的政令比老虎还厉害。"往常我不相信这句话，以现在的情形看，几乎超过了老虎。水旱害人的程度，是老虎的百倍，而人们畏惧催欠，竟然比害怕水旱还要严重。

臣窃度之，每州催欠吏卒不下五百人，以天下言之，是常有二十余万虎狼散在民间①，百姓何由安生，朝廷仁政何由得成乎？臣自到任以来，日以检察本州积欠为事。内已有条贯除放②，而官吏不肯举行者，臣即指挥本州一面除放去讫。其于理合放而于条未有明文者，即且令本州权住催理，听候指挥。其于理合放而于条有碍者，臣亦未敢住催。各具利害，奏请圣旨。

【注释】

①虎狼：比喻催欠款的吏卒。

②除放：免除。

【译文】

臣私下里考量，每州催欠的吏卒不少于五百人，以全天下而言，这就常有二十多万虎狼一样的催欠吏卒散在民间，百姓如何能够安生，朝廷的仁政又怎么能够成功呢？臣自到任以来，每天都在检察本州的积欠事宜。其中有些属于条例应该免除，而官吏不肯免除的，臣就下令本州予以免除。对于那些理应免除而没有明文规定的，臣就下令本州暂停催促，听候指令。对于理应免除而在条文上有阻碍的，臣也不敢停止催收。现将各种利害都列明上奏，奏请圣旨。

民困吏弊，指画如掌。今之郡县，不可不榜之堂而旦夕诵之。茅鹿门

【译文】

民困吏弊，指画如掌。现在的郡县，应该挂在堂上早晚诵读。茅鹿门

上蔡省主论放欠书

【题解】

苏轼任凤翔签判时曾负责过“理欠”的工作，所谓理欠，就是帮官府向老百姓讨债。经过一番详查，苏轼发现，除确实有作奸犯科的情况外，百姓欠下官府的诸多债务中，有一部分是因为政策的漏洞或缺失，被转移到百姓头上造成的。于是在嘉祐七年（1062），经过州府同意，苏轼写了这篇《上蔡省主论放欠书》，直接上书和他有私交、时任三司使的蔡襄。由于苏轼的仗义执言，蔡襄后来同意了苏轼的请求，彻底免除了这二百多户被冤枉的穷苦人家的债务，为这些穷苦百姓办了一件实实在在的好事。

轼于门下，踪迹绝疏[①]。然私自揆度[②]，亦似见知于明公者[③]。寻常无因缘，固不敢造次致书。今既有所欲言，而

又默默拘于流俗人之议，以为迹疏不当干说，则是谓明公亦如凡人拘于疏密之分者，窃以为不然，故辄有所言不顾，惟少留听。

【注释】

①踪迹绝疏：意为很少拜望。

②揆度：揣度，估量。

③见知：受到知遇。

【译文】

我在您门下，很少登门拜访。不过我私自揣度，也好像被您所了解。平常没因缘，当然不敢造次写信。现在既然有想说的事，如果又拘泥于世俗人的见解而默默无言，以为交往少就不该向您提建议，这就等于说您也如同凡人一样拘于亲疏之分，我认为您不会这样，所以就不顾忌地来说事情，请您稍微留心听一下。

轼于府中，实掌理欠。自今岁麦熟以来，日与小民结为嫌恨[1]，鞭笞锁系[2]，与县官日得千百钱，固不敢惮也。彼实侵盗欺官，而不以时偿，虽日挞无愧[3]。然其间有甚足悲者：或管押竹木，风水之所漂；或主持粮斛[4]，岁久之所坏；或布帛恶弱[5]，估剥以为亏官；或糟滓溃烂，纽计以为实欠；或未输之赃，责于当时主典之吏；或败折之课[6]，均于保任干系之家。官吏上下，举知其非辜，而哀其不幸，迫于条宪[7]，势不得释，朝廷亦深知其无告也，是以每赦必及焉。凡今之所追呼鞭挞日夜不得休息者，皆更数赦，远者六七赦矣。问其所以不得释之状，则皆曰："吾无钱以与三司之曹吏。"以为不信，而考诸旧籍，则有事同而先释者矣。曰："此有钱者也。"嗟夫，天下之人以为言出而莫敢逆者，莫若天子之诏书也。今诏书且已许之，而三司之曹吏独不许，是犹可忍耶？

【注释】

①嫌恨：怨恨。

②锁系：枷锁捆绑。

③日挞：每天用鞭子或棍子打。

④粮斛：粮食。以斛计量，故称。

⑤恶弱：粗劣。

⑥败折：亏损。

⑦条宪：条例法令。

【译文】

我在府中，实际掌管清理农民的积欠。自今年麦熟以来，每天与百姓们结下怨恨，用鞭子抽打，用枷锁束缚，为官府每日收到千百钱，当然不敢畏难。这些人确实侵盗欺侮官府，而不按时上缴，虽天天鞭挞也不会愧疚。不过其中也有很值得悲痛的情形：有的管押竹木，风水漂走竹木；有的主管粮斛，时间长了坏了；有的布帛质量粗劣，折价抵税反而成了欠税；有的谷物腐烂，剔除无用谷物后也变成亏欠官府；有的没有缴纳的赃物，追责当时主管的小吏；有人亏损，均摊给有担保关系的人家。官衙中的官吏，都知道他们无罪，而哀其不幸，但限于法令条款，不好赦免他们，朝廷也深知其中的隐情，因此每次赦免一定想到他们。凡是现在被驱赶吆喝鞭挞击打而日夜不能休息的，都历经多次赦放，多的都赦过六七次。问被害者没能赦免的原因，都说："我没有钱给三司的官吏们。"开始不相信，而考察以往的记录，确实有同样的情况却先赦免的。为什么会先放，则说："这是有钱的人。"唉！天下人以为话说出来而没人敢违抗的，没有比得上皇帝诏命的了。现在诏命尚且准许赦免，而三司的官吏却单单不允许赦免，这怎么能容忍呢？

伏惟明公在上，必不容此辈，故敢以告。凡四十六条，二百二十五人，钱七万四百五十九千，粟米三千八百三十斛，其余炭铁器用材木冗杂之物甚众。皆经监司选吏详定灼然可放者，轼已具列闻于本府。府当以奏，奏且下三司，议者皆曰："必不报，虽报，必无决然了绝之命。"轼以为不然。往年韩中丞详定放欠[①]，以为赦书所放，必待其家业荡尽，以至于干系保人亦无孑遗可偿者[②]，又当计赦后月日以为放数。如此则所及甚少，不称天子一切宽贷之意。自今苟无所隐欺者，一切除免。以此知今之所奏者，皆可放无疑也。伏惟明公独断而力行之，使此二百二十五家皆得归安其藜糗[③]，养其老幼，日晏而起[④]，吏不至门，以歌咏明公之德，亦使赦书不为空言无信者。

【注释】

①韩中丞：指御史中丞韩绛。字子华，韩亿子。庆历进士，积极参加王安石变法。熙宁三年（1070），任参知政事。七年，代王安石为相，谨守新法，旧党讥为"传法沙门"。

②孑（jié）遗：遗留，残存。

③藜糗（qiǔ）：泛指粗劣的食物。

④日晏：太阳升起很高。表示时候不早。

【译文】

明公您在上执掌大权，一定不会容忍这些人，所以敢大胆相告。共计四十六条，二百二十五人，钱七万四百五十九千，粟米三千八百三十斛，其余炭铁、器用、材木冗杂之物很多。这些都是经过监司派小吏审查明白可赦免的，我已经详细开列上报本府。州府应当往上奏，奏章将要到三司，议论的人都说："一定不要报，即便报了，一定不会有马上了结的情况。"我认为不是这样。往年韩中丞审定放欠时，以为赦书所赦免的人，一定要等他们的家业都花光，以至受牵连的保人也没剩余东西可以偿还的，又应当计算赦免后的时间才赦放。这样的赦放办法涉及的人很少，不符合皇帝一律宽贷的本意。从现在起，如果没有什么隐欺的，一律除免。因此可知现在所上奏的，无疑都是可以赦免的。希望明公您明察独断而坚决执行，能使这二百二十五家都能回家安心吃粗劣的食物，养活老幼，日晚才起，小吏不登门，因而歌颂明公的盛德，也使皇帝的赦书不至于成为没有诚信的一纸空文。

上韩丞相论灾伤手实书

【题解】

宋代朝廷施行"手实法"，即让百姓亲自呈报"丁口田宅之实"及本户赋役承担情况，作为国家课役赋敛的依据。这本来是国家财政治理的重要手段，无可厚非。但是宋代的手实法鼓励揭发提告，加上执行过程中部分官吏徇私舞弊，就导致了很大的弊端。这封写给宰相韩琦的上书是苏轼担任密州太守时所呈，对于此法推行过程中的利害阐述得非常清楚，许多情况都是苏轼的亲自见闻，因此很有说服力。值得一提的是，手实法推行后，其弊端便如苏轼文中所写那样暴露无遗，因此，不久便停止推行。这其中或许便有苏轼此文的功劳。

史馆相公执事：轼到郡二十余日矣。民物椎鲁①，过客稀少，真愚拙所宜久处也②。然灾伤之余，民既病矣。自入境，见民以蒿蔓裹蝗虫而瘗之道左③，累累相望者二百余里，捕杀之数，闻于官者几三万斛。然吏皆言蝗不为灾，甚者或言为民除草。使蝗果为民除草，民将祝而来之[4]，岂忍杀乎？轼近在钱塘，见飞蝗自西北来，声乱浙江之涛，上翳日月，下掩草木，遇其所落，弥望萧然[5]。此京东余波及淮浙者耳，而京东独言蝗不为灾，将以谁欺乎？郡已上章详论之矣。愿公少信其言，特与量蠲秋税[6]，或与倚阁青苗钱[7]。疏远小臣，腰领不足以荐铁钺[8]，岂敢以非灾之蝗上罔朝廷乎？若必不信，方且重复检按，则饥羸之民，索之于沟壑间矣。且民非独病旱蝗也，方田均税之患，行道之人举知之。税之不均也久矣，然而民安其旧，无所归怨。今乃用一切之法，成于期月之间，夺甲与乙，其不均又甚于昔者，而民之怨始有所归矣。

【注释】

①椎鲁：质朴，鲁钝。

②愚拙：愚昧笨拙。此为苏轼自指。

③瘗（yì）：埋葬。

④祝而来之：祈祷蝗虫来这里。

⑤弥望：满眼。

⑥蠲（juān）：免除。

⑦倚阁：宋代公文用语。意为缓期缴纳，常用于灾荒时期暂缓缴纳租税及其他杂税。

⑧铁钺：斧和钺。这里泛指刑戮，用兵器或刑具来砍斫。

【译文】

史馆丞相执事：我到郡赴任二十多天了。本地风土人情淳朴，过客甚少，真是我这愚拙之人适宜长住的地方。然灾伤过后，百姓困苦之极。自入境以来，看到百姓用蒿蔓裹蝗虫埋在路边，连续不断有二百多里。

捕杀蝗虫的数量，官府统计近三万斛。然而那些小吏都说蝗虫没构成灾害，甚至有的吏卒说蝗虫是为民除草。假使蝗虫果真为民除草，百姓将对蝗虫祝告叩谢，怎么忍心扑杀蝗虫？我近在杭州，见蝗虫从西北方铺天盖地飞来，虫声与钱塘江的涛声夹杂一起，上盖日月，下掩草木，蝗虫落下的地方，满目荒凉。这显然是京东路蝗灾余波蔓延到江淮与浙江，而京东路竟有人独言蝗虫不会造成灾害，这能欺骗谁？我已上报朝廷详细论述此事。愿您稍信其言，斟酌情况减免一些秋税，或暂缓缴纳青苗钱。我这个被疏远的小官，不足以抵挡斧钺之诛，哪敢以不造成灾害的蝗虫上欺朝廷呢？倘若一定不信我的上报，又要重复审核调查，那么那些饥饿瘦弱的老百姓，早已饿死只能在沟壑中找到他们了。况且百姓非独为旱蝗所害，方田均税之患，也是路人皆知。征收赋税的不公平已经很久了，然而百姓安于现状，不知道到哪里抱怨。现在用“一刀切”的办法，要在一月之内完成，夺甲百姓给乙百姓，那看似公平而实际不公平的情况又比过去还厉害，而百姓之怨才终有归处。

今又行手实之法①，虽其条目委曲不一，然大抵恃告讦耳②。昔之为天下者，恶告讦之乱俗也，故有不干己之法，非盗及强奸不得捕告。其后稍稍失前人之意，渐开告讦之门。而今之法，揭赏以求人过者，十常八九。夫告讦之人，未有非凶奸无良者。异时州县所共疾恶，多方去之，然后良民乃得而安。今乃以厚赏招而用之，岂吾君敦化、相公行道之本意与③？

【注释】

①手实之法：手实法，是宋神宗熙宁七年，所推行的令农民自报田地财产的办法。

②告讦(jié):揭发他人的隐私或过错。常带贬义,指恶意告发、诬陷等。《汉书·刑法志》:“化行天下,告讦之俗易。”

③敦化:以德教化民众,使其淳朴敦厚。

【译文】

现在又在推行手实法,虽然条目细节不同,但大抵上依靠检举揭发。过去治国的人,厌恶检举的恶习,所以才有“不干己”法,非盗贼及强奸不得捕告。随后渐渐丢掉前人的用意,渐开检举揭发之门。而现在的法令,十有八九,是为了得赏以揭发别人。这些检举告发的人,都是凶恶无良之徒。过去各州县对这些不良之徒都非常厌恶,想方设法除掉,然后良民才能安定。现在竟用厚赏招用这些人,难道是君主以德教化民众、丞相您推行仁道的本意吗?

凡为此者,欲以均出役钱耳。免役之法,其经久利病,轼所不敢言也。朝廷必欲推而行之,尚可择其简易为害不深者。轼以为定簿便当①,即用五等古法,惟第四等、五等分上、中、下。昔之定簿者为役,役未至,虽有不当,民不争也,役至而后诉耳,故簿不可用。今之定簿者为钱,民知当户出钱也,则不容有大缪矣。其名次细别,或未尽其详,然至于等第,盖已略得其实。轼以为如是足矣。但当先定役钱所须几何,预为至少之数,以赋其下五等。下五等,谓第四等上、中、下,第五等上、中也。此五等旧役至轻,须令出钱至少乃可。第五等下更不当出分文。其余委自令佐,度三等以上民力之所任者而分与之。夫三等以上钱物之数,虽其亲戚,不能周知。至于物力之厚薄,则令佐之稍有才者,可以意度也。借如某县第一等凡若干户,度其力共可以出钱若干,则悉召之庭,以其数予之，不户别也[②]。令民自相差择，以次分占，尽数而已。第二等则逐乡分之，凡某乡之第二等若干户，度其力可以共出钱若干，召而分之，如第一等。第三等亦如之。彼其族居相望，贫富相悉，利害相形，不容独有侥幸者也。相推相诘，不一二日自定矣。若析户则均分役钱[③]，典卖则著所割役钱于契要，使其子孙与买者各以其名附旧户供官，至三年造簿，则不复用，举从其新。如此，而朝廷又何求乎？所谓浮财者[④]，决不能知其数。凡告者，亦意之而已。意之而中，其赏不赀。不中，杖六十至八十，极矣。小人何畏而不为乎？近者军器监须牛皮[⑤]，亦用告赏。农民丧牛甚于丧子，老弱妇女之家，报官稍缓，则挞而责之钱数十千，以与浮浪之人，其归为牛皮而已，何至是乎！

【注释】

①便当：方便，便利。

②户别：按照人户区分。

③析户：分门立户。

④浮财：指钱、粮食、衣服等动产。

⑤军器监：官署名。负责监督制造军器等。

【译文】

大凡推行这些措施，无非是想平均出役钱。关于免役法，它长久的利与弊，我不敢议论。朝廷一定要推行，可以挑选简易为害不深的去做。我认为定簿很方便，就用五等古法，只有第四等、五等分上中下三等。过去定簿为派役，派役没有到来时，即便是不允当，百姓也不管它，等到差役派下来才上诉，所以簿没办法应用。现在定簿的人是为了向百姓要钱，百姓如果知道要按户出钱，就不会容许有大谬误。簿上名次细小的差别，有的不够详尽，但是至于等第，大概已经知道情况。我以为真是这样也就够了。只是应该先确定役钱需要多少，确定最少的交款数，再向其下五等抽税。下五等，谓第四等上、中、下，第五等上、中。这五等旧役最轻，必须让出钱最少才可以。第五等以下更不应出分文。其余的派令佐去管，考量三等以上民力所能承受的任务分派下去。三等以上钱物之数，即便是亲戚，也不能全部知晓。至于物力的厚薄，令佐中稍有才干的，都可以估算。比如某县第一等共若干户，估计他们的财力能拿出多少钱，全都召集来，告诉他们抽多少税，不给户分等级。让百姓自己选择，按次序分摊，分完为止。第二等则按乡分摊，凡是某乡的第二等若干户，按照财力估计能出多少钱，召集起来分摊，像第一等一样。第三等也这样办。这些人族居在一起，贫富都互相了解，利害也差不多，不容许有独自侥幸的人。互相推诿互相诘问，不用一两天就自然定下来了。如果分了家就平均分役钱，典卖则将所交的役钱写在契约上，让他的子孙与买者分别把名字附在旧户籍上交役钱，到三年造簿，则不再需要，而使用新簿。如果这样，朝廷还有什么要求呢？所谓浮财，很难知道具体数目。凡是告发的人，也只是猜测而已。猜中了，赏赐丰厚。猜不中，则最多杖打六十到八十下。小人有什么畏惧而不敢做的呢？近来军器监所需的牛皮，也采取告发赏赐的办法。农民丢牛甚至比丢掉孩子还要难过，老弱妇女之家，报官稍微慢一点，就遭鞭挞并罚数万钱，赏给不良之徒，归根结底为了一张牛皮而已，何至于到这个地步！

轼在钱塘，每执笔断犯盐者[①]，未尝不流涕也。自到京东，见官不卖盐，狱中无盐囚，道上无迁乡配流之民[②]，私窃喜幸。近者复得漕檄，令相度所谓王伯瑜者欲变京东、河北盐法置市易盐务利害[③]，不觉慨然太息也。密州之盐，岁收税钱二千八百余万，为盐一百九十余万秤，此特一郡之数耳。所谓市易盐务者，度能尽买此乎？苟不能尽，民肯舍而不煎，煎而不私卖乎？顷者两浙之民，以盐得罪者，岁万七千人，终不能禁。京东之民，悍于两浙远甚，恐非独万七千人而已。纵使官能尽买，又须尽卖而后可，苟不能尽，其存者与粪土何异，其害又未可以一二言也。愿公救之于未行。若已行，其孰能已之？

【注释】

①犯盐者：触犯盐禁的囚犯。

②配流：把罪人发配、流放到遥远之地。

③相度：观察估量。

【译文】

我在钱塘时，每当拿笔审判触犯盐禁的囚犯时，没有不流泪的。自从到京东，看到这里不卖官盐，狱中也没有触犯盐禁的囚犯，路上没有流离他乡发配的罪犯，心里非常高兴。近日又收到漕司的文书，让考量所谓王伯瑜想改变京东、河北盐法、设置市易盐务的利害，不觉慨然叹息。密州的盐，每年收税二千八百余万钱，包括盐一百九十余万秤，这只不过是一个州的数目。所谓市易盐务的人，估算能把这些盐都买下吗？如果不能全买，百姓愿意舍弃而不煎煮制盐、制盐而不私卖吗？近来两浙的老百姓，因盐犯法的，每年有一万七千人，终究不能禁止。京东的百姓，比两浙的人强悍得多，恐怕不仅仅一万七千人而已。纵然官府能全买完，还要全卖掉才行，如果卖不完，剩下的盐和粪土有什么区别？其中的祸害又不是一两句话能说清的。希望您在没有施行时就进行拯救。如果已经推行，还有谁能禁止呢？

轼不敢论事久矣！今者守郡，民之利病，其势有以见及。又闻自京师来者，举言公深有拯救斯民，为社稷长计远虑之意，故不自揆[1]，复发其狂言。可则行之，否则置之。愿无闻于人，使孤危衰废之踪[2]，重得罪于世也。干冒威重[3]，不胜战栗。

【注释】

①不自揆：不估量自己的能力。

②孤危：孤立艰危。衰废：衰老病弱。

③干冒：冒犯。

【译文】

我很久不敢议论时政了！现在为一方郡守，百姓的利弊，势必有所了解。又听京城来的人说您很有拯救百姓，为社稷长远考虑的打算，所以不自量力，又乱发议论。可以的话就施行，不行就搁置。希望不要告诉别人，使孤危衰病的我，重新得罪天下。冒犯威严，不胜惶恐。

自杭徙知密州时，方行手实法，使民自疏财产以定户等，又使人得告其不实，司农寺又下诸路[1]，不时施行者以违制论。公谓提举常平官曰："违制之坐，若自朝廷，谁敢不从？今出于司农，是擅造律也[2]，若何？"使者惊曰："公姑徐之。"未几，朝廷亦知手实之害，罢之。苏子由

时已造簿行手实之法。然卒不行者，皆先生此书之力也。宋河北、京东不榷盐，章惇建言欲榷之，先生又有《上文侍中论榷盐书》。

【注释】

①司农寺：古代官署名。北齐始建，历代沿置，掌粮食积储、仓廪管

理及京朝官之禄米供应等事务。

②造律：制订律令。

【译文】

苏轼从杭州调到密州时，正实行手实法，让百姓自己报告财产来确定户役，又让人能告发不实的地方，司农寺又下令各路，不按时实行的人按违反制度论处。苏轼对提举常平官说："违反制度的判罚，如果出自朝廷，谁敢不听从？如今命令出自司农，这是擅自制订律法，该怎么办？"提举官惊骇地说："请您先暂缓这件事。"不久，朝廷也知道手实法的危害，停止了这一法令。苏子由

这时已经开始造簿施行手实法。然而最终没有施行的缘故，都是苏轼这封奏书的作用。宋代河北、京东两路没有实施盐铁专卖，章惇建言想要垄断盐业，苏轼又写了《上文侍中论榷盐书》。

上韩魏公乞葬董传书

【题解】

苏轼是个重情重义之人，他在凤翔任通判时，曾与当地士人董传有交往。当时的董传虽然生活贫困，衣着朴素，但饱读诗书，满腹经纶，有着乐观向上的精神风貌，给苏轼留下了深刻印象。苏轼在《和董传留别》一诗中称许董传，同时预祝他黄榜得中，其中"腹有诗书气自华"一句脍炙人口，堪称千古名句。后来，董传确实考中进士，并在宰相韩琦的推荐下当了官。可惜没多久，董传便一病不起，撒手人寰，留下孀母弱弟。董家十分贫穷，没有财力安葬逝者。于是苏轼与几位朋友凑钱相助，却依然力有不逮。无奈之下，苏轼写信给宰相韩琦，请其解囊相助，便有了这封《上韩魏公乞葬董传书》。

轼再拜。近得秦中故人书[①]，报进士董传三月中病死。

轼往岁官岐下[②],始识传,至今七八年。知之熟矣,其为人不通晓世事,然酷嗜读书。其文字萧然有出尘之姿,至诗与楚词,则求之于世可与传比者,不过数人。此固不待轼言,公自知之。然传尝望公不为力致一官[③],轼私心以为公非有所爱也,知传所禀付至薄[④],不任官耳。今年正月,轼过岐下,而传居丧二曲[⑤],使人问讯其家,而传径至长安,见轼于传舍。道其饥寒穷苦之状,以为几死者数矣,赖公而存。"又且荐我于朝。吾平生无妻,近有彭驾部者,闻公荐我,许嫁我其妹。若免丧得一官,又且有妻,不虚作一世人,皆公之赐。"轼既为传喜,且私忧之。此二事,生人之常理,而在传则为非常之福,恐不能就。今传果死,悲夫。书生之穷薄,至于如此其极耶!夫传之才气,固不通于世用,然譬之象犀珠玉,虽无补于饥寒,要不可使在涂泥中,此公所以终荐传也。今父子暴骨僧寺中,孀母弱弟,自谋口腹不暇,决不能葬。轼与之故旧在京师者数人,相与出钱赙其家[⑥],而气力微薄,不能有所济,甚可悯矣。公若犹怜之,不敢望其他,度可以葬传者足矣。陈绎学士[⑦],当往泾州,而宋迪度支在岐下[⑧],公若有以赐之,轼且敛众人之赙,并以予陈而致之宋,使葬之,有余,以予其家。传平生所为文,当使人就其家取之,若获,当献诸公。

【注释】

①秦中:又叫关中。指今陕西中部平原地区,因春秋、战国时地属秦国而得名。

②官岐下:指苏轼在凤翔为官。

③望：抱怨。

④禀付：禀赋，才干。

⑤二曲：地名。陕西周至县（原盩厔县）的别名。盩，水曲；厔，山曲，所以又名“二曲”。

⑥赙（fù）：拿钱财帮助别人办理丧事。

⑦陈绎：字和叔。拜翰林学士、集贤院学士。

⑧宋迪度支：字复古。天圣进士。历官度支、司封员外郎。与司马光、苏轼善，其画为轼所称赏。擅山水寒林，师法李成。

【译文】

苏轼再拜。近日接到关中旧相识的信，报知进士董传在三月间病故。我过去在凤翔为官时认识董传，到现在已七八年了。我对他非常了解，他为人不通达世事，可是酷爱读书。他的文章萧然有超尘脱俗的高姿，至于诗和楚词，在当今世上能和他相比的，也不过几个人。这本来不待我说，您自然都知道。但是董传曾抱怨您不为他谋得官职，我私下认为您并非吝惜，而是知道董传的才干浅薄，不合适为官。今年正月，我路过岐下，而董传正在二曲守丧。我派人去他家问候，不料董传径直到了长安驿站中与我相见。他述说了饥寒穷苦的情况，好几次都以为几乎要死了，都靠您救济才活下来。董传说：“又将我举荐到朝中。我平生没娶妻，最近有一位彭驾部，听说韩公推荐我，就答应将妹妹嫁给我。如果居丧结束后得到一个官位，又将有妻室，就算没有白活一世，这都是韩公所赐。”我既为董传高兴，又私下为他担忧。这两件事，都很符合普通人的常理，但对董传却是奢望，恐怕不能承受。如今董传果然去世了，悲哀啊！书生命运穷薄，竟然到了这种地步。董传的才气固然不合于世用，然而就如同象牙、犀角、珍珠、宝玉，即便不能充饥御寒，也不该让其被丢弃在泥涂中，这就是您最终推荐董传的原因吧。现在董传父子的尸骨还暴露在寺庙中，留下寡母亲和幼弟，自己都不能够饱腹，肯定没能力安葬。我与董传在京城的几个旧友，一起凑钱助办丧事，可是力量微薄，没有什么大帮助，太可怜了。您倘若还怜惜董传，不敢盼望其他，估算着能够埋葬就足够了。陈绎学士，应当前往泾州，而宋迪度支目前在岐下，您若有所赏赐，我就姑且将众人的安葬费汇集起来，都交给陈绎，让他转交给宋迪，让他拿这些钱去安葬，剩下的，都留给董传的家人。董传平生的著述，应当派人去他家去取，如果拿到，应当献给您。

书生薄相，明眼人自见之，而人每不自知，则惑矣。

【译文】

书生福薄之相，明眼人自然能看出，而人往往不自知，就会陷入困惑。

与章子厚书

【题解】

苏轼这封信是在黄州时写给在朝中位高权重的章惇，二人有长久的友谊，乌台诗案后也未中断，依然保持着书信来往。在这封书信中，苏轼主要是为了向章惇寻求帮助。苏轼在徐州为官时，当地人程棐勇武过人，其弟程岳因故被囚。苏轼为了平定徐州当地的盗贼，曾对程棐有过承诺，如果他能抓捕当地的盗贼，建立功业，自己便上奏请求赦免程棐之弟。后来程棐确实如约抓捕了盗贼，但苏轼却调往湖州，又被贬谪到黄州。由于身份的转变，他当时的戴罪之身已经无法再上奏，因此对于程棐的许诺一直没兑现，苏轼由此感到内疚，便写信求助。

子厚参政谏议执事。春初辱书，寻递中裁谢①，不审得达否？比日机务之暇②，起居万福。轼蒙恩如昨，顾以罪废之余，人所鄙恶，虽公不见弃，亦不欲频通姓名。今兹复陈区区，诚义有不可已者。

【注释】

①裁谢：作书致谢。

②机务：机要事务。此处泛指公务。

【译文】

子厚参政谏议执事。初春时蒙赐信，很快通过驿递答谢，不知收到没有？近来公务闲暇之时，起居安康吧。我蒙您恩惠如同从前，只是因为获罪坐废之后，人们都鄙视厌恶，即使您不嫌弃我，我也不想频繁去信。现在要说的这些微不足道的话，实在是道义上有不得已之事。

轼在徐州日，闻沂州承县界有贼何九郎者，谋欲劫利国监[①]，又有阚温、秦平者，皆猾贼，往来沂、兖间。欲使人缉捕，无可使者。闻沂州葛墟村有程棐者，家富，有心胆。其弟岳，坐与李逢往还，配桂州牢城[②]。棐虽小人，而笃于兄弟，常欲为岳洗雪而无由。窃意其人可使，因令本州支使孟易呼至郡，谕使自效[③]，以刷门户垢污。苟有成绩，当为奏乞放免其弟。棐愿尽力，因出帖付与。不逾月，轼移湖州，棐相送出境，云："公更留两月，棐必有以自效，今已去，奈何！"轼语棐："但尽力，不可以轼去而废也。苟有所获，当速以相报，不以远近所在，仍为奏乞如前件也。"是岁七月二十七日，棐使人至湖州见报，云："已告捕获妖贼郭先生等。"及得徐州孔目官以下状申告捕妖贼事[④]，如棐言不谬。轼方欲具始末奏陈，棐所以尽力者，为其弟也，乞勘会其弟岳所犯[⑤]，如只是与李逢往还，本不与其谋者，乞赐放免，以劝有功。草具未上，而轼就逮赴诏狱。遂不果发。

【注释】

①利国监：官署名。掌管冶铁。在今江苏铜山东北。本是徐州的秋邱冶铁处，宋代升为利国监。

②牢城：宋代关押囚禁、流配罪犯的地方。

③谕：晓谕，告知。

④孔目官：官吏名。左、右金吾街仗司皆置。是吏人资序中最高者，相当于三省吏都事名目。主要承办本司事务及点检文书等。

⑤勘会：审核议定。

【译文】

我在徐州的时候，听说沂州承县地界有叫何九郎的盗贼，谋划抢劫利国监，又有阚温、秦平等人，都奸诈凶残，往来于沂州、兖州之间。我想差人缉捕，却没有合适的人可使唤。听说沂州葛墟村有个叫程棐的人，家中富有，也有胆气。他的弟弟程岳，因为与李逢有来往，被发配到桂州牢城。程棐虽说是小民，却和兄弟感情深厚，常想为程岳洗清罪责而没有机会。我觉得这个人可以驱使，就让本州的支使孟易把他叫到郡府上来，劝他主动效力，来洗刷家族污垢。如果立功，就会为他上奏请求赦免他的弟弟。程棐表示愿意尽力，于是给他发了文书。不到一个月，我调往湖州，程棐相送出境，对我说："您能再留任两个月，我一定会做出成绩，如今您离开了，怎么办啊！"我对他说："你只管尽力，不能因为我离开就放弃。如果有成果，就赶快告诉我，我不会受远近的影响，仍会按照之前的约定把你的事上奏。"这年七月二十七日，程棐派人到湖州报告我说："已经捕获妖贼郭先生等。"等我见到徐州孔目官以下捕获妖贼的报告，像程棐所说的一样没错。我刚打算上奏详细说明这件事的始末，程棐所以竭尽全力，是为了他弟弟，请求审议其弟程岳罪行时，如果只是与李逢来往，并没有参与他的阴谋，请求能赦免他，以此来勉励人立功。写好还没有呈上，而我就被抓捕下狱。于是奏文未能发出。

今者，桀又遣人至黄州见报，云："郭先生等皆已鞫治得实[①]，行法久矣，蒙恩授殿直。"且录其告捕始末以相示[②]。原桀之意，所以孜孜于轼者[③]，凡为其弟以曩言见望也。轼固不可以复有言矣，然独念愚夫小人，以一言感发[④]，犹能奋身不顾，以遂其言。而轼乃以罪废之故，不为一言以负其初心，独不愧乎？且其弟岳，亦豪健绝人者也。徐、沂间人，鸷勇如桀、岳类甚众[⑤]，若不收拾驱使令捕贼，即作贼耳。谓宜因事劝奖，使皆歆艳捕告之利，惩创为盗之祸，庶几少变其俗。今桀必在京师参班，公可自以意召问其始末，特为一言放免其弟岳，或与一名目牙校、镇将之类，付京东监司驱使缉捕，其才用当复过于桀也。此事至微末[⑥]，公执政大臣，岂复治此。但桀于轼，本非所部吏民，而能自效者，以轼为不食言也。今既不可言于朝廷，又不一言于公，是终不言矣。以此愧于心不能自已。可否在公，独愿秘其事，毋使轼重得罪也。

【注释】

①鞫治：审问后治罪。也作"鞠治"。

②告捕：告发抓捕。

③孜孜：坚持不懈。

④感发：感召启发。

⑤鸷勇：勇猛。

⑥微末：渺小，微不足道。

【译文】

现在，程棐又派人到黄州报告我，说："郭先生等人都已经审核查实，被治罪很长时间了，自己蒙恩被授以殿直之职。"并把告发抓捕盗贼的始末抄录下来让我看。推究程棐的本意，之所以坚持不断找我，都是为了他弟弟，希望我兑现以前的许诺。我本不宜再多说什么，但念及他一介平民百姓，因受一席话的感召，尚能奋不顾身，以兑现自己的诺言。而我竟然因为贬黜之故，不替他说一句话而辜负了他的初心，能不惭愧吗？况且他弟弟程岳，也是雄豪勇健超过常人。徐州、沂州一带的人，像程棐、程岳那样勇猛的很多，如果不组织利用让他们捕贼，他们就会成为盗贼。我认为应该就此事进行奖掖，使这些人都羡慕告奸捕盗的好处，警戒做盗贼的祸患，也许可以稍稍改变那里的风俗。如今程棐一定在京城供职，您不妨召程棐来询问事情的经过，专门替他说句话赦免他弟弟程岳，或授予他一个什么名目的牙校、镇将之类的官职，派他到京东路监司处叫他负责缉捕，他的才干会超过程棐的。这件事非常细小，您作为执政大臣，怎能亲自管这些事。但程棐本非我治下的吏民，能主动效力的原因，是认为我不会食言。如今我既不能向朝廷说话，又不对您说一说，那就算是始终不说一句话了，我会内心无比惭愧。这事能不能办全凭大人，只是希望能保守秘密，不要让我再次获罪。

徐州南北襟要①，自昔用武之地，而利国监去州七十里，土豪百余家，金帛山积，三十六冶器械所产②，而兵卫微寡，不幸有猾贼十许人，一呼其间，吏兵皆弃而走耳，散其金帛，以啸召无赖乌合之众，可一日得也。轼在郡时，常令三十六冶，每户点集冶夫数十人③，持却刀枪，每月两衙于知监之庭，以示有备而已。此地盖常为京东豪猾之所拟④，公所宜知。因程棐事，辄复及之。

【注释】

①襟要：地势要冲。亦指要害之地。

②冶：熔炼金属或铸造器物的场所。

③冶夫：冶炼工匠。

④豪猾：强横狡猾不守法纪的人。

【译文】

徐州地处南北要冲，自古便为用武之地，而利国监距离州治七十里，当地土豪有百余家，金银财帛堆积如山，三十六冶是生产兵器的地方，而守卫军队很少，万一有十来个狡诈贼人，在这里振臂一呼，官吏和兵士都会弃城而逃，贼人散发金帛，召集无赖乌合之众，一日之内就可以占据此地。我在徐州时，常令三十六冶每户点名召集几十名工匠，拿着刀枪，每月两次在知监衙门里列队，以示有所戒备。此地经常被京东路不守法纪的豪强觊觎，您应该知道此事。因为程棐的事，就又说到此事。

公守密，有盗未获。安抚司遣使臣领悍卒入境捕盗[①]，卒凶暴以禁物诬民[②]，争斗至杀人，畏罪惊散，欲为乱。民诉之，公投其书，不视，曰："必不至此。"溃卒闻之，少安。不知公已使人招出戮之矣。公捍患解乱之识[③]，岂不具见矣乎。

【注释】

①悍卒：强悍的士卒。

②禁物：违反禁制之物。

③捍患：抵御外患。

【译文】

苏轼任密州太守时，有强盗没有抓获。安抚司派使臣带领强悍的兵卒入境捕捉，兵卒凶暴横行，诬陷百姓藏有禁物，因争斗出了人命，又畏罪逃散，将要作乱。百姓奔走告诉苏轼，苏轼把控诉书扔在地上不看，说："一定不至于这样。"逃散的兵卒听说了这件事，稍微安心了一些。不知道苏轼已派人招引他们出来杀掉。苏轼抵御忧患、解除兵乱的能力，难道还没有充分显现吗？

与朱鄂州书

【题解】

这是苏轼写给鄂州（今湖北鄂城）知州朱寿昌的一封信，作于宋神宗元丰五年（1082）。苏轼当时在黄州，与鄂州隔江相望。在这封信中，苏轼主要围绕生子不养的陋习进行了批判，并提出了解决陋习的办法：一是采用法令措施，一边派人监督检举，惩办犯法者；一边深入宣传法令，使之家喻户晓。二是采取行之有效的救济措施，或请富家出钱帮助贫苦的多子女人家，或拨出救济粮"收养弃儿"。从信中来看，苏轼对于溺婴之事"闻之酸辛，为食不下"，这些都表现了他的人道主义精神。苏轼当时是贬谪之身，但仍然不忘关心民生，可以说是具有大爱之人。

轼启。昨日武昌寄居王殿直天麟见过①，偶说一事，闻之酸辛，为食不下。念非吾康叔之贤②，莫足告语。俗人区区③，了眼前事，救过不暇，岂有余力及此度外事乎？天麟言：岳鄂间田野小人④，例只养二男一女，过此辄杀之。尤讳养女，以故民间少女，多鳏夫。初生，辄以冷水浸杀，其父母亦不忍，率常闭目背面，以手按之水盆中，咿嘤良久乃死⑤。有神仙乡百姓石揆者，连杀两子。去岁夏中，其妻一产四子，楚毒不可堪忍⑥，母子皆毙。报应如此，而愚人不知创艾⑦。天麟每闻其侧近有此，辄驰救之，量与衣食之类，全活者非一。既旬日，有无子息人欲乞其子者，辄亦不肯。以此知其父子之爱，天性故在，特牵于习俗耳。闻鄂人有秦光亨者，今已及第，为安州司法。方其在母也，其舅陈遵梦一小儿挽其衣，若有所诉。比两夕，辄见之，其状甚急。遵独念其姊有娠将产，而意不乐多子，岂其应是乎？驰往省之，则儿已在水盆中矣，救之得免。鄂人户知之。

【注释】

①武昌寄居：寄居于鄂州。武昌，鄂州之节度名。

②康叔：朱寿昌，字康叔。

③区区：小，形容微不足道。

④岳鄂：岳州、鄂州。

⑤咿嘤：婴儿啼哭声。

⑥楚毒：痛苦。此处指难产受折磨。

⑦创艾：亦作"创刈"，因受惩罚而戒惧。

【译文】

轼启。前一日寄居鄂州的王天麟殿直过访，偶然说起一件事，我听后感到辛酸，饭都吃不下。考虑到不是像康叔您这样的贤人，不值得说这些话。俗人如区区在下，只想了却眼前的琐事，救补过错还来不及，哪里还有余力顾及与己无关的事呢？天麟说：岳州、鄂州一带的乡村百姓，通常只生两男一女，超过这个数就杀死婴儿。尤其忌讳生女孩，因此民间女儿少，而鳏夫多。婴儿刚生下来，就用冷水浸杀，孩子的父母也不忍心，常常闭着眼睛背过脸，用手把婴儿按在水盆中，婴儿咿呀啼哭好久方才死去。神仙乡有个叫石揆的百姓，连杀两个婴儿。去年夏天，他的妻子一胎生了四个儿子，难产折磨得无法忍受，母子都死了。如此报应，但愚昧的人不知道戒惧。天麟每每听到附近有溺婴的，就赶快跑去抢救，酌情给些衣服食物之类，救活的不止一个。十多天后，即使有无子嗣的人想要他的儿子，也不肯再给了。因此知道父子之爱，天性本来是存在的，只是受当地习俗牵累罢了。听说鄂州有个叫秦光亨的人，现在已中进士，担任安州司法。当年他母亲怀孕时，他的舅舅陈遵梦见一个小孩拽着他的衣服，似乎有话要说。接连两晚都梦到这个小孩，小孩样子看上去很着急。陈遵不禁想到他的姐姐怀孕将要临盆，但心里不乐意多生儿子，难道梦应验在这件事？他急忙赶去探望，婴儿已经被放在水盆里了，他将其救起，保住了婴儿的性命。这件事鄂州当地家喻户晓。

准律，故杀子孙，徒二年。此长吏所得按举[①]。愿公明以告诸邑令佐，使召诸保正，告以法律，谕以祸福，约以必行，使归转以相语，仍录条粉壁晓示[②]，且立赏召人告官，赏钱以犯人及邻保家财充，若客户则及其地主[③]。妇人怀孕，经涉岁月，邻保地主，无不知者。若后杀之，其势足相举觉，容而不告，使出赏固宜。若依律行遣数人[④]，此风便革。公更使令佐各以至意诱谕地主豪户，若实贫甚不能举子者，薄有以赒之。人非木石，亦必乐从。但得初生数日不杀，后虽劝之使杀，亦不肯矣。自今以往，缘公而得活者，岂可胜计哉。

【注释】

①按举：督察检举。

②粉壁：宋代张贴法令、书写告示的墙壁。

③客户：逃亡他乡或以租佃为生的人家。

④行遣：处置，发落。

【译文】

依据律令，故意杀死子孙，判处两年徒刑。这是州县长官能够督察检举的。希望您能把这些明确地告诉各县县令及其副长官，让他们召集各村的保长，向他们宣读法律，晓谕祸福利害，规定必须执行，使他们回去辗转相告，还要把条款抄录张贴在白墙上，昭告百姓，并且定下奖赏办法鼓励人揭发溺婴罪，赏钱由犯人、邻居和连保户的家财中出，如果是客户，则由他的地主出。妇人怀孕，经历很长的时间，邻居、连保户和地主，没有不知道的。若产后溺婴，按情形能够互相检举，包庇而不告官的，让他出赏钱应该是合适的。如果按照法律处置几个人，这种杀婴的风气便能革除。您再使县令县丞等分别以诚意晓谕地主豪户，如果实在太穷困不能抚养孩子的，稍微周济他一些。人非木石，他们也一定乐于听从。只要做到出生几天后不杀，以后即使再劝他们杀婴，他们也不肯了。从今以后，因为您而活下来的婴儿，哪能数得清呢？

佛言杀生之罪，以杀胎卵为最重。六畜犹尔①，何况于人。俗谓小儿病为无辜，此真可谓无辜矣。悼耄杀人犹不死②，况无罪而杀之乎？公能生之于万死中，其阴德十倍于雪活壮夫也③。昔王濬为巴郡太守，巴人生子皆不举④，濬严其科条，宽其徭役，所活数千人。及后伐吴，所活者皆堪为兵。其父母戒之曰："王府君生汝，汝必死之。"古之循吏⑤，如此类者非一。居今之世，而有古循吏之风者，非公而谁？此事特未知耳。

【注释】

①六畜：猪、牛、羊、马、鸡、狗六种动物。泛指家畜。

②悼耄：指幼童与老年人。语出《礼记·曲礼上》："八十九十曰耄，七年曰悼。悼与耄，虽有罪，不加刑焉。"

③雪活壮夫：给壮夫洗雪冤情。

④不举：不养育。

⑤循吏：善良守法的官吏。

【译文】

佛教认为杀生之罪，以杀胎卵的罪孽最重。家畜尚且如此，何况对人呢？俗话将小儿病称为无辜，这真可谓无辜被杀了。幼童和老人杀人尚且不得死罪，何况婴儿无罪而把他杀掉呢？您能使婴儿从绝境中重生，这种阴德要比给壮夫洗雪冤情超过十倍。从前王濬任巴郡太守，巴人生了孩子都不养育。王濬严明法律，放宽徭役，救活的有几千人。等到后来讨伐吴国，救活的婴儿长大都能当兵了。他们的父母告诫孩子说："王太守使你活下来，你一定要用生命为他效力。"古代的良吏，像王濬这样的不止一个。生活在当今之世，而具有古代良吏风范的，除了您还有谁呢？此事只是不知道罢了。

轼向在密州，遇饥年，民多弃子。因盘粮劝诱米[①]，得出剩数百石别储之，专以收养弃儿，月给六斗。比期年，养者与儿皆有父母之爱，遂不失所，所活亦数十人。此等事，在公如反手耳[②]。

【注释】

①盘粮：计算、盘点官府的米粮。

②反手：翻转手掌，比喻事情容易办到。

【译文】

我从前在密州，遇到灾荒年，有很多百姓抛弃孩子。我就盘点官府的米粮作劝诱米，拿出剩余的数百石另外储存，专门用来收养弃儿，每月供给六斗。等满一年，抱养者与婴儿都产生了父母之爱，就不会流离失所，救活的也有几十人。这种事情，对您来说易如反掌。

近闻黄州小民贫者，生子多不举，初生便于水盆中浸杀之，江南尤甚，闻之不忍。会故人朱寿昌康叔守鄂州，乃以书遗之，俾立赏罚以变此风[①]。黄之士古耕道，虽椎鲁无他长[②]，然颇诚实，喜为善。乃使率黄人之富者，岁出十千，如愿过此者，亦听。使耕道掌之，多买米布绢絮，使安国寺僧继莲书其出入[③]。访闾里田野有贫甚不举子者，辄少遗之。若岁活得百个小儿，亦闲居一乐事也。吾虽贫，亦当出十千。先生自记。

【注释】

①俾：使。

②椎鲁：愚钝，质朴。

③出入：收入与支出。

【译文】

最近听闻黄州贫困的百姓，生了孩子大都不养育，刚出生便在水盆中浸杀，江南尤其厉害，听了非常不忍心。正好旧友朱寿昌康叔任鄂州太守，于是写信给他，让他立赏罚来改变这种风俗。黄州士人古耕道，虽愚钝没有什么特长，但为人很诚实，喜欢做善事。就让他率领黄州的富人，每年出十千，如果愿意出更多钱的，也允许。让耕道掌管这些钱，多买些米布绢絮，让安国寺僧继莲记录收入支出。查访闾里乡村中有非常贫困不养育孩子的，就稍赠送一些给他们。如果一年能救活一百个小儿，也是闲居的一件乐事。我虽然贫穷，也会出十千。先生自记。

与某宣德

【题解】

这封信的收信人不详,但其非常关心苏轼则是无疑的。写信的时间大体为元祐四年或五年苏轼任杭州知州时。从信的内容看,元丰七年(1084),苏轼从黄州贬所移赴汝州,这位朋友就曾赠金相助,虽然苏轼当时"邻于寒殍",经济十分困难,可还是谢绝了。这次朋友派人送来"金五两、银一百五十两",苏轼再次谢绝。然而苏轼又觉得两次谢绝,"非朋友之义",所以决定以朋友的名义把这笔钱捐出去,用于苏轼在杭州时建立的慈善性质的病坊。苏轼处理此事的方法十分得体,既照顾了朋友的情谊,又将资助使用得十分合理,可谓一举多得。

蒙遣人致金五两、银一百五十两为贶。轼自黄迁汝,亦蒙公厚饷①,当时邻于寒殍②,尚且辞避,今忝近臣,尚有余沥③,未即枯竭,岂可冒受。又恐数逆盛意,非朋友之义,辄已移杭州作公,意舍之病坊。此盖某在杭日所置,今已成伦次④,岁收租米千斛,所活不赀⑤,故用助买田以养夫民之穷者。此公家法,故推而行之,以资公之福寿,某亦与有荣焉。想必不讶。至于感佩之意,与收之囊中了无异也。

【注释】

①厚饷:丰厚的馈赠。

②寒殍(piǎo):饥寒交困。

③余沥:本指剩酒。这里比喻担任近臣所得的微薄收入。

④伦次:条理次序。

⑤赀:估量,计算。

【译文】

承蒙派人送来五两金子、一百五十两白银的厚礼。我从黄州迁官汝州时，也承蒙您很多馈赠，当时我接近饥寒交迫，尚且辞谢不受，今忝列近臣，尚有微薄收入，一时用不完，岂能贸然接受。又担心数次拂逆盛情，不合对待朋友的道义，就把所赠金银运到杭州充公，打算施舍给病坊。这病坊是我在杭州时创办的，现在已经很有秩序，每年收取千斛租米，救活的人无法计算，所以也把您的施舍用于资助买田来养活穷困的百姓。这是您的家风，因此推行开来，既为您增寿，我也同样有荣光。料想您一定不会怪罪。至于对您的感佩之情，和收到我的囊中完全一样。

承谕津遣孤孀[①]，救药疾疠，政无急于此者矣。广州商旅所聚，疾疫作，客先僵仆[②]，因薰染居者，事与杭相类。莫可擘画一病院[③]，要须有岁入课利供之，乃长久之利，试留意。来谕以此等为仕宦快意事美哉。此言谁肯然者。先生尺牍。

【注释】

①津遣：资助遣送。

②僵仆：倒下。

③擘（bò）画：筹备，筹划。

【译文】

承蒙告知资助遣送孤孀，救助瘟疫，政务没有比这个更紧急的了。广州是商旅汇聚之地，瘟疫发作，客人先倒下，会感染当地居民，事情与杭州的类似。不可只是筹划建造一所病院，关键要有每年的税收维持，才是长久之利，请试着留意。来信以这些为仕宦中的快意美事。这样的话谁肯赞同呢？先生尺牍。

与王敏仲二首

【题解】

王敏仲，即王古，是北宋名相王旦的曾孙。熙宁年间进士，历任户部侍郎、尚书。绍圣年间，因与蔡京不合，被贬为广州知州。王古作为相门之后，既是东坡的弟子又同为岭南贬官，情谊之深厚可想而知。正是基于这种渊源，苏东坡便在信中建言王古引蒲涧清水入广州城，这无疑是惠及广州百姓的大好事。王古读到苏东坡的这封信后，大受鼓舞，不但全部采纳了苏东坡的建议，还立即召集相关官员对引用蒲涧清水入城进行了多次商议。绍圣三年十二月，苏东坡闻知王古已将“作管引蒲涧水”列入知州事议日程的时候，非常高兴，随即又给王古写了第二封信，对竹管引水的一些技术细节作了进一步的补充，似乎全然忘记了自己贬官的身份。

罗浮山道士邓守安，字道立。山野拙讷[①]，然道行过人[②]，广惠间爱敬之。好为勤身济物之事，尝与某言，广州一城人，好饮咸苦水，春夏疾疫时，所损多矣。惟官员及有力者，得饮刘王山井水，贫丁何由得[③]。惟蒲涧山有滴水岩，水所从来高，可引入城，盖二十里以下耳。若于岩下作大石槽，引以五管大竹续处，以麻缠漆涂之，随地高下，直入城中。又为一大石槽以受之，又以五管分引，散流城中，为小石槽以便汲者。不过用大竹万余竿，及二十里间，用葵茅苫盖[④]，大约不过费数百千可成。然须于循州置少良田，令岁可得租课五七千者，令岁买大筋竹竿，作筏下广州，以备不住抽换。又须于广州城中置得少房钱，可以日掠二百，以备抽换之费。专差兵匠数人巡觑修葺[⑤]，则一城贫富同饮甘凉，其利便不待言也。自有广州以来，以此为患，若人户知有此作，其欣愿可知。喜舍之心，料非复塔庙之比矣。然非道士至诚不欺，精力勤干，不能成也。敏仲见访及物之事，敢以此献，兼乞裁度。如可作，告差人持折简招之，可详陈也。此人洁廉，修行苦行，直望仙耳，世间贪爱无丝毫也，可以无疑。从来帅、漕诸公[6]，亦多请与语。皆喜公济物之事，故详以告，可否更在熟筹，慎勿令人知出自不肖也[7]。

【注释】

①拙讷：谓才疏口拙，不善应对。多用作谦辞。

②道行：修行的功夫。

③贫丁：贫苦的百姓。

④苫（shàn）盖：遮盖。

⑤巡觑：巡查。

⑥帅、漕：帅司与漕司，宋代官名。帅、漕相校，帅为尊。

⑦慎：千万，无论如何。

【译文】

罗浮山道士邓守安，字道立。他是山野中才疏口拙之人，但修行功夫极高，广州、惠州一带的人都很爱敬他。此人乐善好施，曾和我说，广州一城的人，经常饮用又苦又咸的水，春夏瘟疫流行时，对人的身体损害很大。只有官员和有钱有势的人家，才能喝到刘王山的井水，贫穷的百姓怎么能够得到呢。蒲涧山有个滴水岩，水都从那里来，位置很高，可以引进城来，约二十余里。如果能在岩下作个大石槽，用五根大竹管相接，连接处用麻绳缠好，再涂上漆，随着地势的起伏，直接引入城中。再造一个大石槽接住，再用五根竹管分引，散流到城中各处，造小石槽接住以方便汲取的人。总计不过用大竹一万多根，至于二十里间，用葵茅遮蔽，总费用大约不过几百千钱就可以办成了。但须在循州买一些良田,用每年可得的田租五七千钱,买大筋竹竿,做成竹筏直下广州,以备不停抽换。还须在广州城中购置收取租金的房产,可以每天收二百,以备抽换的费用。专门派几位兵士和匠人巡查修理,那么全城的百姓不论贫富都能同时吃到甜水,其中好处不用我多说。自广州建城以来,都以此为患,若老百姓知道官府有此举动,欣喜之情可想而知。他们抛弃苦水得到甜水的心情,想来不是建造塔庙可比的。然而若不是邓道士的诚心诚意,精力勤干,是不能办成的。敏仲来访并谈到救济时世之事,我才敢把这个想法说出来,还望仔细考虑。如果可行,可派人持折简把他招来,可以向你陈述得更详细。此人廉洁,苦苦修行,操行近于神仙,对世间一切无丝毫的贪恋,对他可以放心无疑。帅、漕司有关的人员,也要多和他们商量。这都是因为我仰慕您的救世情怀,所以才详细地告诉你,能否实施望你深思,千万不要让外人知道这是我的主意。

闻遂作管引蒲涧水,甚善。每竿上,须钻一小眼如绿豆大,以小竹针窒之[①],以验通塞。道远,日久,无不塞之理。若无以验之,则一竿之塞,辄累百竿矣[②]。仍愿公擘画少钱,令岁入五十余竿竹,不住抽换,永不废。僭言,必不讶也。

【注释】

①窒:塞住。

②累:连累,影响到。

【译文】

你听到后就制造竹管引蒲涧水,非常好。每根竹竿上,要钻一个像绿豆大小的小眼,用小竹针塞上,用来检验通塞。路远,时间长了,一定会堵塞。如果没有办法来检验,那么一根竹竿堵塞了,就会累及上百根竹竿。还希望您筹划一些钱，让每年买五十多根竹竿，不停地抽换，永不废弃。我超越本分妄言，您一定不要惊怪。

周匝[①]。陆君启

【注释】

①周匝：周密。

【译文】

考虑周密。陆君启

与程正辅

【题解】

苏轼在惠州时，与在广州的程正辅通信数量颇多，其中很大一部书信内容都并非因为私事，而是苏轼在惠州看到一些政务弊端，通过书信向程正辅提出建议。这封信中，苏轼反映的主要是民众缴纳赋税中存在的问题，虽然与他无关，但关系到惠州广大百姓的切身利益。由此可见，苏轼的忧国忧民之心并未随着自己政治身份的贬谪而有丝毫减少。

某目见之事，恐可以助仁政之万一，故敢僭言。不罪！不罪！今来秋大熟[①]，米贱已伤农矣。所纳秋米六万三千余石，而漕府乃令五万以上折纳见钱[②]，余纳正色[③]，虽许下户取便纳钱[④]，然纳米不得过五千硕元科之数[⑤]，则取便之说，乃空言尔。岭南钱荒久矣，今年又起纳役钱，见今质库皆闭[⑥]，连车整船载米入城，掉臂不顾[⑦]，不知如何了得赋税役钱去[⑧]。朝廷新行役法，监司宜共将傍人户令易为征催，准条："支移折变[9]，委转运司相视收成丰歉，务从民便。"据此敕意，即是丰则纳米，歉则纳钱。今乃反之，岂为稳便？闻范君指挥，非傅同年意也[10]。本州詹守，极有恤民之意，闻说申乞第二等以下人户纳钱与米并从其便，不拘元科米数。此实一州人户众愿，非詹守私意，又非专斗要计会多纳米也。望兄力赐一言，特从其请及乞提、转共行一条，戒约州县大估米价，以致百姓重困，须得依在市见卖实值。如牒到日，已估价太高者，许依实改正，庶几疲民尽沾实惠。切望兄留意，仍密之，勿令人知自弟出也，千万！千万！问得本州支米，每年不过九千，若五万全纳正色，则有积弊之忧；若以积滞之故，年年多纳钱，少纳米，则众民益困，岭南之大患也（见说广东诸郡，皆患米多支少）。请兄与诸公商量，具此利害，共入一奏，乞今后应役人、公人庸钱及重法钱并一半折米，却以见钱还运司，则公私皆便，免得税米积滞，年年抑勒人户多纳见钱[11]，此大利也。但当立条，常令提举、提刑司常切觉察转运司及州县大估米价及支恶弱米[12]，免亏损役人、公人，则尽善矣。

【注释】

①今来：如今。

②折纳：按照当时的税法规定，可以按钱折价交纳粟帛等。见钱：现钱。

③正色：赋税原定征收的实物。与"见钱"相对。这里指米。

④下户：贫民，贫苦之家。

⑤硕：古代容量单位。通"石"。一硕就是一石。

⑥质库：即当铺。

⑦掉臂不顾：甩动胳膊头也不回地走开。

⑧了得：了却，了结。

⑨支移：宋代赋税的输纳方式。送纳赋税有固定处所，而以有余补不足，则移此输彼，移近输远，谓之支移。折变：宋代谓所征实物以等价改征他物。

⑩傅同年：指傅燮。时为司农少卿，傅同年与苏轼同为嘉祐二年进士，故称“同年”。

⑪抑勒：强逼，勒索。

⑫恶弱：粗劣。

【译文】

我亲眼看到的一些事，恐怕多少对老兄的仁政有些补益，所以冒昧妄言。不要怪罪！不要怪罪！今年秋季大丰收，米价太贱已经损害了农民。百姓应交纳的秋季稻米为六万三千余石，而转运司却下令五万石以上要折变为现钱交纳，其余的才按规定交纳稻米，虽然允许贫困户可以根据方便交钱，但交米不能超过原来所征收的五千石的数量，这样所谓的取便之说，就成了一句空话。岭南缺少现钱已经很久了，今年又新规定要交纳役钱，如今当铺因缺现钱也全都关了门，农民整车整船地运米进城，但买主都甩手而去，无人问津，农民不知道怎样才能弄到交纳赋税的役钱。按朝廷新颁行的役法，监司应该都来帮助民户以方便征收，条例规定：“支移折变，委派转运司根据收成丰歉定夺，务必要与民方便。”据此敕令之意，应该丰收了就征米，歉收了就收钱。如今却反其道而行之，难道合适吗？听说此事由范君指挥，并非傅同年的意思。本州的詹太守，极有体恤百姓之心，听说他申请要求让第二等以下的民户按自己的意愿来交纳现钱或是稻米，不管原来科派的米的数量。这实在是一州民户的心愿，不是詹知州个人的意思，也并不是主管小吏想要多收粮米。希望老兄尽力进言，恩准詹知州的申请，并请求提刑司、转运司共同施行这条意见，告诫约束各州县不得高估米价，以致加重百姓的困苦，而必须根据市场上的现行米价来定价格。如果公文发下来时,有的地方已把米价估得太高,就准许他们按实价改正,希望疲惫贫困的百姓都得到好处。切望老兄关注此事,并替我保密,不要让人知道这主意是我出的,千万!千万!探知本州的支付用米,每年不过九千石,如果按正常规定交纳五万石稻米,就会有堆积过剩的忧虑;如果因为怕过剩的缘故,年年都让百姓多交纳现钱,少交米,那么农民就会更加困苦,这是岭南地区的大弊病啊(听说广东各州郡,都苦于交米多而支用少)。请老兄和各位大人商量,详细陈说其中的利害,共同上奏朝廷,请求今后应该把服劳役、差役的雇佣金以及违法罚金的一半折合成稻米交纳,一半以现钱交给运转司,这样朝廷和百姓都很方便,免得交纳的税米积压,而年年逼迫着民户多交现钱,这样就大大有利了。只是应当订立条文,经常让提举、提刑司切实督察,防止转运司及各州县高估米价,支付劣米,以免损害服劳役的人与官府差役的利益,这样就完善了。

今郡县条编并本折二色至为画一①,即加派定数,亦自有限。但成额徒悬,民下无由遍知②。且正耗并行③,意为轻重。至朝廷恩贷,蠲免停止,都无实惠,司牧者可不一留意乎④?

【注释】

①本折:指正色、折纳。

②无由:没有办法。

③正耗:正税外向百姓征收的一种附加税。

④司牧:治理。

【译文】

现在郡县推行的条编法(一条鞭法),将正色、折纳统一核算,即便增加派定数,也自有限度。但既定税额空悬,百姓没有办法都知道。而且正耗并行,凭感觉估量轻重。至于朝廷恩准减免赋税,但百姓很少得到实惠,治理者能不留心此事吗?

与程正辅

【题解】

在这封与程正辅的书信中，苏轼主要就惠州诸军的住房问题向其反映。以苏轼的戴罪之身而言，谨言慎行是更好的选择，但苏轼确实是心怀天下之人，所以面对相熟的程正辅，便畅所欲言，同时又不断叮嘱对方要替自己保密，亦足见其谨慎戒惧之心。

某启。本州近申乞支阜民监粪土钱用修桥[①]，未蒙指挥。告与漕使一言，此桥不成，公私皆病，敢望留意。近又体问得一事[②]，本州诸军，多阙营房，多二人共一间，极不聊生。其余即散居市井间，赁屋而已。不惟费耗，军人因此窘急作过[③]。又本都无缘部辖[④]，靡所不为。公私之害，可胜言哉。某得罪居此，岂敢僭管官事，但此事俗吏所忽，莫教生出一事，即悔无及也。兄弟之情不可隐，故具别纸冒闻，千万谅其本心，恕罪，幸甚。此数十年积弊，难以责俗吏，非老兄才气，常欲追配古人[⑤]，即劣弟亦不轻发也。然千万密之，若少漏泄，即劣弟居此不安矣。告老兄作一手书，说与二漕，但直云指使蓝生经过廉得[⑥]，或更以一书与詹守，稍假借之，令尽力为妙。自兄过此，詹亦知惧励精也。

【注释】

①阜民监：指惠州阜民钱监。于北宋熙宁四年（1071）设置。

②体问：体察探问。

③作过：做坏事。这里指军人叛乱、闹事等。

④部辖：管辖。

⑤追配古人：与古人相匹敌，媲美。

⑥廉得：察考，访查。

【译文】

某启。本州最近申请拨付阜民监的粪土钱来修桥，尚未得到回复。请告知转运使一句话，这桥如果修不成，对公对私都不利，希望能留心此事。近来又探问到一件事，本州各军多缺少营房，大多为两人合住一间，极为不适合生活。其余就散居在市井中，租赁房子居住。不仅浪费开支，军人也因为生活逼迫而叛乱闹事。本地区都里又无权管辖，所以他们便无所不为。对于国家与百姓的危害，真是难以说尽啊。我是有罪贬居在这里的人，怎敢多管官家的事，只是这事被那些庸碌的官吏忽视，别教他们生出意外的事情，就后悔也来不及了。你我兄弟间的情意不可隐瞒，所以另外附信冒昧告知你，望千万体谅我的本心，宽恕我的罪过，就很幸运了。此事是几十年的积弊，难以责怪庸碌官吏，不是像老兄这样的才气，又经常以古代贤人为榜样，那么愚弟也不敢轻易说出这话来。然而还是希望千万保密，如果稍有泄漏，愚弟住在这里就不安心了。希望老兄写封亲笔信，告诉两位转运使，直接说是指使蓝生路过时察访所得，或者再写封信给詹知州，多少也借助一下他，使他也能尽力才好。自从老兄从这里经过以后，詹知州也知道戒惧并努力做事。

顷年援兵跋扈[①]，为害不小。近流寇未净，官兵四集。每闻征调，辄为寒心。

【注释】

①顷年：往年。

【译文】

过去几年援兵飞扬跋扈，造成的危害不小。近来流寇没有清除干净，官兵四处聚集。每次听到征调，就感到寒心。

与程正辅

【题解】

在这封信中，苏轼主要是向程正辅推荐人才——黄焘推官。从文中所叙可以看出，苏轼的推荐与自己的利益其实并无多少关系，纯粹是出于爱才、惜才之心而发。

某启。本州黄焘推官，实甚廉干[①]，郡中殊赖之。不知今岁举削能及之否[②]？孤进无缘自达，不免僭言。不罪！不罪！博罗正月一日夜忽失火，一邑皆为灰烬，公私荡然[③]。林令在式假[④]，高簿权县[⑤]。飓风猛烈，人力不加，众所知也。百姓千人，皆露宿沙滩。可知！盖屋固未能，茅竹皆不可，一壶千金之时[⑥]，黄焘擘划竹三万竿往济之，极可佳。火后事极多，林令有心力，可委。他在式假，自不当坐此[⑦]。愿兄专牒此子，令修复公宇、仓库之类，及存抚被灾之民，弹压寇贼[⑧]，则小民受赐矣。又，起造物料，若不依实价和买而行科配，则害民又甚于火矣。愿兄严切约束本州，或更关牒漕司，依实支破[⑨]，或专委黄推官提举点检催促及觉察科配。幸恕僭易。至孝通直蒙惠书[⑩]，极于感慰，深欲裁答，为连写数书，灯下目昏，容后信也。不罪！不罪！

【注释】

①廉干：廉洁干练。

②举削：宋代官场用语。又称“奏削”。即宋朝州以上高级官员举荐基层官员的奏折。削，简札。

③荡然：全部毁坏。

④式假：古代官员的一种例假。

⑤权县：代管县务。

⑥一壶千金：比喻物虽微贱，关键时得其所用，便十分宝贵。壶，即瓠。葫芦的一种。瓠体轻能浮，失船者得之，可免溺水。语出《鹖冠子·学问》：“中河失船，一壶千金，贵贱无常，时使物然。”

⑦坐：受株连。

⑧弹压：镇压。

⑨支破：支付。

⑩至孝通直：应是程正辅之子。

【译文】

某启。本州的黄焘推官，实在非常廉洁干练，州里特别依赖他。不知今年举荐的奏折会不会有他？他非常出色但无缘自达，不免冒昧。不要怪罪！不要怪罪！博罗正月一日夜里忽然失火，整个县邑都化为灰烬，公私财产荡然无存。当时林县令正在休假，高主簿代理县务。飓风猛烈，人力无法抗拒，这是众所周知的。上千的百姓都露宿在沙滩上。惨状可以想象！别说房子盖不起来，连茅草竹竿也都弄不到，在这一壶千金的时候，黄焘筹措到三万竿竹子来解救他们，实在是难得。火灾以后要办的事极多，林县令有心力，可以信托。他在休官假，自然不应该负责任。希望老兄能专门下道公文，委派黄焘修复官署、仓库之类，以及慰问抚恤受灾的民众，镇压盗贼，这样小民就蒙受恩惠了。另外，建造房屋的用料，如果不按实价公平交易而实行强行摊派，那么对民众的危害又甚于火灾了。愿老兄严格切实地约束本州，或再下公文交待转运使司，一定要按物料的实价向百姓支付，或者专门委派黄推官掌管稽查、催促以及纠察摊派性征税之事。望能原谅我的冒昧。蒙至孝通直郎给我来信，非常感激。很想写信答谢，因为连写了几封，在灯下眼睛发昏，请允许我以后再写。不要怪罪！不要怪罪！

与程正辅

【题解】

这封信主要为安慰丧妻的程正辅而写。一方面劝程正辅保重身体，不要因此过度伤心劳累，从而影响自己的健康；另一方面则请其尽快做佛事超度。苏轼的劝慰之语极为感人，皆是肺腑之言，足见二人感情之笃厚。

某启。不谓尊嫂忽罹此祸①，惟兄四十年恩好，所谓老身长子者②，此情岂易割舍。然万般追悼，于亡者了无丝毫之益，而于身有不赀之忧③，不即拂除，譬之露电④，殆非所望于明哲也。谴地不敢辄舍去，无缘面析此理，愿兄深照痛遣，勿留丝毫胸中也。惟有速作佛事，升济幽明⑤，此不可不信也，惟速为妙。老弟前年悼亡⑥，亦只汲汲于此事，亦不必尽之。佛僧拯贫苦尤佳，但发为亡者意，则俯仰之间，便贯幽显也。忝至眷，必不讶。草次。

【注释】

①罹：遭受。

②老身长子：谓人老之后，最怕失去老伴和长子。

③不赀（zī）：无法估量，无法计算。

④露电：露水和电光，均转瞬即逝。比喻人生短促。语出《金刚般若波罗蜜经》："一切有为法，如梦幻泡影，如露亦如电，应作如是观。"

⑤升济：超度。

⑥老弟前年悼亡：指苏轼为亡妻王闰之悼亡。王闰之卒于元祐八年。

【译文】

某启。不料尊嫂忽然遭此祸患，想老兄与尊嫂四十年的恩爱情义，所谓老伴长子，这样的感情怎么容易割舍得下。然而无论如何追思痛悼，对于死者完全没有丝毫补益，而对于自己的身体却有不可估量的忧患，不马上排除这种情绪，把此事看作如露水闪电一样转瞬即逝，恐怕就不合于对明哲之人的期望了。我处于被贬谪之地不敢擅自离开，没有机缘和老兄当面探讨这道理，但愿老兄深明此理，彻底排除悲痛情绪，不要在胸中留下一丝一毫。只有赶快作佛事，才能超度亡灵，这事不可不相信，越快越好。我前年追悼亡人，也是只顾忙着办佛事，当然也不必办得那么周到。佛僧拯救贫苦之事尤为有效，只要一产生思念亡者的念头，那么一眨眼的工夫，便可以沟通阴阳二界了。承蒙你待我至为亲近，一定不会惊讶我说的话。草草写成。

知拯贫苦与佛事等，推而广之，其类多矣。

【译文】

知道拯救贫苦与佛事等同，推而广之，类似的情况非常多。

与李知县

【题解】

苏轼这封书信写于自黄州团练副使量移汝州途中。介绍了《太平广记》中记载的祷雨的办法，自言在徐州和黄州都试过，非常灵验。苏轼关心民间疾苦之心由此可见一斑。

近奉状，必达。比日伏计起居佳胜。旱势如此，抚字之怀[①]，想极焦劳。旧见《太平广记》云：以虎头骨缒之有龙湫潭中[②]，能致雨，仍须以长绠系之[③]，雨足乃取出，不尔，雨不止。在徐与黄，试之皆验，敢以告。不罪！不罪！某家在仪真，轻骑到此数日[④]，却还般挈，须水通乃能至邑中拜见，倾企之甚。毒热，千万为民自爱。不宣。

【注释】

①抚字：抚育爱养子女。这里指良吏爱护百姓。

②缒（zhuì）：用绳索拴住人或物从上往下放。湫（qiū）：水潭。

③长绠（gěng）：长绳。绠，汲水用的绳子。

④轻骑：单骑，一人一马。

【译文】

最近写的信，想必已经收到了。近些天来想必生活安好。旱情如此严重，您挂念着抚爱百姓，想来十分焦虑疲劳。以前我见《太平广记》上说：将虎头骨用绳子拴住垂进有龙的深潭中，能招来雨水，不过还要用长绳系好，等雨水足够时就取出来，否则，雨会连绵不止。我在徐州和黄州试过这种方法，都很灵验，这才敢告诉您。恕罪！恕罪！我一家老小都在仪真，我单枪匹马到这里好几天了，还要回去携家带口，只能等河水通畅后才能到贵地拜见，非常希望和您相见。天气酷热，千万为民自己珍重。不多叙。

与章子平[①]

【题解】

苏轼与章子平是故交，这封书信主要是为了向其推荐学问人品俱佳、却家贫穷苦的人才——陈辅之。值得一提的是，陈辅之与王安石交情很好，关系密切。苏轼与王安石在政治上有分歧是众所周知的，但苏轼却乐意向朋友章子平举荐陈辅之，足见其胸怀与惜才之心。

某少事试干闻。京口有陈辅之秀才[②]，学行甚高，诗文皆过人。与王荆公最雅素[③]，荆公用事[④]，他绝不自通。及公退居金陵，日与之倡和，孤介寡合，不娶不仕，近古独行。然贫甚，薪水不给。窃恐贵郡未有学官，可请此人否，如何？可乞示及。月给几何，度其可足，即当发书邀之。如已有人，或别有所碍，即已。哀其孤高穷苦，故谩为之一言[⑤]。不罪！不罪！

【注释】

①章子平：章衡，字子平。嘉祐二年进士及第。历润州长史、湖州通判、盐铁判官等职。著有《编年通载》等。

②京口：地名。今江苏镇江。为古代长江下游的军事重镇。

③雅素：故旧之交。

④用事：当政。

⑤谩：通“漫”。姑且。

【译文】

我有点小事想同您说一下。京口有个陈辅之秀才，学问和品行都很好，诗词文章也都超过常人。他和王荆公平时交情最好，可王荆公当权时，他和王断绝来往。等到王荆公罢官住在金陵，他却和荆公每天以诗唱和，他孤高耿直落落寡合，不娶妻，不做官，行为近于古人而不同流俗，然而却穷得厉害，没有薪水生活无着落。我想贵郡恐怕还没有学官，是否可以请这人任职，你认为怎么样？还望告知。每月的薪金有多少，估计可以供给他生活的话，就可以去信邀请他。如果已经有人选了，或者有什么别的不便，那就算了。我可怜他孤高穷苦，所以才姑且为他说句话。不要怪罪！不要怪罪！

与滕达道

【题解】

这又是一封苏轼推荐人才的书信，其中提到的人才选拔应“舍小录大”的标准非常有道理。俗话说“金无足赤，人无完人”。在选拔、使用人才时，不可能找到十全十美的，只要不是大的原则问题，即便有些小缺点也是可以接受的。苏轼的这一观点体现了他的宽容之心与用人之道。

某启。辄有少事奉白①。向在密州，有都巡检王述崇班者，以逾滥体量致仕②，不得荫子③。述乃庆历名将王仲宝之孙，咸之子。咸为盐贼李小三所杀，述不肯发丧。手擒此贼，刳心祭其父，乃肯成服④。仆具以此奏，其略云：“忠孝，臣子之大节；逾滥，武夫之小过。舍小录大，先王之政也。”先帝为特官其子璋。璋有武干，慷慨有父风，而颇畏法。今闻其在公部内巡盐，料未有人知之。愿公呼来与语。若果可采，望特与提拔剪拂⑤，异日必亦一快辣将官也。想知我之深，不罪造次。

【注释】

①奉白：奉告。

②逾滥：过度，漫无限度。致仕：辞去官职。

③荫子：指子孙世袭官爵。

④成服：发丧之意。按，古代死者入殓后，亲属各依服制穿上丧服，称为“成服”。

⑤剪拂：修剪栽培。

【译文】

某启。有一小事向您奉告。从前在密州，有一个都巡检王述，字崇班，因为违反了法度被解除职务，所以子孙不能够封官。王述是庆历名将王仲宝的孙子，王咸之子。王咸为盐贼李小三所杀，王述不肯发丧。亲手抓住杀父贼，开腹挖心以祭奠他亡父，才穿上丧服发丧。我以此事上奏，大略说：“忠孝，臣子之大节；过度，武夫之小过。舍小过而取大节，是先王的一贯政策。”先帝为此特准王述的儿子王璋荫官。王璋有军事才干，慷慨有父风，很敬畏法律。现在听说他在您部下巡查盐务，料想恐怕没有人了解他。愿您将他喊来和他谈谈。如果认为可取，望特别给予提拔栽培，将来必定也是一个快辣将官。想您对我最了解，不会怪罪我造次。

如此荐牍，俱大有关系。

【译文】

像这样举荐人才的书信，都大有作用。

与泉老[①]

【题解】

这封书信是苏轼写给一个僧人好友佛慧禅师的，恳请他收留一个已经七十六岁的落魄读书人。事情很寻常，难得的是苏轼自言：“老夫自是白首流落之人，何暇哀生，然亦为之出涕也。”自身在水深火热之中，看到落难之人，仍然生发同情之心。而且还为其制衣物，积极联系朋友，帮他寻找今后的安身之处，使其老有所终，这份胸襟着实值得感佩！

某启。今日忽有老人来访，姓徐名中，须发如雪，云七十六岁矣。示两颂[②]，虽非奇特，亦有可观。孑然一身，寄食江湖间，自伤身世，潸然出涕[③]，不知当死谁手？老夫自是白首流落之人，何暇哀生，然亦为之出涕也。和尚慈悲普救，何妨辍丛林一席之地[④]，日与破一分粥饭[⑤]，养此天穷之士[⑥]，尽其天年，使不僵仆道路，岂非教法之本意乎？请相度一报如何[⑦]？即令人制衣物去。此人虽不审其性行，然决是读书应举之人。垂死穷途之士，百念灰冷，必无为恶之理。幸望慈悯摄受[⑧]。不罪！不罪！

【注释】

①泉老：指金陵蒋山佛慧禅师，名法泉。少年时曾习儒业，后出家，与名士多所交游，博览群书，过目成诵，号“雅泉万卷”。

②颂：指表达颂扬、赞美之情的诗文。

③潸（shān）然：流泪的样子。

④辍丛林一席之地：意为留一席之地。辍，舍弃。

⑤破：花费，消耗。

⑥天穷：指时运不济。

⑦相度：观察估量。范仲淹《耀州谢上表》：“臣相度事机，诚合如此。”

⑧幸望：犹希望。带祈求语气或表示客气。摄受：佛教语。谓佛以慈悲心收取和护持众生。

【译文】

某启。今天忽然有一位老人来拜访我，名叫徐中，须发雪白，说自己已经七十六岁了。他出示了两首诗文，虽然不算奇特，也有可观之处。他孤身一人，依靠别人来寄食，自伤身世，潸然落泪，感慨自己不知道会死在哪里？我自己也是白头流落之人，哪里有空哀怜别人，但也为他流出眼泪。和尚慈悲普救，何妨在丛林中留一席之地，每天破费给他一份粥饭，奉养这位时运不济之士，让他得享天年，使他不会仆倒在路上，难道不是佛法的本意吗？请您考虑一下答复我如何？我这就让人替他添置衣物前往。徐中这个人我虽然不了解他的性格品行，但肯定是读书应举之人。垂死穷途末路之人，万念俱灰，一定没有做恶事的道理。希望慈悲怜悯收护他。不要怪罪！不要怪罪！

与赵德麟

【题解】

这封信是苏轼请赵德麟照顾大觉禅师的。苏轼与父亲苏洵在京城时，便与大觉怀琏禅师有交往。后来苏轼在杭州时，应大觉禅师的弟子之请撰写了《宸奎阁碑》。因此，在听到年逾八旬的大觉怀琏禅师被小人谗言所困时，不禁深感同情，并写信请朋友予以照顾，足见苏轼对佛友的关爱之情。

明守一书[①]，托为致之。育王大觉禅师[②]，仁庙旧所礼遇[③]。尝见御笔赐偈颂，其略云“伏睹大觉禅师”，其敬之如此。今闻其困于小人之言，几不安其居，可叹！可叹！太守聪明老成，必能安全之。愿公因语款曲一言[④]。正使凡僧[⑤]，犹当以仁庙之故加礼，而况其人道德文采雅重一时乎？此老今年八十二，若不安全，当使何往？恐朝廷闻之，亦未必喜也。某方与撰《宸奎阁记》，旦夕附去。公若见此老，当为致意。

【注释】

①明守：指明州知州王子渊。王子渊，王逵子。熙宁间，历御史、权京东路转运判官、通判深州。元祐二年，以朝请郎、太府少卿为权京西路转运使。四年，知明州。后为淮南路转运使。

②大觉禅师：即怀琏禅师。俗姓陈，少年出家，笃志于学。曾应宋仁宗之召入内应对，帝问以佛法大意，因奏对称旨，被赐"大觉禅师"尊号。后任明州阿育王寺住持，并在寺中建宸奎阁用以收藏仁宗赐给他的诗偈。

③仁庙：指宋仁宗。

④款曲：殷勤酬应。

⑤正使：即使。

【译文】

给明守的书信，托您交给他。阿育王寺的大觉禅师，是仁宗曾经礼遇的高僧。我曾见过御赐的偈颂，大体为"伏睹大觉禅师"，对其如此敬重。现在听说大觉禅师困于小人之言，几乎没有办法安居，可叹！可叹！太守聪明老成，一定能使其安全。希望您殷勤安抚两句。即使是凡僧，还当以仁宗的缘故给以礼遇，何况这位僧人道德文采推重一时呢？此老现年八十二岁，倘若他不安全，应该叫他到哪里去？恐怕朝廷听说，也未必高兴。我正在写《宸奎阁记》，早晚捎去。您若见此老，请代为致意。

非惟厚德之语，亦甚有体。钟伯敬

【译文】

不只是一些厚德之语，而且也很得体。钟伯敬

与程正辅二首

【题解】

这两封与程正辅的信都围绕着“放生”的主题。“放生”本是佛教语，指赎取被捕之鱼、鸟等禽兽，再放还于自然。放生行为的背后体现的是对于生命的敬重和爱惜之情。

少恳冒闻。向所见海会长老[①]，甚不易得。院子亦渐兴葺[②]，已建法堂甚宏壮，某亦助施三千缗足，令起寝堂，岁终当完备也。院旁有一陂[③]，诘曲群山间[④]，长一里有余。意欲买此陂属百姓见说数十千可得[⑤]，稍加葺筑，作一放生池。囊中已罄，辄欲缘化[⑥]。老兄及子由，各出十五千足，某亦竭力共成此一事。所活鳞介，岁有万数矣。老大没用处，犹欲作少有为功德，不知兄意如何？如可，便乞附至。不罪！不罪！

【注释】

①海会：海会寺。位于白云山。

②兴葺：兴建修整。

③陂（bēi）：池塘，湖泊。

④诘曲：弯弯曲曲。

⑤见说：告知，说明。

⑥缘化：佛教语。也作“化缘”。即劝化有缘者，使行布施。

【译文】

有事冒昧恳请。从前见到海会寺的长老，很是不容易。现在寺庙院子也逐步修整，已经建造的法堂很是宏伟雄壮，我也捐助了三千缗，让盖寝堂，年底应该就会完工。院子旁边有一片湖塘，弯曲在群山之间，长有一里多。我想买下这片湖塘（所属的主人告知几十千钱就能买下来），稍加整治，作一个放生池。但我囊中已空，就想化点儿缘。老兄和子由都各出十五千，我也尽全力一起来把这事办成。这样救活的鱼鳖之类，每年就会有好几万啊。我老了没什么用处了，还想多少做点积德的事，不知老兄的意思如何？如果同意，便请把钱随信捎来。不要怪罪！不要怪罪！

此中渔湖之利，下塘常为启闭之所①，岁终竭泽而取②，略无脱者。今若作放生池，但牢筑下塘，永不开口，江水涨溢，即听其自在出入，则所活不赀矣。

【注释】

①启闭：开闭。

②竭泽：排尽池湖中的水。

【译文】

这一带渔业非常便利，下塘平常是开闭的地方，年底把水放掉来捕鱼，大概一条也跑不掉。现在如果造放生池，只要将下塘筑牢，永远不打开，涨水时溢出来，就听任其自由出入，这样救活的就数不清了。

须为池鱼想一出路，不然非盗捕之外府，则翔鳞之严禁也。

【译文】

必须为池中之鱼想一条出路，不这样的话不是被外府盗捕，便成为鱼和鸟的禁地。

凤翔醮土火星青词[①]

【题解】

《凤翔醮土火星青词》作于嘉祐七年(1062),苏轼当时在凤翔为官。这是一篇求雨的祝文,文中倾诉灾情,向土星、火星进行虔诚地祷告。之所以要向土星、火星祷告,是因为星象显示,土星、火星齐聚井宿方位,主秦地百姓多灾。在古代社会文化背景之下,这种祈祷的形式是人们在面对自然灾害时无奈又充满希望的一种表达。

呜呼!天之保佑下民罔不至,所资以生罔不蕃[②]。育民既不知德,天亦维不倦。乃朝夕戕取,以厚厥躬。天既不我咎,乃不恭畏于神祇,不修敕厥心,骄淫矜夸,以干上帝威命。帝用不赦,丕降罪疾于下。则惟雨旸[③],常以讫我黍、稷、禾、菽、麻、麦,我民用荡析陨越[④]。天亦终哀矜,其忍剪弃其命罔孑遗[⑤]。今秦民既不获于秋,乃十旬弗雨,曰:“其尚克有夏。”走于山川鬼神,亦罔不至。既不获,乃曰:“维荧惑镇星次于井[⑥],秦民其亦应受多罪。”兹用即于斋宫为坛位,以与百姓请命。呜呼!其庶几哀之。俾克有夏,亦克艺厥秋[⑦]。民今其栗栗,朝不能夕。

【注释】

①醮(jiào):祭神。青词:本为道士祭祀天地神明的祝词,用朱笔写在青藤纸上。

②蕃:茂盛,众多。

③雨旸(yáng):此处指雨涝和干旱。

④荡析:动荡离散。陨越:死的婉称。

⑤孑遗：残余。

⑥荧惑：火星。镇星：土星。井：星宿名。二十八宿之一。

⑦艺：种植。

【译文】

呜呼！上天保佑黎民无所不至，养育生民的物产无不丰盛。爱养民众并没有希图回报，上天周回运转不知疲倦。人们时刻取用上天赐予的万物，以满足自身的欲望。上天对人们如此大度，人们竟然没能敬畏神明，没有整顿身心，而是骄淫矜傲，触犯了上天的威严。上天不再赦免，降下严厉的惩罚，使一方百姓陷入灾难。不是雨涝就是干旱，往往使黍、稷、菽、麻、麦不得收获，百姓们流离失所。上天最终也要哀怜苍生，能忍心使无辜之民都死去吗？如今秦地百姓秋粮无获，竟然一百天没下一滴雨，人们说："还能指望夏粮。"他们奔走求告于山川鬼神，仍旧没有见到阴雨。一无所获后，人们又说："荧惑、镇星二星运行临近井宿，秦地百姓必然也要遭受灾祸。"为此我在斋宫设下神坛，为百姓向神请命。呜呼！希望哀悯民众。帮助他们收获夏粮，也能秋粮有成。百姓现在惶恐不安，早上不知道晚上会发生什么。

此词无一字不出训诰[①]，直超先秦。而上之固知长公无不可为[②]，直不为耳。今人抄得秦汉几字，便笑长公不直一钱，翻令长公笑人矣。郑孔肩

【注释】

①训诰：《尚书》中训与诰的并称。训乃教导之词，诰则具有告诫之意。

②长公：指苏轼。按，苏轼为苏洵长子，其诗文博大深沉，雄视百代，故被尊之为"长公"。

【译文】

这篇青词没有一字不出自训诰，直超先秦的文章。而由此朝廷也应

该知道苏轼没有不会写的文章，只是不做罢了。现在的人抄秦汉的几个文字，便嘲笑苏轼的文章不值一钱，反而要被苏轼嘲笑了。郑孔肩

祷雨蟠溪文

【题解】

此文作于嘉祐六年（1061），是苏轼在凤翔任职时为祷雨而作。蟠溪当为磻溪之误，磻溪位于今陕西宝鸡东南，传说为吕尚未遇周文王时垂钓处。苏轼另有两首诗（《七月二十四日，以久不雨，出祷磻溪……》《二十六日五更起行，至磻溪，天未明》），也是此次磻溪之行时所作。

岁秋矣，物之几成者，待雨而已。穗者已秀[①]，待雨而实。三日不雨，则穗者不实矣。荚者已孕[②]，待雨而秀。五日不雨，则荚者不秀矣。野有余土，室有闲民，待雨而耕且种。七日不雨，则余土不耕，闲民不种矣。穗者不实，荚者不秀，余土不耕，而闲民不种，则守土之臣，将有不任职之诛，而山川鬼神，将乏其祀。兹用不敢宁居，斋戒择日，并走群望[③]，而精诚不歆，神不顾答，吏民无所请命。闻之曰："虢有周文、武之师太公，其可以病告。"乃用太祲之礼[④]，祷而不祠。穀梁子曰[⑤]："古之神人有应上公者，通乎阴阳。君亲帅诸大夫道之而以请焉。"夫生而为上公[⑥]，没而为神人，非公其谁当之？《诗》曰："维师尚父，时维鹰扬。凉彼武王[⑦]，肆伐大商，会朝清明。"公之仁且勇，计其神灵无所不能为也。吏民既以雨望公，公亦当任其责。敢布腹心，公实图之。尚飨[⑧]。

【注释】

①穗者：结穗的庄稼。

②已孕：指豆荚有了花苞。

③群望：指受祭的山川星辰。望，谓不能亲到，望而遥祭。张衡《东京赋》："元祀惟称，群望咸秩。"

④太禝之礼：重大灾荒的祭祀之礼。

⑤毂梁子：毂梁赤。战国时鲁人。相传受《春秋》经于子夏，为经作《传》，即《春秋毂梁传》。此处引文出自《春秋毂梁传·定公元年》。

⑥上公：公爵的尊称。言位在诸爵之上。周制，三公（太师、太傅、太保）八命，出封时，加一命，称为上公。

⑦凉：通"亮"，辅佐。

⑧尚飨（xiǎng）：希望死者享用祭品。多用作祭文的结语。

【译文】

已经是秋天了，作物都快成熟，只等雨水而已。谷穗已经开花抽穗，等着雨水来结果实。再过三天不下雨，那么谷穗就无法果实饱满了。豆荚里已经长出花苞，也等待雨水来抽穗。再过五天不下雨，那么豆子就不能抽穗了。田野中还有没耕种的土地，屋室中有无事可做的农民，他们都要等雨水降下才能耕种。再过七天不下雨，那么土地就无法耕种，农民们也就无地可种了。抽穗的禾谷长不出饱满的果实，豆荚中的花苞不开花抽穗，还未耕种的土地得不到耕种，农民们又无地可种，那么一郡的大臣，将要受到不称职的处罚，而山川鬼神，也将得不到民众的祭祀。所以我不敢安居，素食斋戒，选择吉日良辰，敬告各方神灵。然而诚敬之心没有得到垂顾，神灵都默不作答，官吏百姓不知如何祈求请命。我听人说："虢地有周文王、周武王的师傅姜太公，可以向他祷告。"于是我采用太禝之礼，用文辞祷告而不用牺牲祭祀。毂梁子说："古代有个叫应上公的神人，可以通达阴阳。国君亲自率领诸大夫口诵他的名字向他祷告。"生前为上公，死后为神灵，除了您还有谁？《诗经》中说："维师尚父，时维鹰扬。凉彼武王,肆伐大商,会朝清明。”太公仁爱勇武,我想您的神灵定是无所不能。官吏百姓既然向太公求雨,太公也应当身任其责。如今我们把诚心献上,请求太公为民造福。请接受我的祭飨!

公诸祈祝文,俱词严义正,血诚可披也。

【译文】

苏轼各篇祈祝的文章,都词严义正,赤诚之心可鉴。

施饿鬼文

【题解】

苏轼此文描述了布施饿鬼的仪式流程。除此之外,苏轼另写有一篇《焰口召请文》,是佛门在举行焰口法会时念诵的文字,可以与本文一起参看。

鬼趣多饿[①],仁者当念济之。以锡若铁为斛,受一二升。每晨炊熟,取饭满斛,盖覆着净处。至夜,重镏[②],令热透,并一盏净水咒施。能不食酒肉固大善,不能,当以净水漱口,诵净口业真言七遍,烧香咒云:“佛弟子某甲,夜夜具斛食净水,供养一切鬼神。”仍诵《般若心经》三卷,《破地狱》三偈,共二十一遍。又咒云:“愿此饭、此水上承佛力,下承某甲,福力愿力变少为多[③],变粗为细,变垢为净。愿佛弟子等饮食此已,永除饥渴,诸障消灭,离苦即乐,究竟成佛。”以手掬饭三之一,散置屋上,余不妨以食贫者,水即散洒之。要在发平等、慈悲、无求心耳。

【注释】

①鬼趣：即鬼道，佛教六道之一。

②重镏（liù）：当为“重馏”，意为把半熟的食物蒸熟或凉的熟食放进锅中重新加热。

③愿力：佛教语。誓愿的力量。多指善愿功德之力。

【译文】

鬼道多饥饿，仁者应当想着救济他们。用锡或铁作斛，能装一两升。每天早晨将米煮熟，把斛装满，盖好放在干净的地方。到了晚上，再加热，让其热透，再盛上一盏净水，念诵咒语施舍。施舍前如能不吃酒肉固然最好，如果做不到，也要用净水漱口，念诵净口业真言七遍，烧香祷告说：“佛弟子某甲，每夜都准备粮米和净水，供养一切鬼神。”并诵《般若心经》三卷，《破地狱》三偈，共读二十一遍。又祷告说：“愿此饭、此水上承佛力，下承某甲，福力、愿力由少变多，由粗变细，由污浊变清净。愿佛弟子们吃饭喝水后，永远消除饥渴，消灭各种业障，离苦即乐，究竟成佛。”用手捧出三分之一的饭，分散放在屋上，剩余的食物不妨施给穷人，清水洒掉即可。关键是要发平等、慈悲、无求之愿心。

平等、慈悲、无求，此三语，便是焰口密义[①]。占得此等地步，才有功德。

【注释】

①焰口：佛教称为地狱中的饿鬼举行超度佛事。又称“放焰口”。

【译文】

平等、慈悲、无求，这三个词语，便是焰口的密义。领悟到这种程度，才会有功德。

祭古冢文

【题解】

这是一篇祭文,作于元祐三年(1088)任翰林学士、知制诰时。作为一种文体,祭文是为了表示哀悼或祝祷的情感。但苏轼此文祭祀的是不知朝代、姓氏的无名古冢,自然与常规性的祭文有所区别。苏轼在文中发挥了丰富的想象力,纵横古今,将不少古今名人的事迹串联在一起,表达了自己对于生死和命运的思考与领悟。值得一提的是,类似祭祀无名古冢的祭文在南北朝时便已经出现。通常认为,最早的是南朝宋谢惠连的《祭古冢文》,开了后世祭悼无名古冢的祭文的先河。唐代薛稷《唐杳冥君铭》、陈子昂《窅冥君古坟记铭序》以及任孝恭《祭杂坟文》也属于此类文章。这些文章不论是结构,还是所表达的内容,都对苏轼的《祭古冢文》有一定的影响。

闰十二月三日,予之田客筑室于所居之东南①,发一大冢,适及其顶。遽命掩之②,而祭之以文。曰:

【注释】

①田客:佃农,佃户。

②遽(jù):赶快,疾速。

【译文】

闰十二月三日,我的佃户在住所的东南建造房屋,挖开了一座大坟,刚好挖到坟墓的顶部。我立刻令他们埋上,并写了这篇祭文。内容是:

茫乎忽乎,寂乎寥乎,子大夫之灵也。子岂位冠一时,功逮宇内,福庆被于子孙,膏泽流于万世,春秋逝尽而托物于斯乎？意者潜光隐耀，却千驷而不顾[①]，禄万钟而不受，岩居而水隐，云卧而风乘，忘身徇义，而遗骨于斯乎？岂吾固尝诵子之诗书，慕子之风烈[②]，而不知其谓谁与？子之英灵精爽，与周公、吕望游于丰、镐之间乎？抑其与巢由、伯夷相从于首阳、箕颍之上乎？砖何为而华乎？圹何为而大乎[③]？地何为而胜乎？子非隐者也。子之富贵，不独美其生，而又有以荣其死也。子之功烈，必有石以志其下，而余莫之敢取也。昔子之姻亲族党，节春秋，悼霜露，云动影从，享祀乎其下。今也，仆夫樵人，诛茅凿土，结庐乎其上。昔何盛而今何衰乎？吾将徙吾之宫，避子之舍，岂惟力之不能，独将何以胜夫必然之理乎？安知百岁之后，吾之宫不复为他人之墓乎？今夫一岁之运，阴阳之变，天地盈虚，日星殒食，山川崩竭，万物生死，欻吸飘忽[④]，若雷奔电掣，不须臾留也。而子大夫，独能遗骨于其间，而又恶夫人之居者乎？嗟彼此之一时，邈相望于山河，子为土偶，固已归于土矣。余为木偶漂漂者[⑤]，未知其如何。魂而有知，为余媕阿[⑥]。

【注释】

①千驷：四千匹马。言马多，指地位尊贵。

②风烈：风采与德业。《汉书·元帝纪》："然宽弘尽下，出于恭俭，号令温雅，有古之风烈。"

③圹（kuàng）：墓穴。

④欻（xū）吸：迅疾的样子。

⑤漂漂：随意漂泊的样子。

⑥媕（ān）阿：依违阿曲，无视。

【译文】

恍惚迷离，寂静空旷，这是大夫你的魂灵所在啊。你难道生前曾身居高位，功勋盖世，福泽留给子孙，恩惠流传万世，岁月度尽而托身于此吧？也可能是韬光隐晦，拒绝千驷的高官而不顾，不接受万钟的利禄，隐居在岩水之间，乘清风而驾白云，忘身徇道，把尸骨寄托于此的人吧？难道我曾经诵读你的诗文，仰慕你的风范，而不知你是谁吗？你的英灵魂魄，是与周公、吕望交游于丰、镐之间吗？抑或是与巢父、许由、伯夷等高士来往于首阳山、箕山、颍水吗？你的墓砖为何如此华丽？墓穴为何如此雄壮？墓地为何占有如此胜境？由此看来，你肯定不是一位隐士。你的荣华富贵，不仅在生前尽得享用，就是死后也极尽荣耀。你的功勋，一定会有石碑镌刻而埋在地下，只是我不敢取出观看。从前你的亲戚朋友，一定四时之中常来悼念，成群结队地向你的亡灵祭奠。到了现在，仆人樵夫，砍柴挖土，在这里建起屋庐。从前是何等盛况而现在何等衰败啊？我想把我的房屋迁到别处，避开你的阴宅，哪里仅仅是力不能及，只是无法违背必然的规律啊。怎么知道百年之后，我的住室不再成为他人的墓穴呢？现在一年日月的运转，阴阳的变化，天地的盈亏，日食星殒，山崩河枯，万物生死，转瞬即逝，如震雷闪电，不会有片刻停留。而你这位大夫，能够独自把遗骨留在此处，还能痛恨别人在上面居住吗？可叹此一时彼一时，山河变迁，你成为土偶，本来已经回归到黄土之中了。我现在是个漂泊不定的木偶，还不知将来是什么样子。你的魂灵如果有知觉，会为我犹豫不决吗？

束语有味。

【译文】

结语有深意。

惠州祭枯骨文

【题解】

苏轼在惠州时，于野外看到无人收拾的枯骨，心里感到忧伤，因此便着手推动筹建公墓来收拾这些枯骨。此事经过广南东路提刑程正辅的推动，最终由官方出面来处理此事。苏轼不但自己捐钱提倡这一善举，而且写了这篇令人恻然的《惠州祭枯骨文》。

尔等暴骨于野①，莫知何年。非兵则民，皆吾赤子②。恭惟朝廷法令，有掩骼之文③；监司举行，无吝财之意。是用一新此宅，永安厥居。所恨犬豕伤残，蝼蚁穿穴。但为丛冢④，罕致全躯。幸杂居而靡争，义同兄弟；或解脱而无恋，超生人天⑤。

【注释】

①暴骨于野：暴露尸骨于野外。

②赤子：百姓，子民。

③骼：枯骨，尸骨。

④丛冢：许多死者葬在一起的大坟墓。

⑤超生：佛教谓人死后灵魂再投生。人天：佛教语。指六道轮回中的人道和天道。

【译文】

你们的尸骨暴露在荒野，不知道有多少年了。你们不是士兵就是农民，都是我朝的子民。朝廷的法令之中，有掩埋无主尸骨的条文；监察部门执行此举，毫不吝惜财力。因此把此墓修缮一新，使你们在这里长久安眠。遗憾的是猪狗来破坏，蝼蚁穿透了穴地。因为很难完整地把尸骨收拾齐全，所以只建造了一个丛冢。希望你们杂居一处各不相争，亲如兄弟；若有人得到解脱就无须顾恋此处，尽快超生人天之道。

深情宛转。

【译文】

深情宛转。

惠州官葬暴骨铭

【题解】

本文与上篇《惠州祭枯骨文》是为同一事而作，只是文体不同罢了，所表达的哀伤与慈悲之情并无二致。

有宋绍圣二年，官葬暴骨于是。是岂无主？仁人君子斯其主矣。东坡居士铭其藏曰：

人耶天耶？随念而徂[①]。有未能然，宅此枯颅[②]。后有君子，无废此心。陵谷变坏[③]，复棺衾之[④]。

【注释】

①徂（cú）：往。

②枯颅：骷髅。

③陵谷：陵墓。

④棺衾：棺材和衾被，谓收殓。

【译文】

大宋绍圣二年，由官府将暴露的尸骨埋葬在这里。这些尸骨难道没有亲人吗？仁人君子便是他们的亲人啊。东坡居士撰写铭文记录此事：

人间还是天堂？随着心念而前往。两处都不能去，只能居于这个骷髅中。后世的君子，不要废弃了这个仁心。陵墓如果毁坏，就再次收殓。

妙义深仁，随手倾注。

【译文】

精妙的义理和深厚的仁爱之情，随手倾注于文章中。

杭州题壁诗

【题解】

熙宁五年（1072）除夕，苏轼任杭州通判。当时因违反新法而入狱的人很多，“两浙之民以犯盐得罪者，一岁至万七千人而莫能止”（《上文侍中论榷盐书》）。苏轼忙于处理狱案，甚至在除夕之夜也不能早点回家，又推己及人，想到囚犯们无法与家人团聚，不禁流下同情之泪，表现了作者对贫苦百姓的深切同情。而在二十年后，苏轼作为太守再次来到杭州，同样是除夕之夜，情况却完全不同，苏轼便又和诗一首，抒发了无限感慨。

熙宁中，轼通守此郡[①]。除夜[②]，直都厅[③]，囚系皆满，日暮不得返舍，因题一诗于壁，今二十年矣。衰病之余，复忝郡寄。再经除夜，庭事萧然，三圄皆空[④]。盖同僚之力，非拙朽所致。因和前篇，呈公济、子侔二通守。

【注释】

①通守：官职名称，即通判。这里指担任通判。此郡：指杭州。

②除夜：除夕晚上。

③直：通“值”，当值，值班。都厅：指杭州府厅。

④圄（yǔ）：监狱。

【译文】

熙宁年间，我在杭州任通判。除夕晚上，在都厅当值，被抓的囚犯都满了，天黑也不能回家，于是在墙壁上题诗一首，距离现在已经二十年了。衰病之余，再次来杭州任郡守。再次度过除夕晚上，但公事很少，几个监牢都空着。这些都是同僚的功绩，不是拙朽如我能办到的。于是和前诗一首，敬呈公济、子侔两位通判。

前诗

除日当早归，官事乃见留[①]。执笔对之泣，哀此系中囚。
小人营糇粮[②]，堕网不知羞[③]。我亦恋薄禄，因循失归休。
不须论贤愚，均是为食谋。谁能暂纵遣[④]，闵然愧前修[⑤]。

【注释】

①官事：即公事。

②糇（hóu）粮：干粮，指食物。

③网：法网。

④纵遣：释放遣发。《后汉书·班超传》：“谢大惊，即遣使请罪，愿得生归。超纵遣之。”

⑤闵然：默默伤念。愧前修：比起前代贤人深感惭愧。据《后汉书·虞延传》载，每到过年，虞延都暂时释放囚犯，让他们回家团聚。囚犯感谢虞延的恩德，到期都自动回来。前修即指这类前代贤吏。

【译文】

除夕夜本应早些回家，因为公事才被留守都厅。执笔不由对着他们暗自流泪，哀怜这些在押的囚犯。

他们为了点干粮，堕入法网而不知羞惭。我也因贪恋微薄的俸禄，因循守旧，延误了回家休息的时间。

不必评定贤明和愚昧，都是为了谋生。谁能暂时释放这些囚犯？我默默伤念，深感愧对前贤。

今和

山川不改旧，岁月逝肯留。百年一俯仰，五胜更王囚[①]。
同僚比岑范[②]，德业前人羞。坐令老钝守[③]，啸诺获少休[④]。
却思二十年，出处非人谋。齿发付天公，缺坏不可修。

【注释】

①五胜：五行相胜。按照五行学说，水胜火、火胜金、金胜木、木胜土、土胜水。王囚：犹兴衰。王，兴盛；囚，禁锢，引申为衰弱。

②岑范：岑公孝和范孟博合称。两人都是东汉官员，一为南阳太守，一为汝南太守。据《后汉书·党锢传序》："后汝南太守宗资任功曹范滂，南阳太守成瑨亦委功曹岑晊，二郡又为谣曰：'汝南太守范孟博，南阳宗资主画诺。南阳太守岑公孝，弘农成瑨但坐啸。'"

③老钝守：衰老迟钝的太守。这里苏轼用以自称。

④啸诺：坐啸画诺，意为为官不做事，只坐啸画诺而已。

【译文】

山川没有改变旧颜，但岁月流逝岂肯停留。百年不过俯仰之间，五行相胜兴衰交替。

同僚可以和岑公孝与范孟博相比，他们的德业令前人羞愧。让我这个衰老迟钝的太守，坐啸画诺获得一些休息。

回想二十年的变化，进退都并非人所能谋划的。齿发衰老由天公决定，缺损了就不能修复。

蓄意甚厚，有解朝服泣罪人之风。作诗者须先办此一副源委。和诗遂觉草草。谭友夏

【译文】

诗中蕴含的情意非常厚重，有解下朝服为罪人哭泣的仁政遗风。作诗的人须先厘清事情的原委。和诗就觉得有些潦草。谭友夏

秧马歌并引

【题解】

这首诗是绍圣元年八月苏轼途经庐陵时所写。所谓“秧马”是农民插秧时所使用的农具。苏轼见到这种工具后非常感兴趣，诗中形象地描绘了农具秧马的形状，歌颂了秧马的功用，堪称一首别具特色的农事诗，在农业史上具有重要的史料价值。更重要的是，当时苏轼的命运跌宕起伏，他却不以自身命运坎坷为念，还时刻关注着农事，也体现了苏轼对农业生产的高度重视和心系百姓的仁爱情怀。

过庐陵[1]，见宣德郎致仕曾君安止[2]，出所作《禾谱》。文既温雅，事亦详实，惜其有所缺，不谱农器也。予昔游武昌，见农夫皆骑秧马。以榆枣为腹欲其滑[3]，以楸桐为背欲其轻[4]，腹如小舟，昂其首尾，背如覆瓦，以便两髀[5]。雀跃于泥中，系束藁其首以缚秧[6]。日行千畦，较之伛偻而作

者[7]，劳佚相绝矣[8]。《史记》[9]："禹乘四载，泥行乘橇。"解者曰："橇形如箕，擿行泥上[10]。"岂秧马之类乎？作《秧马歌》一首，附于《禾谱》之末云。

【注释】

①过庐陵：苏轼于绍圣元年（1094）被贬英州，南迁途中经过庐陵。

②致仕：即辞官退休。曾君安止：字移忠，号屠龙翁。曾任彭泽县令、宣德郎。

③榆枣：榆木、枣木。

④楸桐：指楸木、桐木。

⑤髀（bì）：大腿。

⑥束藁（gǎo）：捆扎稻草。缚秧：捆缚秧苗。

⑦伛偻（yǔ lǚ）：弯腰曲背。

⑧劳佚相绝：劳累和舒适差别很大。佚，通"逸"，安逸，舒适。

⑨《史记》：此处所引出自《史记·夏本纪》，据说夏禹出行时，使用四种交通工具：陆行乘车，水行乘舟，泥行乘橇，山行乘檋。

⑩擿（tī）：通"剔"，指滑行动作。

【译文】

我路过庐陵，看见以宣德郎辞官的曾安止，他拿出所写《禾谱》让我看。文字温雅，叙事也详实，可惜缺少农器的内容。我从前游武昌时，曾见到农夫都骑秧马。秧马以榆木、枣木为腹想使其光滑，以楸木、桐木为背想使其轻快，腹部如小船，首尾高举，背部如同翻转的瓦，方便两腿乘坐。秧马在泥土中移动，将稻草绑在秧马的头部来捆缚秧苗。一天能够播种千畦之多，和弯腰劳作的人相比，劳累和舒适差别很大。《史记》记载："禹出行时乘坐四种交通工具，泥行乘橇。"解释的人说："橇形如簸箕，在泥沼表面向前滑行。"难道是秧马一类的吗？我写了《秧马歌》一首，附在《禾谱》的后面。

春云蒙蒙雨凄凄，春秧欲老翠剡齐[①]。
嗟我妇子行水泥[②]，朝分一垅莫千畦[③]。
腰如箜篌首啄鸡[④]，筋烦骨殆声酸嘶。
我有桐马手自提[⑤]，头尻轩昂腹胁低[⑥]。
背如覆瓦去角圭[⑦]，以我两足为四蹄。
耸踊滑汰如凫鹥[⑧]，纤纤束藁亦可赍[⑨]。
何用繁缨与月题[⑩]，朅从畦东走畦西[⑪]。
山城欲闭闻鼓鼙[⑫]，忽作的卢跃檀溪[⑬]。
归来挂壁从高栖[⑭]，了无刍秣饥不啼[⑮]。
少壮骑汝逮老黧[⑯]，何曾蹶轶防颠隮[⑰]。
锦鞯公子朝金闺[⑱]，笑我一生踏牛犁，不知自有木駃騠[⑲]。

【注释】

①翠剡（yǎn）齐：翠绿的秧苗尖而且齐。剡，尖。

③我：指农夫。此诗是以农夫自述的口气写的。

③垅：土埂。莫：通“暮”。

④箜篌（kōng hóu）：古代一种乐器，形状弯曲。以其形容弯腰弓背。啄鸡：啄食的鸡。

⑤桐马：桐木制成的秧马。

⑥轩昂：形容秧马头昂尾翘的样子。

⑦去角圭（guī）：去掉棱角的圭玉。圭，上圆下方的玉。

⑧耸踊：耸动跃进。滑汰：滑行。凫鹥（fú yī）：野鸭，水鸥。

⑨赍：携带。

⑩繁缨：即“鞶缨”。鞶，马腹带。缨，马颈带。月题：马络头。形状似月，故名。

⑪朅（qiè）：助词，用在句首。

⑫鼓鼙（pí）：鼓。这里指耕田的鼓声。鼙，军队用的小鼓。

⑬的卢：三国时刘备的坐骑。刘备曾在情急之下，驱赶的卢马飞跃檀溪，从而逃脱追兵。

⑭从高栖：在高处栖息。指秧马高挂在墙壁上。

⑮刍秣：喂牲口的草料。

⑯逮：到。老黧（lí）：年老。黧，黑黄色，指老年人的脸色。

⑰蹶轶（jué yì）：惊跳奔跑。颠跻（jì）：跌倒坠下。

⑱鞯（jiān）：垫马鞍的东西。金闺：指金马门。汉代未央宫前有铜马，故称“金马门”。后代指朝门。

⑲木駃騠（jué tí）：指秧马。駃騠，良马名。

【译文】

暮春时节烟雨蒙蒙凄凄，翠绿的秧苗尖而且齐。

可叹妇女儿童在泥泞中劳作，从早到晚修整垅畦。

弯腰如箜篌头又如鸡啄米，筋疲力尽骨头酸痛声音嘶哑。

我提着桐木制成的秧马，秧马头昂尾翘腰腹低。

马背如同覆盖的瓦和去掉棱角的圭，以我的两脚作为马的四蹄。

耸动着跃进如同水鸟在滑行，用细长的稻草便可携带。

哪里需要马腹带与马络头，就能在田里从东畦走到西畦。

城门快关时听到鼓鼙声响起，如同的卢跃檀溪一样跳出田地。

回到家高高挂在墙壁上，不要草料也不会因饥饿而啼叫。

少壮时就骑秧马一直到年老，从来没有坠马落过地。

金马门里那些坐在锦鞍上的公子们，笑我一辈子只会跟着牛犁地，不知道我也有木制的秧马可以骑。

惠州博罗县令林君抃，勤民恤农。仆出此歌以示之，林君喜甚，躬率田者制作阅试[①]，以谓背虽当以覆瓦，然须起首尾如马鞍状，使前却有力。今惠州民皆已施用，甚便之。念浙中稻米几半天下，独未知为此，而仆又有薄田在阳羡，意欲以教之。适会衢州进士梁君琯过我而西，乃得指示，口授其详，归见张秉道，可备言范式尺寸及乘驭之状[②]。仍制一枚，传之吴人，因以教阳羡儿子，尤幸也。

【注释】

①阅试：审查验试。

②范式：样式。

【译文】

惠州博罗县令林君抃，体恤百姓，忧心农事。我拿出这首诗让他看，林君非常高兴，亲自带领耕田的人制作秧马验试，认为秧马的背虽然应当像覆瓦一样，但必须让其头尾翘起如马鞍状，以便使其前后挪动时有力。现在惠州的百姓都已经使用，认为它很方便。考虑到浙中稻米的产量几乎占天下的一半，而只有浙中人不知道使用秧马，而我在阳羡又有薄田，就想把这种方法教给他们。适逢衢州进士梁君琯来拜访我，要到西边去，我这才能把秧马指给他看，并口授了详情，让他回去见张秉道，可详细述说秧马的样式、尺寸及驾驭的情况。并制作一枚，传授给吴地人，趁此教我在阳羡的儿子使用，太好了。

林博罗又云："以榆枣为腹患其重，当以栀木，则滑而轻矣。"又云："俯伛秧田[①]，非独腰脊之苦，而农夫例于胫上打洗秧根[②]，积久皆至疮烂。今得秧马，则又于两小颊子上打洗，又完其胫矣。"俱先生尺牍。

【注释】

①俯伛：低头弯腰。

②胫：小腿。

【译文】

林博罗又说："用榆木、枣木做秧马腹恐怕太重，应当用栀木做，就既滑润又轻便了。"又说："俯身弯腰在田间插秧，不只腰背受苦，而农夫们习惯在小腿处打洗秧苗，时间久了小腿都生疮溃烂了。现在使用了秧马，他们就可以在秧马的两小颊子上打洗秧苗，又可以保全小腿了。"都见于先生尺牍。

刘丑厮诗

【题解】

此诗作于元祐八年（1093）定州任上，是一首叙事诗。苏轼描述了年幼刘丑厮的悲惨遭遇，反映了当时民生的疾苦，体现了苏轼关爱百姓、爱民如子的情怀。诗歌语言通俗明白，感情真实，具有动人的力量，行文颇有白居易新乐府的味道，正如清代学者纪昀所评："纯是香山。"

刘生望都民[①]，病羸寄空窑[②]。有子曰丑厮，十二行操瓢[③]。
墦间得余粒[④]，雪中拾堕樵。饥饱共生死，水火同焚漂。
病翁恃一褐[⑤]，度此积雪宵。哀哉二暴客[⑥]，掣去如饥鸮[⑦]。
翁既死于寒，客亦易此髫[⑧]。崎岖走亭长，不惮雪径遥。
我仇祝与苑，物色同遮邀。行路为出涕，二客竟就枭[⑨]。
哓哓诉我庭[⑩]，慷慨惊吾僚。曰此可名寄[⑪]，追配郴之荛[⑫]。
恨我非柳子[⑬]，击节为尔谣。官赐二万钱，无家可归娇。
为媾他日妇[⑭]，婉然初垂髫[⑮]。洗沐作小吏，裹头束其腰。
笔砚耕学苑，戈矛战天骄。壮大随所好，忠孝福可徼[⑯]。
相国有折胁[⑰]，封侯或吹箫[⑱]。人事岂易料？勿轻此僬侥[⑲]。

【注释】

①望都：今保定望都，北宋属定州管辖。

②羸（léi）：羸弱。

③操瓢：指行乞。典出《庄子·盗跖》“操瓢而乞者”。

④墦（fán）：坟墓。

⑤褐：粗布衣服。

⑥暴客：强盗。《周易·系辞下》：“重门击柝，以待暴客。”

⑦鸮：鸮鸟，指恶狠或凶暴的人。

⑧龆（tiáo）：指换牙年龄的儿童。

⑨枭：枭首。指将贼人斩首悬于木上。

⑩哓哓（náo）：喧闹争辩的声音。

⑪寄：区寄，柳宗元《童区寄传》中主人公，被两个强盗劫持后，凭借机智勇敢，手刃二盗。

⑫荛（ráo）：打柴的人。

⑬柳子：柳宗元，写有《童区寄传》。

⑭媾（gòu）：结亲。

⑮垂髫（tiáo）：指年幼。

⑯儌：通“邀”，求取。

⑰折胁：指战国时范雎被魏相打折肋骨之事。《史记·范雎列传》记载：魏范雎随须贾出使齐国，齐王喜欢范雎，赠以金、牛、酒等物。虽然范雎没有接受，但魏相知道后大怒，怀疑他背叛魏国，派人鞭打范雎，打折肋骨，打掉牙齿，差点死掉。后来范雎逃到秦国，得到重用。

⑱吹箫：指汉代名将周勃贫贱时吹箫谋生之事。《汉书·周勃传》：“（周）勃以织薄曲为生，常以吹箫给丧事。”

⑲僬侥（jiāo yáo）：古代传说中的矮人。这里指小孩子。

【译文】

刘生是望都的百姓，病弱住在空窑之中。他有个儿子叫丑厮，十二岁四处乞讨为生。

在坟地里捡些残余祭品，在雪中拾取掉下来的柴禾。与父亲同饥共饱，水里火里都生死相依。

患病的老翁刘生全靠一套粗布衣服，度过大雪纷纷的寒夜。可怜遇到两个强盗，像饥饿的鸮鸟一样将衣服抢走。

刘生就这样被活活冻死，丑厮也要被强盗卖掉。艰难崎岖奔向亭长报案，不怕下雪路途遥远。

痛诉姓祝和姓苑的两个强盗是仇人，大家一起寻找抓捕。路人情不自禁流下热泪，两个强盗最终被斩首伏法。

刘丑厮在庭上诉说争辩，慷慨激昂震惊了我和同僚。都说这刘丑厮，可以和郴州打柴的儿童区寄并称。

可惜我不是柳宗元，能够为其写下动人的文章。官府赏赐了他二万钱，可是他已经无家可归。

现在他还是可爱的垂髫少年，将来为他订婚成亲。包住头发束起腰，沐浴干净学习做一个小吏。

文可读书写字，武可挥戈杀敌。长大以后随他的志愿，忠孝自然可以得到福报。

战国秦相范雎也曾被人打折肋骨，汉代绛侯周勃也曾为人吹箫。人事变迁哪里是能轻易预料的呢？不要轻视这个小小孩童。

此公定州诗。望都，定州属县。祝与苑，两贼之姓也。

【译文】

这是苏轼在定州写的诗。望都，是定州的属县。祝与苑，是两贼的姓。

两桥诗并引

【题解】

《两桥诗》于绍圣三年（1096）六月所作，苏轼当时正在惠州。文中所说的两座桥，都是由民间自发筹资兴建。一个是道士邓守安发起，另一个是僧人希固发起。苏轼与两人都交往密切，又鉴于修桥给周围百姓带来的极大便利，因此尽管自己是戴罪之身，又穷困不堪，依然捐出了御赐的犀角腰带参与筹资，并且还写了这两首热情洋溢的诗歌颂此事。

惠州之东，江溪合流，有桥，多废坏，以小舟渡。罗浮道士邓守安始作浮桥①，以四十舟为二十舫②，铁锁石矴③，随水涨落，榜曰东新桥。州西丰湖上有长桥，屡作屡坏，栖禅院僧希固筑进西岸，为飞阁九间，尽用石盐木④，坚若铁石，榜曰西新桥。皆以绍圣三年六月毕工，作二诗落之。

【注释】

①邓守安：字道立，罗浮山道士。

②舫：指两船相并。

③石矴：系船的石礅。

④石盐木：木名。南方产，坚实经久，不易为虫蛀腐蚀。

【译文】

惠州的东面，是江溪合流的地方，原本有桥，大都废坏了，只能坐小船渡过。罗浮道士邓守安开始修建浮桥，用四十条小舟并为二十舫，用铁锁固定在系船的石礅上，桥随水涨落，起名为“东新桥”。惠州西面的丰湖上有长桥，屡修屡坏，栖禅院僧希固在西岸上增加建筑，修建了九间飞阁，都用石盐木，像铁石一样坚硬，命名为“西新桥”。两座桥都在绍圣三年六月完工，写两首诗作为纪念。

东新桥

群鲸贯铁索[1]，背负横空霓[2]。首摇飞雪江，尾插崩云溪。
机牙任信缩[3]，涨落随高低。辘轳卷巨索[4]，青蛟挂长堤[5]。
奔舟免狂触，脱筏防撞挤。一桥何足云，谁传广东西[6]。
父老有不识，喜笑争攀跻。鱼龙亦惊逃，雷雹生马蹄。
嗟此病涉久[7]，公私困留稽[8]。奸民食此险，出没如凫鹥[9]。
似卖失船壶[10]，如去登楼梯。不知百年来，几人陨沙泥。
岂知涛澜上，安若堂与闺。往来无晨夜，醉病休扶携。
使君饮我言[11]，妙割无牛鸡[12]。不云二子劳[13]，叹我捐腰犀[14]。
我亦寿使君，一言听扶藜[15]。常当修未坏，勿使后噬脐[16]。

【注释】

①群鲸：喻四十条小舟。

②霓：彩虹，此处指桥。

③机牙：指连接与控制桥的机关。信：伸。

④辘轳：本为水井上的汲水装置。这里指桥上连接受纳铁索的部位。

⑤青蛟：形容铁索如同蛟龙一般。

⑥广东西：北宋置广南路、广南西路。这里意为消息传遍了四方。

⑦病涉久；苦于涉水很久了。

⑧留稽：停留。

⑨凫鹥：凫和鸥。泛指水鸟。

⑩失船壶：水上救生设备，其形如环而中空，用帛为带，挂之项上。类似现在的救生圈。《鹖冠子·学问》："中河失船，一壶千金。"

⑪使君：此指惠州守詹范。饮我言：对我说。

⑫妙割无牛鸡：谓善割者无论割牛还是割鸡都可以。

⑬二子：指邓守安、希固。

⑭捐腰犀：修桥时，苏轼以身作则，将皇帝赏赐的犀角腰带捐赠出来。

⑮扶藜：拄杖之人。此苏轼自称。

⑯噬脐：自啮腹脐。比喻后悔不及。

【译文】

铁索将四十条船连起来像许多鲸鱼，桥横在空中像一道彩虹。桥头从翻滚的江水开始，桥尾连在崩云溪边。

机关能够任意伸缩，随着水面的涨落高低起伏。辘轳卷起了巨索，铁索如同青色的蛟龙挂在长堤上。

疾驰的小船不会撞击，脱离的竹筏也避免了撞挤。一座桥有什么值得多说的，是谁把消息传遍了四方。

有不认识的父老们，喜笑着争着过桥。水里的鱼儿都受惊逃开，马蹄的声音如同雷霆一样。

感叹人们渡水艰难很久了，不管官员还是百姓都被水羁留。胆大的百姓冒着危险泅渡，在水里出没如同水鸟。

就好像卖掉了失船壶，又如同去掉了登楼的梯子。不知这么多年来，究竟有多少人在泥沙里丢掉性命。

哪里想到如今在波涛上过桥，安稳地如同在屋室中。不管白天黑夜都能往来，喝醉的人和患病的人过桥也不需要搀扶。

罗浮的使君对我说，善割者无论割牛、割鸡都可以。邓守安、希固的劳苦自然不用说，我捐掉御赐的腰犀也是值得赞叹啊。

我也祝福使君，请听我这个拄杖老人一句话。这座桥应当经常在未坏时维修，千万不要桥坏了再后悔不及。

西新桥

昔桥本千柱，挂湖如断霓[①]。浮梁陷积淖[②]，破板随奔溪。

笑看远岸没，坐觉孤城低。聊因三农隙[③]，稍进百步堤。
炎州无坚植[④]，潦水轻推挤。千年谁在者，铁柱罗浮西。
独有石盐木，白蚁不敢跻[⑤]。似开铜驼峰，如凿铁马蹄。
岌岌类鞭石[⑥]，山川非会稽。嗟我久阁笔[⑦]，不书纸尾鹥[⑧]。
萧然无尺棰[⑨]，欲构飞空梯。百夫下一杙[⑩]，椓此百尺泥[⑪]。
探囊赖故侯，宝钱出金闺。父老喜云集，箪壶无空携。
三日饮不散，杀尽西村鸡。似闻百岁前，海近湖有犀。
那知陵谷变，枯渎生茨藜[⑫]。后来勿忘今，冬涉水过脐。

【注释】

①断霓：形容桥体断坏，如同虹霓断开。

②浮梁：浮桥。积淖：积聚的淤泥。

③三农隙：春、夏、秋三次农忙中间的空隙。张衡《东京赋》："三农之隙，曜威中原。"

④炎州：南方炎热之地。这里指罗浮。

⑤跻（jī）：攀爬。

⑥岌岌：高耸的样子。鞭石：神人用鞭子击石。据传说，秦始皇曾经在会稽附近的海上作石桥，想要过海观日出的地方。"有神人驱石下海，石去不速，神人鞭之，乃流血。"

⑦阁笔：搁笔。放下笔，指停止写作。

⑧纸尾：书面文字的结尾。鹥（yī），鸥鸟的别名。

⑨尺棰：一尺之棰。棰，木杖。语本《庄子·天下》："一尺之棰，日取其半，万世不竭。"

⑩杙（yì）：木桩。

⑪椓：敲击，捶筑。

⑫枯渎：枯干的水沟、小渠。

【译文】

过去的旧桥本来有很多柱子，挂在湖上如同断开的虹霓。浮桥陷在积聚的淤泥之中，破旧的桥板随着溪水飘动。

谈笑着远看隐没的对岸，坐着感觉孤城看起来很低矮。因为农忙中间的空隙，慢慢到了百步堤上。

天气炎热罗浮没有坚硬的树木，雨后的积水轻轻地推挤。能够存在千年的有什么呢，罗浮西边的一座铁柱桥。

只有一种石盐木，白蚁都不敢攀爬。如同要劈开铜驼峰，又如同要凿开铁马蹄。

高耸如同神人用鞭击石，只是这里的山川并非会稽。嗟叹我已经搁笔，很久没有在纸尾写鷖字了。

简陋的连短木杖都没有，却想要建造飞空的梯子。众人一起打木桩，将它捶入百尺深。

从故侯的袋子里拿出钱财，从金闺中取出宝钱。父老们欢喜地聚集，箪食壶浆慰劳犒赏。

一连喝了多日还不散场，甚至将西村的鸡都杀光了。好像听说百年以前，近海的湖边还有犀牛。

哪里知道沧海桑田变化，枯干的水沟居然生出茭藜。以后的人不要忘记现在，冬天涉水过河的时候水都淹到了肚脐。

二士造桥，予尝助施犀带[①]。桥柱石礎之下[②]，皆有坚木，椓入泥中丈余，谓之顶桩。子由之妇，顷入内，得赐黄金钱助施。桥下旧名鳄湖，盖尝有鲛鳄之类。先生自注。

【注释】

①犀带：指御赐的嵌有犀角的腰带。

②石礎：柱下的基石。

【译文】

邓守安、希固这二人建桥，我曾捐助御赐的犀角腰带。桥柱的基石下，都有坚木支撑，敲入泥中有一丈多，叫作顶桩。子由之妇，也很快回家，拿了一些御赐的黄金钱捐助建桥。桥下原名叫鳄湖，大概里面曾经有鲛鳄之类的动物。先生自注。

和劝农诗六首

【题解】

陶渊明写有《劝农》诗六首，劝勉人们重视和从事农业劳动。苏轼来到海南后，有感于当地荒田众多而乏人耕种的现象，于是和陶渊明《劝农》诗来劝勉当地民众。后来，针对苏轼所和《劝农》诗，苏辙亦写有《和子瞻次韵陶渊明劝农诗》，其小序中亦云："子瞻和渊明《劝农》诗六首，哀儋耳之不耕。"

虽然六首《劝农》诗的具体内容不一，涉及风土、渔猎、耕种、开荒、农具等，但主题都是一致的，体现了苏轼忧国忧民的高尚情怀。苏轼的有些思考是颇有新意的，比如《劝农》其一就提出汉族、黎族团结的问题。当时不少中原人士都将黎族百姓视为未开化的蛮人，而苏轼则从汉黎皆"一民"的高度出发，倡导汉黎平等团结的思想，这在当时是难能可贵的。

海南多荒田，俗以贸香为业①。所产粳稌不足于食②，乃以薯芋杂米作粥糜以取饱③。余既哀之，乃和渊明《劝农》诗，以告其有知者。

【注释】

①贸香：海南盛产香料，故当地从事香料贸易的人甚多。

②粳稌（tú）：泛指稻。粳和稌是稻子的不同品种。

③薯芋：即芋头，其根茎部分可供食用。

【译文】

海南有很多荒田，这里习俗多从事香料贸易。因此，生产的稻米不够吃，就用芋头混杂米等一起作粥糜来求饱。我为此感到哀伤，于是和陶渊明《劝农》诗，来劝告那些有头脑的人。

咨尔汉黎[①]，均是一民。鄙夷不训[②]，夫岂其真？

怨忿劫质，寻戈相田。欺谩莫诉[③]，曲自我人[④]。

【注释】。

①咨：嗟。叹息之声。

②鄙夷：鄙视之意。不训：不施行教化。

③欺谩（mán）：欺凌谩骂。

④曲：理亏。《左传·僖公二十八年》："背惠食言，以亢其仇，我曲楚直。"

【译文】

可叹汉人和黎民，一样都是朝廷的臣民。鄙夷黎族百姓不施行教化，这哪里是他们真实的本性？

黎人怨恨愤怒，劫持人质，拿起武器在田间抗争。他们受到欺凌却无处申诉，理亏的其实是汉族的官吏啊。

天祸尔土，不麦不稷[①]。民无用物，珍怪是殖[②]。

播厥薰木[③]，腐余是穑。贪夫污吏，鹰鸷狼食[④]。

【注释】

①不麦不稷：不长麦子和谷子。

②珍怪：指香木之属。殖：因为田地不耕，人们争着从事香木贸易，以逐其利。

③播厥薰木：古代取香的常用方法。沈怀远《南越志》记载："欲取之，先断其积年老木根。经年，其外皮干俱朽烂，木心与枝节不坏，坚黑沉水者，即沉香也。"熏木，即香木。

④鸷：凶猛。

【译文】

上天降祸于这片土地，不长麦子和谷子。老百姓没有可用之物，就从各种香木交易中获利。

纷纷播种香木，庄稼却都烂在地里。那些贪官污吏，如同凶猛的老鹰和恶狼一样盘剥百姓。

岂无良田，膴膴平陆[①]。兽踪交缔[②]，鸟喙谐穆[③]。
惊麋朝射，猛豨夜逐[④]。芋羹薯糜，以饱耆宿[⑤]。

【注释】

①膴膴（wǔ）：肥沃，膏腴。《诗经·大雅·绵》："周原膴膴，堇荼如饴。"

②交缔：交错混杂。

③鸟喙：鸟嘴。这里指众鸟的鸣叫。

④豨（xī）：野猪。

⑤耆宿：年高德望的老人。

【译文】

难道没有良田？这里有肥沃平坦的田地。各种野兽混杂，众鸟发出和谐的鸣叫。

早晨可以射击惊飞的禽鸟，晚上可以围猎凶猛的野猪。芋羹薯糜，让年高德望的老人也可饱食。

听我苦言[1]，其福永久。利尔锄耜，好尔邻偶。
斩艾蓬藋[2]，南东其亩。父兄搢梃[3]，以抶游手[4]。

【注释】

①苦言：良言，诤言。

②艾（yì）：通"刈"，斩除。《春秋穀梁传·庄公二十八年》："一年不艾，而百姓饥。"蓬藋（diào）：泛指各类杂草。

③搢梃（jìn tǐng）：插好棍棒。

④抶（chì）：用鞭、杖或竹板之类的东西打。《说文解字》："抶，笞击也。"

【译文】

听从我的苦劝，会有长久的福气。将锄耜等农具修好，对邻居们友好。将各种荆棘杂草砍除，将土地向各个方向扩大。父亲兄长将棍棒插好，来惩罚那些游手好闲之人。

天不假易[1]，亦不汝匮[2]。春无遗勤[3]，秋有厚冀。
云举雨决，妇姑毕至[4]。我良孝爱，袒跣何愧[5]。

【注释】

①假：给予，授予。

②匮：匮乏。

③遗勤：丢掉勤劳，懒惰。

④妇姑：婆媳。

⑤跣（xiǎn）：赤足。

【译文】

上天不会轻易给予，也不会让劳作的人匮乏。春天不懒惰，秋天一定有丰收的希望。

乌云聚集带来雨水，婆媳都来一起劳作。只要孝敬相爱，裸身赤足又有什么惭愧的呢！

逸谚戏侮①，博弈顽鄙②。投之生黎③，俾勿冠履④。

霜降稻实，千箱一轨。大作尔社⑤，一醉醇美。

【注释】

①逸谚：指言语轻慢放纵。

②博弈：赌博。顽鄙：指愚钝鄙陋。

③生黎：指当时生活在五指山（海南中南部腹地）周围的深山密林中，不与外界接触，不纳赋税、尚未开化的黎人。

④冠履：指穿鞋戴帽。

⑤社：指丰收后祭祀社神的盛会。

【译文】

言语放纵不拘，戏弄轻侮他人，好赌顽劣，愚钝鄙陋。这类人应该驱逐到生黎那边，让他们也不穿鞋戴帽。

等到霜降稻谷丰收，上千辆粮车都满载。举行盛大的祭祀活动，大家享受醇酒醉饱一场。

一段田家孝友朴实之意。不羡富贵处，是《豳风》遗漏语①。谭友夏

【注释】

①《豳风》：《诗经》十五国风之一。其中多描述农事的诗句，尤其以《七月》为代表，反映了周代早期农业生产的情况和农民的日常

生活情况。

【译文】

这是一段田家孝友朴实的情意。不羡富贵处,这是《豳风》中遗漏的诗句。谭友夏

李宪仲哀词并叙

【题解】

本文作于元丰八年(1085)三月。李宪仲与苏轼同年中举,有才气,但英年早逝。苏轼与其并无多少交往,但和李宪仲的儿子李廌则很熟识。在李廌因贫困无力安葬家人的情况下,苏轼慨然解囊,将别人送给自己的财物转赠,并写了这首诗进行勉励。

同年友李君讳惇[①],字宪仲,贤而有文。不幸早世,轼不及与之游也。而识其子廌有年矣[②]。廌自阳翟见余于南京[③],泣曰:“吾祖母边、母马、前母张与君之丧,皆未葬。贫不敢以饥寒为戚,顾四丧未举,死不瞑目矣。”适会故人梁先吉老闻余当归耕阳羡[④],以绢十匹、丝百两为赆[⑤]。辞之不可,乃以遗廌,曰:“此亦仁人之馈也。”既又作诗,以告知君与廌者,庶几皆有以助之。廌年二十五,其文烨然[⑥],气节不凡,此岂终穷者哉!

【注释】

①同年友:科举考试同榜及第者之称。

②其子廌(zhì):即李廌,字方叔,号济南先生,又号太华逸民。少以文为苏轼所知,中年绝意仕进。喜论古今治乱。著有《师友谈

纪》《济南集》等。

③阳翟：地名。今河南禹州。

④阳羡：今江苏宜兴。

⑤赆（jìn）：赠送给远行人的路费、礼物。

⑥烨（yè）然：形容光彩鲜明，文采斐然。

【译文】

同年中榜的友人李惇，字宪仲，贤明而有文采。不幸早早离开人世，我还没来得及与他交游。而认识他的儿子李廌很久了。李廌从阳翟来南京见我，哭着说："我祖母边氏、母亲马氏、前母张氏和父亲去世了，都没有落葬。家贫不敢为饥寒忧愁，只是四丧都没有举行，死不瞑目啊。"正好故人梁先吉老听说我要归耕阳羡，赠送我十匹绢、百两丝。我没有办法推辞，于是便赠给李廌，说："这也是仁人的馈赠啊。"又作诗，以告知李君与李廌，希望能有些帮助。李廌今年二十五岁，文采斐然，气节不凡，这难道会是一直穷困的人吗！

大梦行当觉[①]，百年特未满[②]。遑哀已逝人[③]，长眠寄孤馆[④]。
念我同年生，意长日月短。盐车困骐骥[⑤]，烈火废圭瓒[⑥]。
后生有奇骨，出语已精悍。萧然野鹤姿，谁复识中散[⑦]？
有生寓大块[⑧]，死者谁不窾[⑨]？嗟君独久客，不识黄土暖。
推衣助孝子，一溉滋汤旱。谁能脱左骖[⑩]，大事不可缓。

【注释】

①大梦：喻人生如梦。

②百年：人寿罕过百年，遂以百年婉称死期，亦即一生。

③遑：何暇，怎能。表示反问。

④孤馆：指安置灵柩的地方。

⑤盐车：运盐之车。千里马拉盐车，比喻人才遭埋没，暗指李宪仲（或苏轼自身）的政治困局。

⑥圭瓒：古代玉制礼器。

⑦中散：指嵇康。

⑧大块：指大自然。《庄子·大宗师》："大块载我以形，劳我以生，佚我以老，息我以死。"

⑨窾（kuǎn）：洞穴。此指葬于墓穴。

⑩脱左骖：解下左边驾车的马，意为从困境中解救出来。语出《史记·管晏列传》："越石父贤，在缧绁中。晏子出，遭之涂，解左骖赎之，载归。"

【译文】

人生如梦终会醒来，只是百年之期还没有到。何暇哀悼已逝去的故人，他已长眠于灵柩之中。

与我本是同年中举的朋友，情谊绵长寿命却如此短促。良马被运盐的车困住，圭瓒这样的礼器被烈火焚烧。

后生李廌的骨相奇特非凡，言谈犀利精明强悍。孤高洒脱如野鹤之姿，谁又认识嵇中散的风骨呢？

人生寄寓于自然之间，死后谁不葬在墓穴中？可叹李君久为异乡客没有落葬，还没感受到黄土的温暖。

愿解衣帮助你的孝子，如细流灌溉滋润久旱之田。谁能帮助驾车的左马得到解脱，落葬的大事不能再拖延。

赠章默并叙

【题解】

这首诗写于元丰八年（1085），描述的是一件令人悲伤的事。处士章默一心求道，弃家而去。但在父母和兄长的葬礼因贫困无法举行时，章默不得不回归世俗，四处求助。苏轼很同情他，不但给予了资助，又写了这首诗赠给他，希望更多人帮助他。

章默居士，字志明。生公侯家，才性高爽[1]，弃家求道，不蓄妻子[2]，与世无累[3]。而父母与兄之丧，贫不能举。以是眷眷世间[4]，不能无求于人。余深哀其志，既有以少助之，又取其言为诗以赠其行，庶几有哀之者。

【注释】

①高爽：高洁豪爽。

②不蓄妻子：不娶妻生子。

③无累：没有牵挂。

④眷眷：顾念，依恋不舍。

【译文】

章默居士，字志明。生于公侯之家，才性高洁豪爽，弃家求道，不娶妻生子，与世没有牵累。但父母和兄长的丧礼，因贫困没办法举行。因此顾念世间，不能不向人求助。我非常哀怜他的志向，既给了他一些资助，又根据他的话写诗相赠，希望有人哀怜他。

章子亲未葬，余生抱羸疾[1]。朝吟噎邻里[2]，夜泪腐茵席[3]。
前年黑花生[4]，今岁白发出。身随日月逝，恨与天地毕。
愿求不毛田[5]，亲筑长夜室[6]。难从王孙裸[7]，未忍夏后堲[8]。
五陵多豪士[9]，百万付一掷。心知义财难，甘就贫友乞。
不辞毛粟施，行自丘山积。此志苟朝遂，夕死真不戚。
誓求无生理，不践有为迹。弃身尸陀林[10]，乌鸟任狼藉。

【注释】

①羸疾：衰弱生病。羸，瘦弱，衰病。

②噎邻里：使邻里哽咽。

③茵席：褥垫，草席。

④黑花：眼睛昏花，指身体早衰。

⑤不毛田：不长庄稼的田地。形容土地贫瘠。

⑥长夜室：墓穴。

⑦王孙裸：据《汉书·杨王孙传》，杨王孙者……及病且终，先令其子曰："吾欲裸葬，以反吾真，必亡易吾意。"

⑧堲（jí）：烧土作砖，附于棺木的四周。《礼记·檀弓上》："有虞氏瓦棺，夏后氏堲周。"

⑨五陵：汉代长安城外五个帝王陵墓所在地。许多富贵人家住在这里，故后称富家子弟为五陵少年。

⑩尸陀林：佛教中的弃尸之所。

【译文】

章子的亲人还没有落葬，余生却已衰弱生病。早上的呻吟让邻里哽咽，晚上的泪水打湿了草席。

前年眼睛开始昏花，今年长出了白发。身体随着日月流逝逐渐衰老，遗憾却像天地一样永无尽头。

希望得到一点贫瘠的土地，亲自挖好墓室。难以像王孙那样裸葬，又无法承受夏后氏那样在棺木四周烧土做砖。

五陵的富贵豪士有很多，一掷都是百万钱财。心知他们为救济贫穷而捐钱很难，所以甘心向贫穷的朋友求助。

毛粟一样的施舍也不嫌弃，将慢慢如同丘山一样累积。这个愿望如果早上实现，傍晚死去也不会感到忧虑。

发誓要求得无生无灭的道理，不再践行世俗所谓有为之事。将身体弃置在尸陀林中，任乌鸟啄食一片狼藉。

不之五陵而乞贫友，不辞毛粟而轻百万，此论最入情。

【译文】

不前往五陵求助而求贫穷的朋友，不推辞毛粟之细而轻视百万，这个观点最打动人。

吊李台卿并叙

【题解】

本诗于元丰五年（1082）十月作于黄州，是为凭吊一个死去的朋友李台卿所作。李台卿相貌比较丑陋，往往被世人嘲笑和轻视，但苏轼与其接触后，发现他是个聪慧、博学的有才之人，可惜生前声名不显。在这首诗中，苏轼表达了对富有才学的李台卿的惋惜之情，也展现了苏轼识才、爱才的慧眼，表达了对世人以貌取人的不屑与鄙弃。

李台卿，字明仲，庐州人①。貌陋甚，性介不群②，而博学强记，罕见其比。好《左氏》③，有《史学考正同异》，多所发明。知天文律历，千载之日可坐数也。轼谪居黄州，台卿为麻城主簿，始识之。既罢居于庐，而曹光州演甫以书报其亡④。台卿，光州之妻党也⑤。

【注释】

①庐州：古地名。治所在今安徽合肥。

②介：耿介。

③《左氏》：指相传为左丘明所作的《左传》。

④曹光州：曹九章。字演甫，苏辙女婿曹焕的父亲。当时担任光州

太守。

⑤妻党：妻子的族人。

【译文】

李台卿，字明仲，庐州人。相貌很丑陋，性格耿介不合群，而博学强记，很少有人能和他相比。喜欢读《左传》，著有《史学考正同异》，有很多新的阐发。熟知天文律历，千年的日子坐着就能计算出来。我谪居黄州的时候，台卿担任麻城主簿，才认识他。罢居在庐州以后，曹光州写信告诉我台卿去世的消息。台卿是光州妻子的族人。

我初未识君，人以君为笑。垂头若病鹤，烟雨霾七窍[①]。
弊衣来过我[②]，危坐若持钓[③]。褚裒半面新[④]，鬷蔑一语妙[⑤]。
徐徐涉其澜，极望不得徼[⑥]。却观元妩媚[⑦]，士固难轻料。
看书眼如月，罅隙靡不照。我老多遗忘，得君如再少。
纵横通杂艺，甚博且知要。所恨言无文[⑧]，至老幽不耀。
其生世莫识，已死谁复吊。作诗遗故人，庶解俗子谯[⑨]。

【注释】

①霾：遮掩。

②弊衣：破旧的衣服。

③危坐：端坐。持钓：持竿钓鱼。

④褚裒（póu）：字季野，东晋时期名士，有识人之才。离任豫章太守经过武昌时，曾在州府聚会，于座中识别出素昧平生的名士孟嘉。

⑤鬷（zōng）蔑：字然明，又称鬷明，貌丑恶，所谓“丑男鬷蔑”。春秋时期郑国的大夫。《左传·昭公二十八年》记载：“昔叔向适郑，鬷蔑恶，欲观叔向，从使之收器者而往，立于堂下，一言而善。叔向将饮酒，闻之，曰‘鬷明也。’下，执其手。”

⑥徼（jiào）：边界。谓望不到边。

⑦却观：再看。妩媚：姿容美好。

⑧言无文：其言语缺乏文采。

⑨谯：通“诮”，意为嘲讽，讥笑。

【译文】

我最初不认识李君，人们都在嘲笑他。垂着头像病鹤一样，似乎烟雨迷蒙遮住了他的灵窍。

穿着破衣服来拜访我，端坐着如同在持竿钓鱼。褚裒仅凭半边脸便认出名士，皴蔑一句话便显出高妙。

慢慢接触到其内心波澜处，极目远望也看不到边。再看原来姿容十分美好，士人本就很难轻易被度量。

读书时眼睛如同月亮，没有一个缝隙照不到。我年纪老迈经常健忘，认识了他好像又变年轻。

精通各种技艺，知识广博又能掌握关键。遗憾的是言语缺乏文采，到老了名声也隐晦不显。

他活着的时候世人不了解他，已经死了又有谁来凭吊。写这首诗赠给故人，希望化解世俗之人的讥嘲。

放鱼

【题解】

苏轼在颍州时间并不算太长，其中西湖是他常去的游览之地，写过多首诗歌。这首《放鱼》描写的是秋天湖水行将干涸时，将西湖东池的鱼儿移到西池的经历，对于相关细节的描述十分生动，充满了生活情趣。

西湖秋涸①，东池鱼窘甚。因会客，呼网师迁之西池②，为一笑之乐。夜归，被酒不能寐③，戏作《放鱼》一首。

【注释】

①西湖:指颍州的西湖,位于颍州(今安徽阜阳)西北。

②网师:渔夫。

③被酒:为酒所醉。意为有几分醉意。

【译文】

西湖秋天干涸,东池里的鱼十分窘迫。趁着会客,叫渔夫将鱼迁到西池,为一笑之乐。晚上回家,有几分醉意睡不着觉,戏作《放鱼》诗一首。

东池浮萍半黏块[①],裂碧跳青出鱼背[②]。
西池秋水尚涵空,舞阔摇深吹荇带[③]。
吾僚有意为迁居,老守纵馋那忍脍[④]。
纵横争看银刃出,瀺灂初惊玉花碎[⑤]。
但愁数罟损鳞鬣[⑥],未信长堤隔涛濑[⑦]。
濊濊发发须臾间[⑧],圉圉洋洋寻丈外[⑨]。
安知中无蛟龙种[⑩],尚恐或有风云会。
明年春水涨西湖,好去相忘渺淮海[⑪]。

【注释】

①浮萍半黏块:浮萍已黏附于池底土块上。指水浅。

②裂碧跳青:极言鱼惊惶跳跃的样子。碧,指池中未涸尽之水;青,指水上浮萍。

③荇带:指荇菜。其根生水底,叶浮水面,常随风吹水流而舞动,如飘带一样。

④老守:老迈的太守。苏轼自称。

⑤瀺灂(chán zhuó):游鱼沉浮,出没。潘岳《闲居赋》:"游鳞瀺灂,

菡萏敷披。”

⑥数罟(gǔ):细密的网。《孟子·梁惠王上》:“数罟不入洿池。”

⑦涛濑:水波。

⑧濊濊(huò):渔网投入水中的声音。

⑨圉圉(yǔ):被困不得舒展的样子。洋洋:舒缓摇尾的样子。

⑩蛟龙种:古人认为鱼中有可变为龙者。

⑪渺淮海:谓池鱼随涨水入淮海而渺远难寻。

【译文】

东池的浮萍半黏在池底土块上,鱼儿在浮萍间游动露出鱼背。

西池的秋水尚能映照天空,荇菜随着深水舞动如同飘带。

同僚们想让鱼儿迁到西池,我这老太守即便口馋哪里忍心烹食。

众人纷纷围观银鱼出水,游鱼出没惊起白色的浪花。

只担心细密的网损伤鱼儿的鳞鬣,不相信会因为长堤而阻隔水波。

渔网入水在须臾之间,寻丈之外的鱼儿有的被困,有的舒缓游动。

怎会知道中间没有蛟龙种,说不定会有池鱼变成蛟龙乘风云飞腾而去。

第二年春水涨满西湖时,池鱼随水进入淮海就只能相忘了。

读过“夜深蛟龙改窟穴,鳣鲔泼泼随风雷”等语,自然不至称到此诗也。谭友夏

【译文】

读过“夜深蛟龙改窟穴,鳣鲔泼泼随风雷”等诗句,自然不至称赞这首诗。谭友夏

黎子明[①]

【题解】

苏轼的热心肠有目共睹，即便在海南身处困境，自顾不暇，仍然不忘学习颍考叔当和事佬，自己买羊买酒，来帮助友人父子修好关系。

黎子明之子，为继母所谗[②]，出数月[③]。其父年高，子幼，不给于耕。夫妇父子皆有悔意，而不能自还。予为买羊沽酒送归其家，为父子如初，庶几颍谷封人之意[④]。

【注释】

①黎子明：苏轼在海南时与黎子云兄弟友善，黎子明或亦为其一。

②谗：进谗言。

③出：被赶出家门。

④颍谷封人：指春秋时郑国大臣颍考叔。颍考叔曾为颍谷封人，以孝顺著称。曾劝慰郑庄公与母亲姜氏和好。

【译文】

黎子明的儿子，被继母的谗言所毁，被赶出家门已数月。父亲年事已高，儿子尚幼，无人耕作。夫妻父子都有悔意，但儿子没法自己回家。我为他买羊买酒送他回家，使他们父子和好如初，大概就像《左传》中的颍考叔劝和一样。

衙前之害

【题解】

“衙前”是宋代的一种职役，为负担最重的差役之一，主掌官物押运和供应，需要负赔偿责任。本文所记是苏轼深入群众、了解衙前的危害之后，有针对性地采取了措施，从而大大减轻了危害。

关中自元昊叛命[①]，人贫役重，岐下岁以南山木筏，自渭入河，经砥柱之险[②]，衙前以破产者相继也。公遍问老校[③]，曰："木筏之害，本不至此。若河渭未涨，操筏者以时进止，可无重费也。患其乘河渭之暴，多方害之耳。"公即修衙规，使衙前得自择水工，筏行无虞[④]。乃言于府，使得系籍[⑤]，自是衙前之害减半。

【注释】

①元昊：指西夏开国皇帝李元昊。

②砥柱：山名。位于河南三门峡以东黄河急流中，形状像柱子。

③老校：任职已久的下级军官。

④无虞：没有顾虑。

⑤系籍：编入名籍。

【译文】

关中自从元昊叛乱后，百姓贫困差役繁重，岐山下每年输送到南山的木筏，从渭河进入黄河，经过砥柱的险要处，衙前役人相继破产。苏轼向老校查问，回答说："木筏的危害，本来不至于这么大。如果黄河、渭水没有涨，操筏的水工按时进止，就花不了那么多钱。忧虑的是乘着黄河、渭水水涨以后，各方面的危害。"苏轼访察到其利弊所在，就修订衙规，让衙前役人自己选择水工，木筏按时进送没有顾虑。就言于官府，使他们编入名籍，从此衙前之害减少了一半。

衙前类我朝坊厢，公有《上韩魏公场务书》。

【译文】

“衙前”类似我朝的“坊厢”,苏公写有《上韩魏公场务书》。

免役

【题解】

在文中,苏轼与司马光围绕着是否废除“免役法”展开争论。所谓免役法,又叫募役法,指废除原来按户等轮流充当州县差役的办法,改由州县官府自行出钱雇人应役,所需经费由民户按户分摊。客观而论,这种方法有利也有弊,需要具体情况具体分析。这也正是苏轼的主张,他不以政治立场来看待新法的兴废,而是依据新法对于老百姓的利益而定兴废。

初,祖宗时差役[①],行久生弊。编户充役者不习其役,又虐使之,多致破产,狭乡民至有终岁不得息者[②]。王安石相神宗,改为免役,使户差高下出钱雇役,行法者过取,以为民病。司马光为相,知免役之害,不知其利,欲复差役,差官置局,轼与其选。轼曰:“差役、免役,各有利害。免役之害,掊敛民财[③],十室九空,敛聚于上而下有钱荒之患。差役之害,民常在官,不得专力于农,而贪吏猾胥得缘为奸。此二害轻重,盖略等矣。”光曰:“于君何如?”轼曰:“法相因则事易成,事有渐则民不惊。三代之法,兵农为一,至秦始分为二。及唐中叶,尽变府兵为长征之卒。自尔以来,民不知兵,兵不知农。农出谷帛以养兵,兵出性命以卫农,天下便之。虽圣人复起,不能易也。今免役之法,实大类此。公欲骤罢免役而行差役,正如罢长征而复民兵,盖未易也。”光不以为然。轼又陈于政事堂，光忿然[4]。轼曰："昔韩魏公刺陕西义勇[5]，公为谏官，争之甚力。韩公不乐，公亦不顾。轼昔闻公道其详，岂今日作相，不许轼尽言耶？"光笑而止。

【注释】

①祖宗：指宋太祖。

②狭乡：指人口多、公地少的地方。

③掊（póu）敛：聚敛，搜刮。

④忿然：生气的样子。

⑤刺陕西义勇：给陕西招募来的士兵刺"义勇"二字，一旦刺字，便永入军籍。按照宋代兵制，选民为兵称为"义勇"。

【译文】

当初，宋太祖时实行差役法，时间一久产生了弊病。百姓中充任徭役的人不熟悉徭役，又被虐待，大都导致破产，人口密集土地少的乡中百姓甚至有一年到头不得休息的。王安石担任宋神宗的宰相时，改为免役法，使各户按等第高下出钱雇人代役，执行法令的人往往过分索取，成为了百姓的祸害。司马光担任宰相，知道免役的害处，不知道它的好处，想要恢复差役法，派官员设立机构，苏轼也在人选当中。苏轼说："差役法和免役法，各有其利弊。免役法的害处，是搜刮百姓的钱财，弄得十室九空，钱财聚敛到上面而下层百姓有钱荒的忧患。差役法的害处，是百姓经常为官府服役，不能专心致力于农耕，而贪官污吏能够有机会从中徇私舞弊。这两种害处孰轻孰重，大致差不多。"司马光说："你说怎么办？"苏轼说："法制相因袭事情就容易成功，遇事循序渐进百姓就不会惊恐。三代的法令，兵农合一，到秦代才分为二。到唐代中叶，把所有的府兵都变为长期征战的兵卒。从这时以来，百姓不懂军事，士兵不懂农事。农民拿出粮食布帛来养活士兵，士兵拿出性命来保护农民，天下人从中获得便利。即使圣人重新出现，也不能改变。现在的免役法，实在很像这件事。你要马上取消免役法而实行差役法，正如取消长期征战的军队而恢复民兵合一，大概不容易办到。”司马光不以为然。苏轼又在政事堂陈述他的看法，司马光很生气。苏轼说：“过去韩魏公要给陕西义勇刺字，您做谏官，据理力争。韩魏公不高兴，您也不管。我从前听您说过详情，难道您今天做宰相，就不让我畅所欲言了吗？”司马光听了大笑起来，停止了恢复差役法的想法。

温公欲复差役，先生力争免役，其意总之，为便民耳。温公才智稍不逮，遂致议论相抵[①]，然先生之所见远矣。今留都快丁实大类此[②]。神宗朝，上虞倪公著《船政新书》四卷，出数十万人于汤火之中。其法尽善尽美，行之久远无弊，而议者思有以乱其成法，盖无日不眈眈焉[③]。不知此欲变法之意，果为国乎？果为民乎？在当事者自鉴之。

【注释】

①相抵：互相抵消，指僵持不下。

②留都：这里指南京，为明朝的留都。

③眈眈：形容紧紧地窥伺，贪婪地注视。

【译文】

司马光想要恢复差役，苏轼则力争免役，他的想法概括来说，就是为了方便民众。司马光才智略逊，于是导致两人议论僵持不下，但是苏轼的观点很有远见。现在留都的快丁服役制度便和这种方法差不多。宋神宗时，上虞倪公著《船政新书》四卷，从危难中拯救了几十万人。他的方法尽善尽美，运行很长时间也没有弊端，但是有人却想扰乱他已经成熟的方法，没有一天不贪婪地窥伺，不知道这种想要变法的意图，真的为国家吗？真的为百姓吗？当事人要自己引以为戒。

偿逋

【题解】

在关于苏轼的诸多轶事传闻中，本文所叙之事一定是最感人的。按照常规，欠债还钱是天经地义之事，但苏轼当父母官并不止于按律处置而已，而是细究欠债原因，在了解并相信内情之后，慨然挥毫予以帮助。既帮助原告要回了钱，又帮助被告以得体的方式摆脱了罪名。难怪杭州满城百姓对苏轼称赞不已！

先生临钱塘日[①]，有陈诉负绫绢钱二万不偿者。公呼至询之，云："某家以制扇为业[②]，适父死，而又自今春已来，连雨天寒，所制不作，非故负之也。"公熟视久之[③]，曰："姑取汝所制扇来，吾当为汝发市也[④]。"须臾扇至，公取白团夹绢二十扇，就判笔作行书、草圣及枯木竹石[⑤]，顷刻而尽。即以付之曰："出外速偿所负也。"其人抱扇，泣谢而出。始逾府门[⑥]，而好事者争以千钱取一扇，所持立尽。后至而不得者，懊恨不胜而去。遂尽偿所逋[⑦]。一郡称嗟[⑧]，至有泣下者。

【注释】

①临钱塘日：在杭州任职时。

②某家：我家。

③熟视：仔细地看。

④发市：开张。

⑤判笔：判案用的笔。

⑥逾：走出。

⑦逋（bū）：拖欠。

⑧称嗟：赞叹。

【译文】

东坡先生在杭州任职时，有人告状说有个人欠了购买绫绢的两万钱不肯偿还。先生把此人召来询问，此人说："我家以制扇为业，刚好我父亲去世，而从今年春天以来，连着下雨天气寒冷，做好的扇子卖不出去，并非故意欠钱。"先生仔细看了他很久，说："姑且把你做的扇子取来，我应该能帮你开张。"一会儿扇子送到后，先生拿了空白的夹绢二十把团扇面，顺手拿起判案用的笔写行书、草书，画枯木竹石，片刻完成。就把这些扇子交给那人说："去外面快点卖了还钱。"那人抱着扇子，流泪答谢而往外走。刚走出府门，就有喜欢诗画的人争着用一千钱买一把扇子，那人拿的扇子很快就卖完了。后来的人想买也买不到，只好无限懊悔地离开了。卖扇子的人于是全部还清了欠款。整个杭州的人都为此赞叹，甚至有人为之流下眼泪。

笔墨游戏，俱成恩泽。

【译文】

只是笔墨游戏的字画，都成为恩泽。

吴味道

【题解】

本文中的进士吴味道，家境贫穷，为了省钱，胆大妄为，冒充苏轼之名来借以逃税。而苏轼听闻后，怜其才，悯其情，不但没有处罚他，反而帮助他，为其赴京赶考提供方便。看似东坡先生"没有原则"，但是，世间因此少了一位逃税的罪囚，多了一位对国家有用的举子。孰轻孰重，自不待言。

先生元祐间出帅钱塘。视事之初，都商税务押到匿税人南剑州乡贡进士吴味道[①]，以二巨掩作公名衔封至京师苏侍郎宅[②]，显见伪妄。公即呼味道前，讯问其掩中果何物也[③]。味道恐蹙而前曰[④]："味道今秋忝冒乡荐[⑤]，乡人集钱为赴省之赆。以百千就置建阳小纱，得二百端，因计道路所经场务尽行抽税，则至都下不存其半。心窃计之，当今负天下重名而爱奖士类，唯内翰与侍郎耳。总有败露，必能情贷。味道遂为假先生台衔，缄封而来。不探知先生已临镇此邦，罪实难逃，幸先生恕之。"公熟视，笑呼掌笺奏书吏，令去旧封，换题细衔，附"至东京竹竿巷苏侍郎宅"。并手书子由书一纸付示，谓味道曰："先辈这回将上天去也无妨[⑥]。来年高中过，当却惠顾也。"味道悚谢再三。次年果登高第，还，具笺启谢殷勤[⑦]，其语亦多警策。公甚喜，为延款数日而去[⑧]。

【注释】

①都商税务：官署名。宋属太府寺，负责征收京城商旅之税。匿税：逃税。南剑州：本剑州，北宋太平兴国四年（979）西（利州路）有剑州，故名为南剑州。治剑浦（今福建南平）。

②掩：苏轼文集通行本作"捲"。这里指封装的包裹。苏侍郎：指苏辙，时任门下侍郎。

③果：究竟。

④蹙（cù）：局促不安。

⑤乡荐：唐宋应试进士，由州县荐举，称"乡荐"。

⑥先辈：古代对文人的敬称。

⑦笺启:下达上的笺记、书启。

⑧延款:接纳款待。

【译文】

东坡先生元祐年间在钱塘任太守。刚上任时,都商税务抓捕到一个逃税的人,是南剑州乡贡进士吴味道。此人冒用东坡的头衔密封两个大包裹送到京师苏侍郎府邸,显然是假冒。苏轼就将吴味道叫到跟前,问里面装的究竟是什么东西。吴味道惶恐局促地回答:"我今年秋天有幸得到地方举荐,成为乡贡进士,乡里人为我凑钱作路费。我用十万钱买了二百端建阳小纱,考虑到沿路的场务都要抽税,到了京城恐怕都剩不到一半了。心里私下考量,当今天下最有名望又爱提携读书人的,只有先生和苏侍郎两位。即使事情败露,也一定会得到宽恕,于是我便假冒先生的名衔封了起来。没有打听到先生已先一步来到钱塘任职,罪责实在难逃,请先生饶恕我。"苏轼仔细看了他半天,笑着叫掌管文书的官吏除去旧封条,换上新题名衔,附上"送至东京竹竿巷苏侍郎宅"。并亲自给弟弟子由写了一封信交给吴味道,对他说:"先辈这次即使送到天上去也不用怕了。明年科举高中的话,请惠顾光临。"味道惶恐地再三感谢。第二年,味道果然科举高中,返回时,准备了笺启前来殷勤致谢,说的话也很打动人。苏轼非常高兴,招待他几天才让他离开。

伪衔有律,二巨掩可居也。先生竟不问耶?

【译文】

冒用官衔有相关的律令规定,两个大包裹已经违法。先生竟然不问罪吗?

万花会

【题解】

扬州芍药自古闻名，素与洛阳牡丹并称。刘攽、王观等人都曾作《扬州芍药谱》，详载扬州芍药名品。以苏轼的文人雅兴，他当然不会不喜欢芍药，本文开篇便云"扬州芍药为天下冠"，足见他对扬州芍药十分欣赏。他之所以反对万花会，是因为它严重扰民。在给王定国的信件中，苏轼也曾提及此事："花会用花千万朵，吏缘为奸，已罢之矣，虽杀风景免造业也。"

扬州芍药为天下冠，蔡延庆为守①，始作万花会，用花十余万枝。既残诸园②，又吏因缘为奸，民大病之。予始至，问民疾苦，遂首罢之。万花会，本洛阳故事③，而人效之，以一笑乐为穷民之害。意洛阳之会，亦必为民害也，会当有罢之者。钱惟演为洛守④，始置驿贡花，识者鄙之。此宫妾爱君之意也。蔡君谟始加法⑤，造小团茶贡之。富彦国曰⑥："君谟乃为此耶？"

【注释】

①蔡延庆：即蔡京，北宋大臣。担任宰相多年，被时人视为权奸，被称为"北宋六贼之首"。

②残：摧残。

③故事：旧例。

④钱惟演：字希圣，北宋大臣。西昆体骨干诗人。

⑤蔡君谟：蔡襄，字君谟。北宋名臣、书法家。

⑥富彦国：富弼，字彦国。北宋名相、文学家。

【译文】

扬州芍药是天下之冠,蔡京为扬州太守时,才开始举办万花会,用花十多万枝。不但摧残了扬州各个花园,又让官吏以此为借口行奸,百姓为此大受困扰。我刚到扬州,问百姓疾苦,第一件事就是废除此会。万花会,本是洛阳旧例,而有人仿效,把一种娱乐变成了穷民的祸害。我想洛阳的花会,也一定是百姓的祸害,总会有人废除它的。钱惟演为洛阳太守,才开始设置驿站进贡牡丹花,有识之士都看不起他。这本是宫中姬妾爱君的小手段。蔡君谟开始变换花样,打造小团茶为贡品。富彦国就说:"君谟竟然做这种事吗?"

药囊

【题解】

建中靖国元年(1101),苏轼北归途中在虔州暂留了一段时间,除了为人开方舍药外,苏轼也常为人写字作画,深受人们欢迎。这段文字中所描述的正是苏轼的平易近人及其在民众中受欢迎的场面。此时的苏轼,已经行走在生命的最后阶段,世事阅尽,沉浮看透,名利也早已不萦于心。他当然知道自己书画的"市场价值",却任意挥洒,分文不取,至于求字画的人是谁,拿了字画去做什么,他都毫不关心。他由衷地喜爱书画,挥洒泼墨对他来就是最大的享受。

先生在海外至赣上①,寓居水南,过郡城,携一药囊,遇有疾者,必为发药,并疏方示之②。每至寺观,好事者及僧道之流③,有欲得公墨妙者④,必预探公行游之所,多设佳纸,尾书姓名氏,堆积案间,拱立以俟。公见即笑视,略无所问,纵笔挥染,随纸付人。至日暮笔倦,或案纸尚多,即笑语之曰："日暮矣，恐小书不能竟纸，或欲斋名及佛偈[5]，幸见语也。"及归，人人厌满[6]，忻跃而散。

【注释】

①赣上：指江西虔州（治今江西赣州）。苏轼1101年从流放地海南北归，路过虔州并短暂停留。

②疏：分条记录或分条陈述。

③好事者：这里指仰慕苏轼的人。

④墨妙：精妙的绘画、书法等。

⑤佛偈：佛经中的颂词。多用三言、四言、五言、六言、七言乃至多言为句，四句合为一偈。

⑥厌：饱，满足。

【译文】

先生从海外归来，到了虔州，寄住在水南，经过郡城时，携带一个药囊，遇到有患病者，一定给他发药，并逐条写好药方给病人。每到寺观游玩，仰慕者以及僧人道士，有想得到先生精妙书画的，一定预先探查好苏轼将要游览的地方，多摆放上好的纸张，在纸尾写好求书画者的姓名，堆积在书案上，在旁边拱手站着等候。先生看到就笑着看看，什么也不问，挥笔直书，随纸交付给相应的人。到了天色将晚书写疲倦，如果案上的纸张还很多，先生就笑着对他说："天晚了，恐怕写小字的时间不够了，如果有想要书斋名字和佛偈的，请告诉我。"等到返回的时候，人人都很满足，欣喜跳跃着离开了。

书《济众方》后

【题解】

此文是苏轼在凤翔为官时所作。《简要济众方》是皇祐初年翰林医官使周应奉诏编撰的官修医学方书。刊刻之后,被宋政府颁赐到诸路州县,正如苏轼在文中所云“镂板模印,以赐郡县”。可惜的是,尽管苏轼在文末表达了期望后人能够经常留心、“使无遗毁”的美好愿望,但该书在明末已经散佚,今已不存。

先朝值夷狄怀服[①],兵革寝息[②],而又体质恭俭[③],在位四十有二年,宫室苑囿无所益,故民无暴赋[④],而生齿岁登,垦田日广。至于法令,则去苛惨,尚宽简。守令则进柔良,退贪残。牛酒以礼高年,粟帛以旌孝行。广惠以廪茕独[⑤],宽恤以省力役。除身丁之算[⑥],弛盐榷之令。用能导迎休祥,年谷登衍。其裕民之德,固已浃肌肤而沦骨髓矣[⑦],然犹慊然忧下民之疾疹无良剂以全济,于是诏太医,集名方,曰《简要济众》。凡五卷,三册,镂板模印,以赐郡县,俾人得传录,用广拯疗。意欲锡以康宁之福,跻之仁寿之域。已而悬与律令同藏,殆逾一纪。穷远之民,莫或闻知。圣泽壅而不宣,吏之罪也。乃书以方板,楬之通会。不独流传民间,痊疴愈疾,亦欲使人知上恩也。后之君子,倘不以为诮[⑧],岁一检案之,使无遗毁焉。

【注释】

①先朝:先帝,这里指宋仁宗。怀服:心悦诚服。

②寝息:停息,搁置。

③体质:本指身体。这里意为秉性。

④暴赋:繁重的赋税。

⑤茕(qióng)独:孤苦无依的人。

⑥身丁：身丁钱，即按人丁征收的税。

⑦沦：浸渍。

⑧诮（qiào）：讥讽。

【译文】

仁宗皇帝在位时，正值夷狄臣服，没有爆发战争，仁宗又生性恭谨俭约，在位四十二年，没有扩建宫殿苑囿，所以百姓没有繁重的赋税，而人口一年比一年增多，开垦的田地也日益增加。至于法令，则废除严酷的律法，崇尚宽厚简明的政策。任用官员则提拔德才兼备的人才，黜退贪婪残酷的小人。用牛肉与酒款待老人，用粟帛奖励孝行。广施恩惠以救济孤苦无依之人，体恤百姓减省力役。废除了按人丁征收的税，放松了盐税专卖法。以此能迎来吉祥，年谷丰登有余。想让百姓致富的恩惠，本来已经渗透肌肤和骨髓了，但仍然担心百姓患病没有良方来保全救济，于是下诏太医，把名方汇集为一编，名为《简要济众》。共五卷，三册，采用雕版模具印刷，将其赏赐到各个郡县，让百姓能够传抄，以广泛治疗病人，想要把健康安宁赐给百姓，使人们都能跻身仁寿之列。不久又把此书与律令一同悬挂收藏，已超过一纪了。边远地区的百姓，没有人知道这本书。圣上的恩泽阻塞而没有广泛宣传，这是官吏的罪过啊。我于是把这本书刻在方板上，树立在通衢要冲之地。不仅在民间流传，治疗各种疾病，而且也想让人们知道圣上的恩德。后世的仁人君子，如果不讥笑我，请每年都检查一次，让它不要遗失和毁坏。

圣散子后序

【题解】

元祐五年（1090），苏轼知杭州，适逢时疫大作。苏轼忧心如焚，采取了诸多紧急措施，尤其大力推行圣散子方，不但把圣散子方张贴在百姓聚集之地，还让杭州宝石山楞严院的僧人按照圣散子的方子用大锅熬药，然后在杭州街头免费布施百姓喝药防疫。这一举动，既是太守勤政爱民的职责所在，也是苏轼关心百姓疾苦的义举。对于杭州瘟疫，此方疗效甚佳，正如本文所言：“杭之民病，得此药全活者，不可胜数。”不过，在后来其他地方的防疫中，圣散子方效果并不好，引发的批评声也不小。客观而论，疫病复杂多变，世界上也并无包治百病的仙药。苏轼鉴于实践的效果，大力宣传并推行圣散子方并没有错。

圣散子主疾[①]，功效非一。去年春，杭之民病，得此药全活者，不可胜数。所用皆中下品药，略计每千钱即得千服，所济已及千人。由此积之，其利甚博。凡人欲施惠而力能自办者，犹有所止，若合众力，则人有善利，其行可久。今募信士[②]，就楞严院修制。自立春后起施，直至来年春夏之交。有入名者[③]，径以施送本院。昔薄拘罗尊者[④]，以诃梨勒施一病比丘[⑤]，故获报身[⑥]，常无众疾。施无多寡，随力助缘。疾病必相扶持，功德岂有限量？仁者恻隐，当崇善因。吴郡陆广秀才，施此方并药，得之于智藏主禅月大师宝泽，乃乡僧也。其陆广见在京施方并药，在麦麴巷居住。

【注释】

①主疾：主治疾病。

②信士：信奉佛教的在家男子。

③入名者：报名的人。

④薄拘罗尊者：释迦牟尼的弟子。因相貌端正、身材伟岸而得名。修行八十年未曾生病，从未服过一粒药。寿命极长，又被称作“长寿第一”。

⑤诃梨勒：植物名。常绿乔木，果实可入药，有下气消痰之效。原产

于印度，我国岭南亦有出产。

⑥报身：佛教语。三身（法身、报身、化身）之一。指经过修习而获得佛果之身。

【译文】

圣散子方主治疾病，功效不止有一种。去年春天，杭州百姓患病，得到此药而保全性命的，不可胜数。这个药方用的都是很平常的中下品药，大约每一千钱就可以配制一千服药，就可以治愈一千人了。由此积累起来，获利的人就非常广泛了。想施舍恩惠而又有能力自己配药的人，还是有限的，如果集合大家的力量，那么人人都可从中得到行善的好处，这个善行就可以长久维持了。现在招募一些信徒，在楞严院中配制此药。从立春后开始向众人施舍，直到第二年春夏之交。有报名做这件善事的人，可以直接送到本院来。过去的薄拘罗尊者，用诃梨勒治好了一个生了病的僧人，所以获得了报身，身体健康什么病也没有。施舍不论多少，根据自己的能力助缘。得了病就一定要互相扶持，这功德难道有什么限量吗？仁爱的人具有恻隐之心，应当积累善缘，推崇善行。吴郡人陆广秀才，施舍了这个药方和药物，他是从智藏主禅月大师宝泽那儿得到药方的，宝泽大师是他家乡的一位高僧。陆广现正在京师施舍此方和药物，在麦麹巷居住。

跋张广州书

【题解】

苏轼在本文中主要探讨了“廉”的问题。苏轼认为，“洁廉”看似是不贪图钱财，事实上绝非小事，“廉”牵涉国家的政事，如“边患常生于贪”，所产生的危害绝不能轻忽。

张广州与妹仁寿夫人书云：“广州真珠、香药极有[①]，亦有闲钱，但忝市舶使[2]，不欲效前人自污尔。有唐三百年，惟宋璟、卢奂、李朝隐治广以廉洁称，吾宋无闻焉。方作钦贤堂，绘古之清刺史，日夕思仰之。吾妹贤而知理，必喜闻也。”洁廉，哲人之细事也，而古今边患常生于贪。守边得廉吏，则夷夏人安，岂细事哉。张说作《宋璟遗爱碑》[3]，其文曰：“昆仑宝兮四海财，几万里兮岁一来。”《书》曰：“不宝远物，则远人格[4]。”盖致远莫若廉。使张公久于帅广，如四海之物皆可致也。呜呼！元符三年七月十一日。

【注释】

①极有：形容非常多。

②市舶使：宋代官职名称。为市舶司主管，掌海外贸易之事。

③张说：字道济，一字说之。曾前后三次为相，深受唐玄宗宠信。执掌文坛三十年，是开元前期一代文宗。此处引文出自其《广州都督岭南按察五府经略使宋公遗爱碑颂》。

④不宝远物，则远人格：语出《尚书·周书》，意为不贪爱远方他国的物产，远方他国的人就会来归顺。格，来，至。引申为归顺。

【译文】

张广州写给妹妹仁寿夫人的书信中说：“广州有很多珍珠、香药，也有闲余的钱，只是我忝任市舶使，不想仿效前人去贪污而已。唐代三百年间，宋璟、卢奂、李朝隐三人治理广州，以廉洁著称，我们大宋还没有听说有这样的人。现在正在建钦贤堂，准备把古代的清廉刺史画到堂上，以便我日夜思慕敬仰。妹妹你贤明知理，听后一定高兴。”对贤哲之人来说，廉洁本是小事，但古往今来的边患却常滋生于官员的贪婪。假使守边的都是廉吏，那么边夷夏人也就安定了，这难道是小事吗！张说写有《宋璟遗爱碑》，文中说：“昆仑宝兮四海财，几万里兮岁一来。”《尚书》

中说："不贪爱远方之地的物产，那么远方之人就会来归顺。"看来，要想使边远之人臣服，不如任用廉洁的官吏。假如让张公长久治理广州，则四海之物都能招来了。呜呼！元符三年七月十一日。

刚说

【题解】

本文围绕着孔子关于"刚"和"仁"的两句话展开，阐明了"刚者之必仁，佞者之必不仁"的观点。为了论证这一观点，苏轼以事实说话，列举了当朝以刚强知名的孙介夫的两件事，用生动的事例说明了自己观点的确凿可信。

孔子曰："刚毅木讷，近仁①。"又曰："巧言令色，鲜矣仁②。"所好夫刚者，非好其刚也，好其仁也；所恶夫佞者，非恶其佞也，恶其不仁也。吾平生多难，常以身试之。凡免我于厄者，皆平日可畏人也；挤我于险者③，皆异时可喜人也。吾是以知刚者之必仁，佞者之必不仁也。

【注释】

①刚毅木讷，近仁：语出《论语·子路》，意为刚强果敢而不善辞令的人，接近仁了。

②巧言令色，鲜矣仁：语出《论语·学而》，意为花言巧语，装出和颜悦色的样子，这种人的仁心就很少了。

③挤：排挤。

【译文】

孔子说："刚强果敢而不善辞令的人，接近仁了。"又说："花言巧语，装出和颜悦色的样子,这种人的仁心就很少了。”爱惜刚强的人,并不是爱惜他的刚强,而是爱惜他的仁德;厌恶邪佞的人,并不是厌恶他的邪佞,而是厌恶他的不仁。我平生经历过许多灾难,经常以自身来检验。凡是帮我脱离困境的人,都是平日令人生畏的人;凡是排挤我陷于危险的人,都是平常和蔼可亲的人。我因此知道那些刚强的人一定讲仁义,邪佞的人一定不讲仁义。

建中靖国之初,吾归自海南,见故人,问存没[①],追论平生所见刚者,或不幸死矣。若孙君介夫讳立节者,真可谓刚者也。始吾弟子由为条例司属官,以议不合引去[②]。王荆公谓君曰:“吾条例司当得开敏如子者[③]。”君笑曰:“公过矣,当求胜我者。若我辈人,则亦不肯为条例司矣。”公不答,径起入户,君亦趋出。君为镇江军书记,吾时通守钱塘,往来常、润间,见君京口。方新法之初,监司皆新进少年,驭吏如束湿[④],不复以礼遇士大夫,而独敬惮君,曰:“是抗丞相、不肯为条例司者。”

【注释】

①存没:生与死,存与亡。

②引去:引退,离开。

③开敏:通达明敏。

④束湿:捆扎湿物。形容性情急躁。因为潮湿的东西容易捆得紧,紧则急。此处形容旧时官吏驭下苛酷急躁。

【译文】

建中靖国之初,我从海南回到中原,见到故人,询问生死,追论平生所遇到的刚强人,有的不幸去世了。像孙介夫,叫立节的,真称得上刚强的人。当初我弟弟子由是条例司的属官,因为议论不合而辞官。王安石对孙介夫说:“我们条例司应该任用你这样通达明敏的人。”孙君笑了笑,说:“王公的话太过了,应当找比我强的那些人。像我这样的人,也不肯到条例司为官。”王公没有应答,径直站起身来走入房中,孙君也快步走了出去。孙介夫担任镇江军书记时,我任杭州通判,在常州、润州间往来公干,在润州见过孙君。那时刚刚推行新法,监司都是新提拔的年轻人,对待官吏如同捆绑湿物一样苛酷急躁,不再以礼敬的态度对待士大夫,然而唯独敬畏孙君,说:“这是敢于违抗丞相、不肯任条例司属官的人。”

谢麟经制溪洞事宜[①],州守王奇与蛮战死,君为桂州节度判官,被旨鞫吏士有罪者[②]。麟因收大小使臣十二人付君并按,且尽斩之。君持不可。麟以语侵君[③],君曰:“狱当论情,吏当守法。逗挠不进[④],诸将罪也。既伏其辜矣,余人可尽戮乎!若必欲以非法斩人,则经制司自为之,我何与焉。”麟奏君抗拒,君亦奏麟侵狱事。刑部定如君言,十二人皆不死,或以迁官。吾以是益知刚者之必仁也。不仁而能以一言活十二人于必死乎!

【注释】

①谢麟:宋代官吏。字应之。宋嘉祐四年(1059)进士。曾任沅州知州等职。

②鞫(jū):审讯,审查。

③侵:责骂。

④逗挠:指因怯阵而避敌。

【译文】

谢麟负责处理溪洞事务,知州王奇与蛮夷交战而死,那时孙君任桂州节度判官，接受圣旨审讯有罪的官吏将士。谢麟收捕了大大小小的使臣共十二人交给孙君一并治罪，并要全部斩首。孙君坚持不能这样。谢麟责骂孙君，孙君说："审讯要论情理，官吏应当守法。延误时间逗留不进，是各位将军的罪过。他们已经认罪伏诛了，其余的人难道要全部杀死吗！如果一定要非法处死人，那么经制司自己处理这件事吧，我为什么要参与？"谢麟上奏朝廷说孙君抗拒命令，孙君也上奏朝廷说谢麟干预审讯。刑部的判定如孙君所说的一样，十二个人都没处死，有的还升了官。我因此更加知道刚强的人一定仁义。如果不仁义，能以一句话救活十二个必死的人吗！

方孔子时，可谓多君子，而曰"未见刚者"，以明其难得如此。而世乃曰"太刚则折"，士患不刚耳。长养成就[①]，犹恐不足，当忧其太刚而惧之以折耶！折不折，天也，非刚之罪。为此论者，鄙夫患失者也[②]。君平生可纪者甚多，独书此二事，遗其子勰、勴，明刚者之必仁，以信孔子说。

【注释】

①长养：长期培养。

②鄙夫：见识浅薄的人。

【译文】

在孔子的时代，可谓有很多君子，而孔子说"没见到刚正的人"，说明刚正的人是如此难得。而世人竟然都说"太刚就会摧折"，士人就怕他不刚强。长期培养造就，还怕不足，还会顾虑太刚直而害怕遭到摧折吗？摧折不摧折，是天意，并非刚强的过错。说这话的人，是见识浅薄、患得患失之人。孙君平生可记载的事迹很多，只写这两件事，留给他的儿子孙勰、孙勴，阐明刚正的人一定仁义，以验证孔子的说法。

舍不得自己身子，救不得他人性命，乃知以不刚而坐失其仁者多矣。

【译文】

舍不得自己的身体，救不了他人的性命，由此知道因为不刚而白白失去仁心的人太多了。

记先夫人不残鸟雀

【题解】

苏轼对母亲的感情十分真挚。这篇文章追忆的是母亲在世时不伤害鸟雀的小故事，但有很深的含义。文章从母亲吃斋行善，“恶杀生”开始，并以“野老”之口说出了苏轼的心声，希望鸟类因有保护而免于猛禽的伤害，隐喻朝廷官府应保护平民，防止坏人侵害，而文末“苛政猛于虎”一语，更突出了文章的现实意义。

少时所居书堂前①，有竹柏杂花，丛生满庭，众鸟巢其上。武阳君恶杀生②，儿童婢仆，皆不得捕取鸟雀。数年间，皆巢于低枝，其鷇可俯而窥也③。又有桐花凤④，四五月翔集其间，此鸟羽毛至为珍异难见，而能驯扰⑤，殊不畏人。闾里间见之⑥，以为异事。此无他，不忮之诚信于异类也⑦。有野老言⑧：“鸟雀巢去人太远，则其子有蛇、鼠、狐狸、鸱鸢之忧；人既不杀，则自近人者，欲免此患也。”由是观之，异时鸟雀巢不敢近人者，以人为甚于蛇鼠之类也。苛政猛于虎，信哉！

【注释】

①书堂：书房。

②武阳君：苏轼的母亲。去世后追封为武阳县君。恶：厌恶。

③鷇（kòu）：初生的小鸟。

④桐花凤：鸟名。即蓝喉太阳鸟。以暮春时栖集于桐花而得名。

⑤驯扰：驯服柔顺。

⑥间里：乡里。

⑦不忮（zhì）：这里指善良，不杀生。《诗经·邶风·雄雉》："不忮不求，何用不臧？"毛亨传："忮，害。"

⑧野老：乡下老人。

【译文】

我小时候住的书房前，有翠竹松柏和杂花，种满了庭院，群鸟在树上筑巢。母亲厌恶杀生，儿童婢仆，都不能捕捉鸟雀。几年间，鸟儿都在低矮树枝上筑巢，低头便能看到窝里的雏鸟。还有桐花凤，四五月就飞集到这里，这种鸟的羽毛特别珍异罕见，能驯化，一点也不怕人。邻里的人有时看到了，以为是怪事。这其实没有别的原因，是不杀生的诚信及于鸟兽。有野老说："鸟雀的巢离人太远，雏鸟可能就会被蛇、鼠、狐狸、鸱鸢伤害；人不杀害鸟雀，鸟雀自然就接近人，这就可以避免其他动物的伤害。"由此看来，从前鸟雀不敢在离人近的地方筑巢，是认为人比蛇鼠之类更可怕。苛刻的政令比老虎还凶猛，确实如此啊！

剑南彭蜀间[①]，有鸟大如指，五色毕具[②]，有冠似凤，食桐花。每桐结花即来，桐花落即去，不知何之，俗谓之桐花鸟。极驯善，止于妇人钗上，客终席不飞。人爱之，无所害也。土人书桐花凤扇。

【注释】

①彭蜀：彭州和蜀州。

②毕具：完全具备。

【译文】

剑南彭州、蜀州一带，有鸟大小如手指，具备五种颜色，头上的冠似凤鸟，吃桐花。每当桐树开花就飞来，桐花落了就离开，不知去了哪里，俗称为桐花鸟。它非常驯服，停在妇人发钗上，直到宴席结束都没飞走。人们喜欢它，没有什么危害。当地人在扇子上画桐花凤。

书柳子厚《牛赋》后①

【题解】

柳子厚即柳宗元。他被贬官永州后，曾写了一篇《牛赋》以自喻，借牛的遭遇隐喻自己“虽有功，而终无益于己”的不幸，抒发自己被贬的愤懑情绪。苏轼此文虽然书写于《牛赋》后，但并没有继续阐发柳宗元《牛赋》的本意，因为他居住在儋州时，看到海南人屠牛、信巫、却药、轻农等陋习，因此借《牛赋》中牛的辛劳及耕垦之功，劝导当地人不要再因迷信活动而滥杀牛，希冀对当地“以巫为医，以牛为药”的风俗有所劝导。

岭外俗皆恬杀牛②，而海南为甚。客自高化载牛渡海③，百尾一舟，遇风不顺，渴饥相倚以死者无数。牛登舟皆哀鸣出涕。既至海南，耕者与屠者常相半。病不饮药，但杀牛以祷，富者至杀数十牛。死者不复云，幸而不死，即归德于巫④。以巫为医，以牛为药。间有饮药者，巫辄云：“神怒，病不可复治。”亲戚皆为却药，禁医不得入门，人、牛皆死而后已。地产沉水香⑤，香必以牛易之黎。黎人得牛，皆以祭鬼，无脱者。中国人以沉水香供佛[⑥]，燎帝求福[⑦]，此皆烧牛肉也，何福之能得？哀哉！予莫能救，故书柳子厚《牛赋》以遗琼州僧道赟，使以晓喻其乡人之有知者[⑧]，庶几其少衰乎？庚辰三月十五日记。

【注释】

①《牛赋》：柳宗元创作的一篇赋。大意为牛有耕垦之劳，万分辛苦，可它有功于世，却无益于己。那些羸驴驽马，曲意从人，反而能够"腾踏康庄，出入轻举"。

②岭外：即岭南。恬：安然，满不在乎。

③高化：指广东境内的高州、化州。即今广东的茂名、高州、化州。

④归德：归功于。

⑤沉水香：即沉香木。

⑥中国：这里指中原地区。

⑦燎帝：烧沉水香以祭天。燎，古祭名。焚柴祭天。帝，天神。班固《白虎通·封禅》："燎祭天，报之义也。"

⑧晓喻：劝导，说明。

【译文】

岭南风俗都惯于杀牛，这种现象在海南最严重。客人从高化将牛装到船上，渡过大海，一条船能装一百头牛，遇见大风不顺的时候，因饥渴而倚靠着死去的牛不计其数。牛登船时都发出悲哀的叫声并流下眼泪。到了海南后，耕牛和被杀的牛常各占一半。当地人有病了却不吃药，只是把牛杀掉向神灵求福，富人甚至会杀掉几十头牛。死去的人就不再说了，侥幸不死的，就把恩德归于巫师。他们把巫师当成医生，把牛当成药。偶尔有私自吃药的人，巫师就说："天神发怒了，你的病再也治不好了。"亲戚都替他把药扔掉，禁止医生进入家门，人与牛都死了才罢休。

当地出产沉水香，要得到这种香，一定要用牛才能向黎族人交换。黎族人得到牛后，便都杀掉以祭祀鬼神，无一幸免。中原地区的人用沉水香供奉佛祖，燃香以求福，这实际上都是在烧牛肉，能求到什么福呢？可悲啊！我没办法救助，所以就写下柳子厚的《牛赋》送给琼州僧人道赟，让他去劝导有知识的乡人，希望这种风俗能稍微减弱一些。庚辰三月十五日记。

痴心结习[①]，惟此谑可以解之。一经正论，便失之矣。钟伯敬

【注释】

①结习：佛教用语。烦恼之意。

【译文】

痴心烦恼，只有这样的戏谑可以开解。一经严肃论说，便难以开解。钟伯敬

食鸡卵说

【题解】

佛教主张因果报应，苏轼受佛教思想影响很深，其中一个重要的表现就是“戒杀”。除了这篇文章，他在许多诗文中都提到了戒除杀生的重要性。从此文中可知，他戒杀生的时间很长。不过到了惠州后，曾经破过戒，破戒之后，苏轼后悔不迭，又是忏悔，又是发愿，读来颇为有趣。

水族痴暗[①]，人轻杀之。或云不能偿冤[②]，是乃欺善怕恶[③]。杀之，其不仁甚于杀能偿冤者。李公择尝谓余：“鸡有

无雄而卵者[④]，抱之，虽能破壳而出，然不数日辄死。此卵可食，非杀也。”余曰：“不然。凡能动者，皆佛子也[⑤]。竹虱，初如涂粉竹叶上尔，然久乃能动，百千为曹，无非佛子者。梁武水陆画像有六道外者[⑥]，以淡墨作人畜禽兽等形，罔罔然于空中也。乃是佛子流浪，陋劣之极。至于湿生如竹虱者[⑦]，犹不可得，但若存若亡于冥漠间耳，而谓水族鸡卵可杀乎？但吾起一杀念，则地狱已具，不在其能诉与不能诉也。”吾久戒杀，到惠州，忽破戒，数食蟹蛤。自今日忏悔，复修前戒。今日从者买一鲤鱼，长尺有咫，虽困，尚能微动，乃置水瓮中，须其死而食，生即赦之。聊记其事，以为一笑。

【注释】

①痴暗：痴呆昏昧。

②偿冤：报冤。

③欺善怕恶：欺侮善良者，惧怕凶恶者。

④无雄而卵：没有公鸡而下蛋。

⑤佛子：泛指一切众生，以其悉具佛性，故称佛子。

⑥六道：佛教认为众生由于过去世所作的业，生死轮回的六个去处，即天道、人道、阿修罗道、地狱道、饿鬼道、畜生道，称为“六道”。众生未解脱前，始终在其中辗转生死。

⑦湿生：佛教语。众生四种形态之一，从湿而生，如从腐肉中生出的跳蚤、虱子之类。《法苑珠林》引《般若经》：“一者卵生，二者胎生，三者湿生，四者化生。……三者湿生，所谓蚤、虱、蚊子之类。”

【译文】

水中的动物痴呆昏昧，被人们轻易地宰杀。有人说是因为它们不能报冤，这是欺善怕恶。宰杀它们，比宰杀能报冤的还要更不仁。李公择曾经对我说:"有些母鸡没有公鸡也能下蛋,将这种蛋孵化,虽能破壳而出,但活不了几天就会死去。这种鸡蛋能吃,不算杀生。"我说:"不对。凡是能动的,都属于众生。竹虱刚生出时,像涂在竹叶上的粉,然而过一段时间就能动了。万物都属于众生。梁武帝所画水陆之像,甚至六道以外的,用淡墨画成人、畜、禽、兽等形状,飘飘渺渺如在空中。这是众生流浪,陋劣至极。至于像竹虱那样从湿而生的,还不可得,仅仅在冥冥中若有若无,你认为水中动物和鸡蛋就能宰杀吗?只要一有杀的念头,地狱就准备好了,不在于它是否能申诉。"我久已戒杀,到了惠州,忽然破戒,经常吃蛤蟹之类。从今天起,我要忏悔,重立前戒。今天随从买了一条鲤鱼,长一尺多,虽然已经快死了,但还能略微动弹,我把它放在水瓮中,等它死了再吃,如果活过来就放掉它。聊记此事,以为一笑。

书赠陈季常

【题解】

受佛教思想影响,苏轼不但自己不杀生,还时常以此劝诫朋友。他与陈季常是世交,曾多次劝他不要杀生。如《与陈季常十六首》中说"然第一请公勿杀物命"。元丰四年(1081)正月二十二日,苏轼至岐亭,曾作诗《岐亭五首》,劝陈季常止杀。即便抛却宗教因素,"戒杀生"也体现了对于生命的尊重,自有其积极意义。《孟子》中"君子之于禽兽也,见其生,不忍见其死;闻其声,不忍食其肉",说的也是这个道理。

余谪黄州,与陈慥季常往来①。每过之②,辄作"泣"字韵诗一篇。季常不禁杀③,故以此讽之。季常既不复杀④,而里中皆化之,至有不食肉者。皆云"未死神已泣",此语使人凄然也。

【注释】

①陈慥（zào）：字季常。出身官宦之家，晚年弃而不取，隐居于黄州之岐亭，自号龙邱居士。庵居蔬食，不与世相闻。因为其所戴之帽形似方屋高耸，人们又称之为“方山子”。苏轼作有《方山子传》，详叙其行迹。

②过：探望，拜访。

③禁杀：即戒杀生。

④不复杀：据苏轼《岐亭五首并叙》中记载，陈季常受苏轼影响，“自尔不复杀，而岐亭之人多化之，有不食肉者。”

【译文】

我被贬黄州时，与陈季常经常往来。每次探望他，就作一篇“泣”字韵的诗。季常不戒杀生，我以此劝讽他。季常不再杀生之后，乡里的人都受到感化，甚至有人不再吃肉。都说“未死神已泣”，这句话让人感到很凄凉。

牛医儿

【题解】

苏轼在黄州，凡事亲为，种田、牧牛都是如此。而他的妻子，本来也是官宦人家出身，到了黄州后，也不得不从事农活，甚至给水牛接生。若在常人看来，闻名天下的苏大才子竟沦落至此，是一件羞于告人的事情。而苏轼非但丝毫没有难为情，还引以为豪，并主动将此事告诉朋友，毫无芥蒂，其胸怀之坦荡，精神之达观，非常人所能及。

坡在黄[①]，即坡之下种稻[②]，为田五十亩，自牧一牛。一日，牛病，呼牛医疗之，云：“不识证状。”王夫人曰[③]：“此牛发豆斑[④]，疗法当以青蒿作粥啖之。”如言而效。后举以章子厚[5]，云："我自谪居后，便作老农，更无乐事，岂知老妻犹能接黑牡丹也[6]。"子厚曰："我更欲留君与语，恐人又谓'从牛医儿来'[7]，姑且去。"遂大笑而别。

【注释】

①黄：指黄州。

②坡：指东坡，地名。在当时黄州州治城东，本为荒地，苏轼加以整治，躬耕其中，并自称东坡居士。

③王夫人：指苏轼第二任妻子王闰之，与苏轼患难与共，感情深厚。王闰之去世时，苏轼写有祭文《祭亡妻同安郡君文》，承诺"唯有同穴，尚蹈此言"。苏轼去世后，苏辙将其与王闰之合葬。

④豆斑：牛身上的豆斑疮。

⑤章子厚：即章惇，字子厚，与苏轼同年进士，多有交游。

⑥黑牡丹：水牛的戏称。苏轼《墨花》诗："独有狂居士，求为黑牡丹。"王文诰辑注引程缜曰："唐末刘训者，京师富人。梁氏开国，尝假贷以给军。京师春游，以观牡丹为胜赏，训邀客赏花，乃系水牛数百在前，指曰：'刘氏黑牡丹也。'"

⑦从牛医儿来：为章子厚戏语。牛医儿，牛医之子。典出《后汉书·黄宪传》："世贫贱，父为牛医……同郡戴良才高倨傲，而见宪未尝不正容，及归，罔然若有失也。其母问曰：'汝复从牛医儿来邪？'"

【译文】

东坡在黄州，在山坡下面种了五十亩稻子，自己养了一头牛。一天，牛病了，叫牛医治疗它，牛医说："没见过这种病。"王夫人说："这个牛发了豆斑，治疗的方法应当是用青蒿作粥喂它吃。"按照王夫人的话去做果然奏效。后来他把这件事告诉章子厚，并说："我自从谪居后，便成了老农，更没有其他的乐事，哪里知道老妻还能给水牛接生。"子厚说："我更加想留你聊天，恐怕人又说‘从牛医儿来’，姑且离开。”于是大笑着告别。

治马肺

【题解】

天厩坊是宋代朝廷的养马机构，其中的兽医自然是权威。不过，对于马肺病他们却束手无策，反而是一个无名的老卒有秘方可以治疗，而且奇效无比。虽然文中并未交代老卒的情况，但想必是长期和马打交道的士卒，因此见多识广，方能传下这一验方。

马肺损，鼻中出脓，天厩医所不疗[①]。云：“肺药率用凉冷[②]，须食上饮之，而肺痛畏草所刺，不敢食草。若不食饮凉药，是速其死也，故不医。”有老卒教予，以芦菔根煮糯米为稠粥，入少许阿胶其中，啖之，马乃敢食。食已，用常肺药，入诃梨勒皮饮之[③]。凉药为诃子所涩于肺上，必愈。用其言，信然。

【注释】

①天厩：即天厩坊。为宋朝官方养马机构。

②凉冷：指凉药。

③诃梨勒：植物药。简称诃子。具有涩肠敛肺、降水利咽的功效。

【译文】

马肺受损，鼻中出脓，天厩坊的马医也无法医治。并说：“肺药大都是凉药，必须拌入饲料服下，而马因肺痛怕被草刺，不敢吃草。如果不让马服凉药，马就会很快死去，所以马肺病无法治。”有一老兵教我，用芦菔根和糯米煮成稠粥，在其中放入少量的阿胶，喂马，马才敢吃。吃完后，用常规的肺药，加入诃梨勒皮让马饮。凉药被诃子涩于肺上，病一定会痊愈。采用他说的方法，确实管用。

治马背鬃[①]

【题解】

苏轼非常喜欢收集各类验方，后人所编《苏沈良方》便收录了苏轼所搜集的诸多方子。这类方子多是苏轼亲眼所见或亲耳所闻，具有简便廉验的特点，这则治马背鬃的秘方便是典型一例。

仆有一相识，能治马背鬃。有富家翁买一马，直百余千[②]，以有此病，故以四十千得之。已而置酒饮人，求治之。酒未三行，而鬃已正，举坐大笑。其方用烹猪汤一味，暖令热，一浴其鬃，随手即正，不复回。良久，乃以少冷水洗之。此物兼能令马尾软细，及治尾焦秃。频以洗之，不月余，效极神良。秘之！秘之！

【注释】

①马背鬃：一种马背鬃病，指马背上的鬃毛无力四垂，不能正常支棱起来再顺势向两旁散开的毛病。

②直：通“值”，价值。

【译文】

我有一位熟人，能治疗马背鬃病。有一位富家老翁买了一匹马，这匹马本来值十几万，因为有马背鬃病，所以用四万钱买下它。不久，他设宴请我的这位熟人，求他给马治病。饮酒不到三巡，马背鬃已经正常了，在座的人都笑了。方法是用烹猪汤一味，把它烧热，冲洗马鬃，随手把马背鬃扶正,不再倒伏。很久之后,才用少许凉水冲洗。此法还能让马尾变得细软,以及能治疗马尾焦秃。频频冲洗,不到一个多月,效果极为神验。保秘!保秘!

种松法

【题解】

博学多才的苏轼有许多不为人知的一面,比如他是种松树的高手,从小就种松树,因此不少人都想向他请教。他在《戏作种松》中写道:"我昔少年日,种松满东冈。初移一寸根,琐细如插秧。"这篇《种松法》可谓苏轼种松经验的总结,记录了种松过程中的诸多技术要点,具有很强的实用性。

十月以后,冬至以前,松实结熟而未落,折取,并萼收之竹器中①,悬之风道②。未熟则不生,过熟则随风飞去。至春初,敲取其实,以大铁锤入荒茅地中数寸,置数粒其中,得春雨自生。自采实至种,皆以不犯手气为佳③。松性至坚悍,然始生至脆弱,多畏日与牛羊,故须荒茅地以茅阴障日。若白地,当杂大麦数十粒种之,赖麦阴乃活。须护以棘,日使人行视④,三五年乃成。五年之后,乃可洗其下枝,使高。七年之后,乃可去其细密者,使大。大略如此。

【注释】

①折取,并萼收之竹器中:意为松枝连同球果一起摘下收在竹器中。

②风道:通风的地方。

③不犯手气:不用手接触。

④行视：巡行视察。

【译文】

十月以后，冬至以前，松果成熟还没有落下时，折取松枝，连同松果一起摘下收在竹器中，悬挂在通风处。倘若果实没有成熟，就不会发芽生长，熟过了就会随风飞去。到第二年初春，敲取其中的松子，用大铁锤砸入荒茅地中几寸深，在其中放入几粒，春雨过后自然就会生长。从采集果实到下种，都最好不要用手接触。松树看似坚硬，但刚生长时极为脆弱，多怕阳光和牛羊啃食，因此必须在荒茅地中以茅草遮住阳光。如果在空地上种，应当和几十粒大麦混杂在一起种下，依靠大麦的阴凉松树才能成活。必须用荆棘围护，每天派人去看视一下，三五年才能长成。五年以后，就可以削去下边的树枝，使树长高。七年以后，就可以砍去细小茂密的松枝，使松树长粗。种松的方法大略如此。

第十一卷　述古

上清储祥宫碑

【题解】

上清储祥宫原名上清宫，本来只是一座普通的道观，修建于宋太宗时期，仁宗庆历三年（1043）毁于大火，废墟被改为禁军营。元丰二年（1079），神宗让道士王太初居住在太清宫旧址，重修宫殿，并赐名“上清储祥宫”，其“储祥”之义，含义深远。上清储祥宫完工以后，诏令苏轼起草碑文，便是这篇《上清储祥宫碑》，共1213字。在这篇碑文里，苏轼主要表达了两个意思：一是修建上清储祥宫用的是太皇太后和皇帝的私财，没有劳民伤财，宫殿再富丽堂皇也不为过；二是修建这座宫殿表明了朝廷治理国家的一种态度：“大率依本黄老，清心省事，薄敛缓狱，不言兵而天下富。”值得一提的是，在绍圣四年（1097），宋哲宗赵煦下诏将这座石碑上的刻字刮掉，并将碑文的作者苏轼一贬再贬。

元祐六年六月丙午①，制诏臣轼②：“上清储祥宫成当书，其书之石。”臣轼拜手稽首言曰③：“臣以书命待罪北门④，记事之成，职也。然臣愚不知宫之所以废兴，与凡材用之所从出，敢昧死请。”乃命有司具其事以诏臣轼。

【注释】

①元祐六年：1091年。元祐，宋哲宗年号（1086—1094）。

②制诏：皇上颁下诏令。制，帝王的命令。

③拜手：古代的一种跪拜礼。行礼时，跪下，两手拱合到地，头靠在手上。稽首：古时的一种跪拜礼，叩头至地，是九拜中最恭敬的。

④书命：书写诏书、命令。北门：唐宋学士院在禁中北门，因以为学士院的代称。苏轼时为翰林学士。

【译文】

元祐六年六月丙午日，皇上下诏给臣苏轼："上清储祥宫已经落成应当记下来，要刻石记录。"臣苏轼跪拜叩头奏告："臣在学士院效力，撰写完成此事的情况，是臣的本职。只是臣下愚笨不了解此宫废兴的情况，以及建造材料、费用的出处，冒死请求告知。"于是皇上命有关官员将这件事的情况诏告臣苏轼。

始，太宗皇帝以圣文神武佐太祖定天下。既即位，尽以太祖所赐金帛作上清宫朝阳门之内，旌兴王之功[①]，且为五代兵革之余遗民赤子请命上帝[②]。以至道元年正月宫成[③]，民不知劳，天下颂之。至庆历三年十二月[④]，有司不戒于火，一夕而烬。自是为荆棘瓦砾之场，凡三十七年。元丰二年二月[⑤]，神宗皇帝始命道士王太初居宫之故地，以法箓、符水为民禳禬[⑥]，民趋归之，稍以其力修复祠宇。诏用日者言[⑦]，以宫之所在为国家子孙地，乃赐名上清储祥宫。且赐度牒与佛庙神祠之遗利[⑧]，为钱一千七百四十七万，又以官田十四顷给之。刻玉如汉张道陵所用印[⑨]，及所被冠佩剑履以赐太初，所以宠之者甚备。宫未成者十八[⑩]，而太初卒，太皇太后闻之，喟然叹曰："民不可劳也，兵不可役也，大司徒钱不可费也[⑪]，而先帝之意不可以不成。"乃敕禁中供奉之物务从约损[⑫]，斥卖珠玉以巨万计，凡所谓以天下养者，悉归之储祥。积会所赐，为钱一万七千六百二十八万，而宫乃成。内出白金六千三百余两，以为香火瓜华之用[⑬]。召道士刘应真嗣行太初之法，命入内供奉官陈衍典领其事[⑭]。起四年之春[⑮]，讫六年之秋，为三门两庑，中大殿三，旁小殿九，钟经楼二，石坛一。建斋殿于东，以待临幸。筑道馆于西，以居其徒。凡七百余间。雄丽靖深[⑯]，为天下伟观，而民不知，有司不与焉。呜呼，其可谓至德也已矣！

【注释】

①旌：表扬。兴王：开创基业。

②五代：指后梁、后唐、后晋、后汉、后周五个朝代。兵革：战争。赤子：百姓。

③至道元年：995年。至道，宋太宗年号（995—997）。

④庆历三年：1043年。庆历，宋仁宗年号（1041—1048）。

⑤元丰二年：1079年。元丰，宋神宗年号（1078—1085）。

⑥法箓：道教语。指用以"驱鬼压邪"的丹书、符咒。禳禬（ráng guì）：为消灾除病而祭祀。

⑦日者：以占候卜筮为业的人。

⑧度牒：僧道出家，由官府发给凭证，称之为"度牒"。唐宋时，官府可出售度牒，以充军政费用。遗利：剩余的利益。

⑨张道陵：一名张陵。东汉时人。明帝时曾任巴郡江州令。顺帝时于鹄鸣山（今四川大邑境内）修道。永和六年（141）作道书二十

四篇，自称“太清玄元”，创立道派，凡入道者纳米五斗，故称五斗米道。后道教徒尊为天师（一说陵自称）。后裔承继道法，世居龙虎山，称“张天师”。

⑩十八：十成中的八成。

⑪大司徒：本周官名，掌土地与人民。此处代指朝廷。

⑫约损：减省，俭约。

⑬瓜华：泛指瓜果鲜花等供品。

⑭典领：主持领导，主管。

⑮四年：当指元祐四年（1089）。

⑯靖深：静穆深沉。

【译文】

当初，太宗皇帝凭着圣明的文德和超凡的武略辅佐太祖平定天下。太宗即位之后，用尽太祖所赐给的金帛在朝阳门内建造了上清宫，表彰开创基业之功，同时为从五代战乱中保全性命的黎民百姓向上帝请求护佑。至道元年正月建成此宫，民众没有感到劳役的辛苦，天下百姓都为此称颂。到了庆历三年十二月，由于官员不慎失火，上清宫一夜之间化为灰烬。从此以后，这里便成了荆棘丛生、堆满瓦砾的地方，有三十七年之久。元丰二年二月，神宗皇帝才命道士王太初在上清宫的故址居住，用法箓、符水等为百姓驱除灾祸，百姓争相前往求福，于是准备重新修复此宫。天子下旨采纳占卜者的意见，将此宫之地作为国家后世子孙的求福之地，赐名叫上清储祥宫。并赐给度牒文书和佛庙神祠剩余的收入，共计一千七百四十七万钱，又把官田十四顷拨给他们。模仿汉朝天师张道陵所用印刻制了玉印，还将冠佩剑履等物都赐给了王太初，凡显示荣宠的物品都很齐全。宫观只建成了十分之二，王太初就去世了。太皇太后闻讯，长叹说：“不可劳动百姓，不可驱使士兵，不可取用大司徒掌握的国库中的钱投入这里，可先帝的意志也不能不完成。”于是便下令宫廷中供奉的物品要节约省减，又卖掉了价值亿万的珠玉，凡是四方贡物，都捐给了储祥宫的建造。总计所赐，合一万七千六百二十八万钱，此宫终于建成。内宫又拿出白金六千三百余两，作为香火和瓜果等供品的费用。命道士刘应真接续王太初而主持下去，又命入内供奉官陈衍负责道观一应事物。始于元祐四年的春天，竣工于元祐六年的秋天，建成了三进门，两边走廊，中间大殿三间，旁侧小殿九间，钟鼓楼、藏经楼各一间、石砌神坛一座。又在宫的东边建成斋殿，预备天子前来时休息之用。在宫的西边建成道馆，供宫中的道士居住。总计七百余间。整个建筑雄伟壮丽静穆深邃，是天下雄伟的奇观，而建造它百姓不觉辛苦，也没有动用国库的钱财。啊！真可以说是最高的仁德了！

臣谨按：道家者流，本出于黄帝、老子。其道以清净无为为宗，以虚明应物为用①，以慈俭不争为行，合于《周易》“何思何虑”、《论语》“仁者静、寿”之说，如是而已②。自秦汉以来，始用方士言③，乃有飞仙变化之术，《黄庭》《大洞》之法④，太上、天真、木公、金母之号⑤，延康、赤明、龙汉、开皇之纪⑥，天皇太乙、紫微北极之祀⑦，下至于丹药奇技，符箓小数，皆归于道家，学者不能必其有无。然臣尝窃论之：黄帝、老子之道，本也，方士之言，末也，修其本而末自应。故仁义不施，则《韶》《濩》之乐⑧，不能以降天神；忠信不立，则射乡之礼⑨，不能以致刑措⑩。汉兴，盖公治黄老，而曹参师其言，以谓治道贵清静，而民自定。以此为政，天下歌之曰：“萧何为法，顜若画一⑪。曹参代之，守而勿失。载其清净，民以宁壹。”其后文景之治，大率依本黄老，清心省事，薄敛缓狱，不言兵而天下富。

【注释】

①虚明:内心清虚纯洁。应物:顺应事物。

②何思何虑:没有什么可思虑的。形容胸襟开阔或无所用心。语出《周易·系辞下》:"天下何思何虑,天下同归而殊途,一致而百虑。"仁者静、寿:仁者安静、长寿。语本《论语·雍也》:"子曰:'知者乐水,仁者乐山。知者动,仁者静。知者乐,仁者寿。'"

③方士:方术之士。古代称能访仙炼丹以求长生不老的人。

④《黄庭》:又名《老子黄庭经》,因后世又有《黄庭内景经》与《黄庭中景经》,故又名《黄庭外景经》。是道教养生内丹学经典。《大洞》:指《上清大洞真经》,亦称《三十九章经》。道教上清派首经。认为存养自己神气,吟咏宝章,则天真下降,与兆身中神气混融,可得长生不死之道。

⑤太上:最高之辞,道家以最上最高最尊之神为太上。天真:道教神名。即天真皇人,是前劫修真得道的远古仙人。也泛指天神、天仙。木公:先天真圣。生化万物之初,先以东华至真之炁生木公于碧海之上,以生阳和之气,管理东方,亦曰东王公。金母:先天真圣,即西王母。

⑥延康、赤明、龙汉、开皇:都是道教中用来计时的年号,代表宇宙万物生成演化的不同阶段。

⑦天皇太乙:即天皇太一,天皇大帝。紫微北极:尊神名。全称"中天紫微北极太皇大帝",亦称"中天紫微北极大帝"。

⑧《韶》《濩(hù)》之乐:古乐名。《韶》,舜乐。《濩》,汤乐。

⑨射乡:乡射礼和乡饮酒礼。古代地方以射礼选士。周代乡学三年业成大比,考其德行道艺优异者,荐于诸侯。将行之时,由乡大夫设酒宴以宾礼相待,谓之"乡饮酒礼"。历朝沿用,亦指地方官按时在儒学举行的一种敬老仪式。古乡饮酒礼之后举行乡射礼。

⑩刑措:亦作"刑错"。置刑法而不用。

⑪颟（jiǎng）：公正严明。

【译文】

臣谨按：道家原本出自黄帝和老子。他们的学说以清净无为为主要宗旨，以内心清虚顺应事物为应用法则，以仁慈俭朴不争为行为准则，与《周易》中的“何思何虑”和《论语》中的“仁人静，仁者寿”的观点相合，如此而已。自秦汉以来，开始采纳方士的说法，于是便有了飞升成仙、神通变化的道术，有了《黄庭经》《大洞真经》的修炼法术，有了太上、天真、木公、金母等仙号，有了延康、赤明、龙汉、开皇等纪元，有了天皇太乙、紫微北极的祭祀，下到丹药奇技、符箓小数等小道，都归入道家一派，学习此道的人也不能肯定究竟有没有。然而臣私下认为：黄老之道是根本，方士的言论是末流旁支，修习根本末节自然会响应。所以如果仁爱和道德不施于人，那么即使是《韶》《濩》这样的圣王雅乐，也不能使神明降临；忠诚和信义不能确立，那么即使有乡射礼、乡饮酒礼这样的礼仪，也不能使刑罚弃置不用。汉朝初立时，齐地的盖公精通黄老学说，曹参接受了他的建议，认为治理民众的根本在于清静，这样民众也就自然安定。用这个方法来治国，天下百姓都讴歌赞美说：“萧何为法，颟若画一。曹参代之，守而勿失。载其清净，民以宁壹。”此后汉代文景之治，大体上还是依照黄老之说，本于虚心清净、少生事端，减轻赋税、宽缓刑狱，没有出兵征战而天下富足。

臣观上与太皇太后所以治天下者，可谓至矣。检身以律物[①]，故不怒而威；捐利以予民，故不藏而富；屈己以消兵[②]，故不战而胜；虚心以观世，故不察而明；虽黄帝、老子，其何以加此。本既立矣，则又恶衣菲食[③]，卑宫室，陋器用，斥其赢余[④]，以成此宫，上以终先帝未究之志，下以为子孙无疆之福。宫成之日，民大和会，鼓舞讴歌，声闻于天。天地喜答，神祇来格[⑤]，祝史无求，福禄自至，时万时亿，永作神主。故曰“修其本而末自应”，岂不然哉！

【注释】

①检身：检点自身。

②屈己：严于要求自己。

③恶衣菲食：粗劣的衣食。形容生活俭朴。菲，微薄，使之微薄。

④赢余：收支相抵后有余的财物。

⑤来格：来到，到达。格，至。

【译文】

臣观察皇帝和太皇太后治理天下，可说是尽善尽美了。检点自身约束外物，所以不怒而威；舍弃利益给予人民，所以不聚藏而富有；委屈自己来消除兵祸，所以不用战斗而取得胜利；内心清虚来观照世事，所以不观察也很明白；即使是黄帝和老子，哪里还能再增加呢！根本确立之后，又衣食俭朴，不建高大的宫殿，不用贵重的器物，捐出剩余财物，用来建成这座宫观，对上了却先帝未能完成的遗愿，对下为子孙万代造就了无边的福祉。宫观建成之日，民众举行了盛大聚会，鼓舞讴歌，声音传达到上苍。天地也欣喜应答，神灵齐来降福，巫祝史官不需祈求，福禄自会到来，万年亿年，永为神明之主。所以说“修习根本，末节自然会响应”，难道不是这样吗！

臣既书其事，皇帝若曰：“大哉！太祖之功，太宗之德，神宗之志，而圣母成之。汝作铭诗，而朕书其首，曰上清储祥宫碑。”臣轼拜手稽首，献铭曰：

天之苍苍，正色非耶？其视下也，亦若斯耶？

我作上清，储祥之宫。无以来之，其肯我从。

元祐之政，媚于上下[①]，何修何营，曰是四者：
民怀其仁，吏服其廉，鬼畏其正，神予其谦。
帝既子民，维子之视。云何事帝，而瘠其子。
允哲文母[②]，以公灭私。作宫千柱，人初不知。
於皇祖宗[③]，在帝左右。风马云车，从帝来狩。
阅视新宫，察民之言。佑我文母，及其孝孙。
孝孙来飨，左右耆耇[④]。无竞惟人[⑤]，以燕我后[⑥]。
多士为祥[⑦]，文母所培。我膺受之[⑧]，笃其成材。
千石之钟，万石之虡[⑨]。相以铭诗，震于四海。

【注释】

①媚于上下：受到上下爱戴。媚，爱戴。

②允哲：聪明睿智。文母：文德之母，此指宣仁高太后。

③於皇：叹词，用于赞美。

④耆耇（gǒu）：年高德劭之人。耇，长寿，年老。

⑤无竞惟人：没有比任用贤人更重要的。语出《诗经·大雅·抑》："无竞维人，四方其训之。"郑玄注："竞，强也。人君为政，无强于得贤人。得贤人则天下教化，于其俗有大德行，则天下顺从其政。"

⑥燕：安乐，安逸。后：君主，帝王及其正妻都可称"后"。

⑦多士：古指众多的贤士。也指百官。

⑧膺受：承受，禀受。

⑨虡（jù）：古代悬挂钟或磬的架子两旁的柱子。

【译文】

臣写完建造宫观的原委后，皇帝赞叹说："伟大啊！太祖的功业，太宗的仁德，神宗的意愿，而太皇太后最终完成了它。你写铭诗，朕将在碑首题写其名，叫上清储祥宫碑。"臣苏轼跪拜叩头，献上铭文：

天空苍茫，是它真正的颜色吗？从天空望下观看，也是如此吗？

我朝建造上清储祥宫，没有叫众人前来，民众都愿意跟从。

元祐年间朝政，上下爱戴。靠什么修建此宫？有四个原因：

民众被其仁心感动，百官信服其廉洁，鬼怪畏惧其正，神灵赐予其谦恭。

皇帝治理万民，看作爱子一样。为何要为了帝王，而使子民困苦？

聪明睿智的太皇太后，为公事而减损私人的花费。建造了上千根大柱的宫观，而人们起初都不知道。

祖宗的在天之灵，就在天帝的左右。乘着风驾着云车，跟从着天帝巡视天下。

察看巡视新建的宫观，听取百姓的诉求。保佑太皇太后，和她的孝孙。

孝孙前来祭享，身边是耆耇的老臣。济济人才，保佑我们的帝后安乐。

人才众多是祥瑞，多是太皇太后培养。我朝得到他们，笃信他们会成材。

千石重的大钟，万石重的巨柱。辅之以这铭文和诗，声威震动四海。

文特严饬。后党禁兴[①]，遂毁此碑，命蔡京别为之。

【注释】

①党禁：元祐八年（1093）高太后去世，宋哲宗亲政，打压反对王安石新法的元祐党人。哲宗去世，到了宋徽宗、蔡京掌权的崇宁年间（1102—1106），更是对元祐党人极尽打击迫害，重则关押，轻则远谪，即所谓“崇宁党禁”。

【译文】

文字非常严饬。后来党禁兴起，此碑被毁掉，又命蔡京重新写了一篇碑文。

庄子祠堂记

【题解】

宋熙宁九年（1076），秘书丞王兢从京城来到蒙城任地方官，他对于当地历史名人庄子极有兴趣，于是动员地方乡绅集资，又拨公款，在今蒙城东北三里庄子曾任漆园吏的漆园城内动工兴建一座祠堂。宋神宗元丰元年（1078）冬十月竣工时，王兢请素有来往的苏轼为作碑记，苏轼闻听后，欣然答应。

苏轼此文题目虽为“记”，而实质是一篇评述庄子的议论文，表现了作者对庄子思想的深刻领会和独到见解。全文夹叙夹议，见解有新意而出奇。特别值得指出的是，作者提出了庄子不是诋毁孔子，而是赞助孔子的想法，这与传统观点大为不同，因此对后世学者研究庄子的思想和作品具有重要的启迪作用。洪迈在《容斋随笔·续笔》中对此评论到：“东坡先生作《庄子祠堂记》，辩其不诋訾孔子。东坡之识见至矣，尽矣。”

庄子，蒙人也①。尝为蒙漆园吏②。没千余岁，而蒙未有祀之者。县令秘书丞王兢始作祠堂③，求文以为记。

【注释】

①庄子，蒙人也：《史记·老子韩非列传》：“庄子者，蒙人也，名周。”蒙，古地名，故城在今河南商丘东北。宋代属亳州。

②漆园吏：漆园的小吏。

③县令秘书丞王兢：此谓王兢以秘书丞之官担任蒙城县令。秘书丞，北宋元丰改制前寄禄官，无职事。王兢，字彦履。嘉祐进士，官至左朝请大夫。

【译文】

庄子是蒙人，曾经做过蒙地的漆园吏。他死了已一千多年了，而蒙地从未有人祭祀过他。如今当地的县令秘书丞王兢开始为他立祠堂，求我为文记录这件事。

谨按《史记》，庄子与梁惠王、齐宣王同时①，其学无所不窥，然要本归于老子之言。故其著书十余万言，大抵率寓言也②。作《渔父》《盗跖》《胠箧》③，以诋訾孔子之徒④，以明老子之术。此知庄子之粗者。余以为庄子盖助孔子者，要不可以为法耳。楚公子微服出亡，而门者难之⑤。其仆操棰而骂曰⑥："隶也不力。"门者出之。事固有倒行而逆施者⑦。以仆为不爱公子，则不可；以为事公子之法，亦不可。故庄子之言，皆实予而文不予，阳挤而阴助之⑧，其正言盖无几。至于诋訾孔子，未尝不微见其意。其论天下道术，自墨翟、禽滑厘、彭蒙、慎到、田骈、关尹、老聃之徒⑨，以至于其身，皆以为一家，而孔子不与，其尊之也至矣。

【注释】

①梁惠王：即魏惠王。战国时魏国国君，前369—前319年在位。齐宣王：战国时齐国君。前319—前301年在位。

②寓言：有所寄托的话。

③《渔父》《盗跖》《胠箧》：皆为《庄子》中的篇名。

④诋訾（zī）：说人坏话。

⑤门者：守城的士兵。

⑥棰：棍棒。骂曰：骂楚公子。

⑦倒行而逆施：做事违反常规，违背情理。

⑧挤：排挤，毁伤。

⑨禽滑厘：初受业于子夏，后从学墨子，尽传其学。彭蒙：战国时期齐国人，哲学家。是田骈的老师。主张“莫之是，莫之非”，与庄子“齐是非”说相近。慎到：战国时期赵国人，法家代表人物之一。强调势治，主张“抢法处势”，“无为而治天下”。田骈：又称陈骈，齐国人，与田齐宗室出于同姓。主张“贵齐”，“齐万物以为首”。以上几人除禽滑厘都是齐国稷下学官中具有极大影响的学者。

【译文】

据《史记》所记，庄子与梁惠王、齐宣王同时，学问没有什么不涉猎的，但大旨归于老子学说。所以他著书十万余言，大多都是寓言。作《渔父》《盗跖》《胠箧》等文，用来诋诮孔子门人，阐发老子的学说，这种看法只是对庄子粗浅的理解。我以为庄子其实是帮助孔子的人，只是不能效法罢了。楚国公子换了微贱者的衣服逃亡，守门的人为难他。公子的仆人举着棒子骂道：“你这个奴才办事不力。”于是守门人放他们出去。事情本来就有违反常规的情况。说仆人不爱公子是不对的，但把这当作侍奉公子的正当方法也不行。所以庄子的言论，都是实际上赞同而文字上不赞同，表面上排挤而暗地里帮助，正面论述的言论很少。至于诋诮孔子，也未尝不能稍微看出此意。庄子论天下道术，从墨翟、禽滑厘、彭蒙、慎到、田骈、关尹、老聃等人，以至于说到自己，认为都是一家，而没有说到孔子，这说明对孔子尊重到极点。

然余尝疑《盗跖》《渔父》，则若真诋孔子者。至于《让王》《说剑》，皆浅陋不入于道。反复观之，得其寓言之意。终曰：“阳子居西游于秦[①]，遇老子。老子曰：‘而睢睢[②]，而盱盱[③]，而谁与居。大白若辱[④]，盛德若不足。’阳子居蹴然变容[⑤]。其往也，舍者将迎其家，公执席，妻执巾栉[⑥]，舍者避席，炀者避灶[⑦]。其反也，舍者与之争席矣。”去其《让王》《说剑》《渔父》《盗跖》四篇，以合于《列御寇》之篇。曰：“列御寇之齐[⑧]，中道而反曰：‘吾惊焉。吾食于十浆[⑨]，而五浆先馈。’”然后悟而笑曰：“是固一章也。”庄子之言未终，而昧者剿之以入其言[⑩]。余不可以不辨。凡分章名篇，皆出于世俗，非庄子本意。元丰元年十一月十九日记。

【注释】

①阳子居：即杨朱。姓杨，名朱，字子居。战国时期魏国人。后于墨翟，前于孟轲。倡言重爱己，不拔一毛以利天下。

②睢睢（suī）：仰视。

③盱盱：瞪眼直视。

④大白若辱：语出《老子·四十一章》“太白若辱”，王弼注：“知其白，守其黑，大白然后乃得。”大白，太白，最白者。辱，混浊。

⑤蹴然：吃惊不安的样子。

⑥巾栉：巾和梳篦，引申指盥洗。

⑦炀者：灶下烧火的人

⑧列御寇：列子，名御寇。战国时期郑国人，道家代表人物之一。

⑨十浆：十家卖浆的客店。

⑩剿（chāo）：抄取，抄袭。

【译文】

但我曾经疑心《盗跖》《渔父》两篇，好像真的在诋毁孔子。至于《让王》《说剑》两篇都浅陋不入道。反复细读，明白了它们寓言的意思。结尾说：“阳子居西游秦国，遇到了老子。老子说：‘你又是仰视，又是瞪眼，谁愿意和你在一起呢？最洁白的总好像有什么污垢，德行最为高尚的总好像有什么不足之处。’阳子居闻听吃惊得脸色都变了。当初阳子居来的时候，旅舍的人都迎接他，主人为他安排座席，女主人为他拿毛巾梳子，先坐的人让出位子，烧饭的人也避不当灶。等到他回去的时候，旅舍的人都和他争席位。”去掉《让王》《说剑》《渔父》《盗跖》四篇，以合《列御寇》一篇：“列御寇到齐国去，半道就回来了。说：‘我感到惊骇。我曾到十家卖浆店吃东西，而有五家先送给我。’”我读完之后才领悟，笑着说：“这本是一章啊。”庄子的话还没有说完，那些愚昧的人就抄袭了加入对话中。我不能不进行辨别。凡是分开章节加上名称的都出于世俗之手，并非是庄子的本意。元丰元年十一月十九日记。

长公好读《庄子》而得其髓，故能设为奇瑰之论如此。茅鹿门

【译文】

苏长公好读《庄子》而悟到其精髓，所以能设立如此的奇特之论。茅鹿门

论鲁隐公

【题解】

本文虽名为《论鲁隐公》，其实文中评论了五个人：鲁隐公、晋里克、秦李斯、郑小同、王允之。鲁隐公被公子翚所杀，事情发生在周桓王八年，即公元前712年；王敦谋反，在晋永昌元年，即公元322年，可见《论鲁隐公》所涉及的人与事跨度长达一千多年。相距如此遥远，知名度也相去悬殊的五位历史人物，之所以被苏轼组织到同一篇文章中来加以评论，乃是因为他们的命运有某种相似之处，同中有异，异中有同，这种相似、相异之处引起了苏轼的兴趣，苏轼试图从中总结历史教训。

文章采用边叙边议的形式。五个历史人物分成三组：鲁隐公为一组，里克、李斯为一组，郑小同、王允之为一组。三组人物分别对应三种情况，作者分别加以叙述、评论。三种情况互有联系，又有区别，由此引出的议论也是层层深入，中间贯串的则是“智”与“愚”的问题，与其相对应的是“福”与“祸”。也就是说，围绕他们在生死关头所采取的选择来评价他们是否明智。由此分散的人和事就此成为一个有机整体，使全文在结构和文气上连贯起来。

公子翚请杀桓公①，以求太宰②。隐公曰：“为其少故也，吾将授之矣③。使营菟裘④，吾将老焉。”翚惧，反谮公于桓公而弑之⑤。

【注释】

①公子翚（huī）：姬姓，名翚，字羽父，春秋初年鲁国的大臣。桓公：即鲁桓公。姬姓，名允。鲁惠公嫡子，鲁隐公之弟。惠公死时他还年幼，于是庶兄隐公摄位。

②求：谋求。

③吾将授之：此时允已长大，鲁隐公准备还政给他。

④菟（tù）裘：古邑名。春秋时属于鲁国，在今山东新泰楼德镇。

⑤谮（zèn）：谗毁，诬陷。

【译文】

公子翚向鲁隐公请求去杀掉桓公，以此谋求当太宰。鲁隐公说：“因为当年他年纪小，我摄位做了国君，现在他成人了，我将要把君位还给他。派人去建造菟裘城，我将要到那里养老。”公子翚很害怕，于是反过来在桓公面前诬陷隐公，而将其杀死。

苏子曰：盗以兵拟人[①]，人必杀之。夫岂独其所拟，涂之人皆捕击之矣[②]。涂之人与盗非仇也，以为不击则盗且并杀己也。隐公之智，曾不若是涂人也，哀哉！隐公，惠公继室之子也[③]。其为非嫡，与桓均耳，而长于桓[④]。隐公追先君之志而授国焉[⑤]，可不谓仁人乎？惜乎其不敏于智也。使隐公诛翚而让桓，虽夷、齐何以尚兹[⑥]？

【注释】

①拟：比划，作砍的样子。

②涂：道路。

③隐公，惠公继室之子也：据《左传》：鲁惠公元妃为孟子，孟子卒，继室以声子，生隐公。杜预注云："诸侯始娶，则同姓之国以侄娣媵。元妃死，则次妃摄治内事，犹不得称夫人，故谓之继室。"

④"其为非嫡"几句：苏轼认为鲁隐公与桓公都不是惠公嫡子。而古人多认为桓公因其母手纹有"为鲁夫人"之形，而认为其母为惠公夫人，他是惠公嫡子。

⑤先君之志：指鲁惠公希望桓公继位的心愿。

⑥夷、齐：伯夷、叔齐，商末孤竹国君的两个儿子，彼此让国。

【译文】

苏子说：强盗用兵器在别人前面比划，那人一定会把他杀死。岂止只有被他恐吓的人去杀他，道路上的人都会去捕杀他。道路上的人与强盗并非有仇，但都会认为如果不反击的话，强盗就会连他们一起杀死。鲁隐公的智谋，还不如路途上的人，悲哀啊！鲁隐公是惠公继室所生的儿子。他不是嫡子，与鲁桓公相同，而且还比桓公年长。鲁隐公追念先君惠公的心愿而将君位传授给桓公，能不称作仁人吗？可惜他没有聪敏的智慧。假若隐公诛杀公子翚，把国君让给桓公，即使是伯夷、叔齐又怎么比得上他的高尚呢?

骊姬欲杀申生[①],而难里克[②],则施优来之[③]。二世欲杀扶苏,而难李斯,则赵高来之。此二人之智,若出一人,而其受祸亦不少异。里克不免于惠公之诛,李斯不免于二世之戮,皆无足哀者。吾独表而出之,以为世戒。君子之为仁义也,非有计于利害。然君子之所为,义利常兼,而小人反是。李斯听赵高之谋,非其本意,独畏蒙氏之夺其位[④],故俯而听高。使斯闻高之言,即召百官陈六师而斩之[⑤],其德于扶苏,岂有既乎?何蒙氏之足忧?释此不为,而具五刑于市[⑥],非下愚而何[⑦]?

【注释】

①骊姬欲杀申生:晋献公宠爱骊姬,骊姬想让自己的儿子奚齐被立为继承人,使计陷害太子申生想毒杀献公,迫使申生自杀。

②里克:春秋时晋国正卿。反对献公立骊姬之子为嗣。献公死后,奚齐继位,他杀死骊姬、奚齐,献公托孤之臣荀息立骊姬之妹所生卓子,里克将二人杀死。后晋惠公归国,惧其变乱迫令自杀。

③施优:春秋时期晋国优人,名施。帮助骊姬设计谗害申生,又规劝里克依从骊姬。

④独畏蒙氏之夺其位:《史记·李斯列传》:"(赵)高曰:'君侯自料能孰与蒙恬?功高孰与蒙恬?谋远不失孰与蒙恬?无怨于天下孰与蒙恬?长子旧而信之孰与蒙恬?'"蒙氏,这里指蒙恬。秦名将。秦统一六国后,他率兵三十万人击退匈奴,收河南地(今内蒙古河套一带),并修筑长城。守卫数年,匈奴不敢进攻,深得始

皇信任。时公子扶苏与之共同守边。始皇去世后，赵高、李斯、公子胡亥谋划政变，逼迫蒙恬吞药自杀。

⑤六军：天子所统领的军队。据《周礼·夏官·序官》：一万二千五百人为一军。天子有六军。

⑥具五刑：《汉书·刑法志》："汉兴之初……尚有夷三族之令。令曰：'当三族者，皆先黥，劓，斩左右止，笞杀之，枭其首，菹其骨肉于市。其诽谤詈诅者，又先断舌。'故谓之具五刑。"

⑦下愚：最愚笨的人。

【译文】

骊姬想杀掉太子申生，而畏惧里克反对，施优劝诱里克依从。秦二世打算诛杀他的长兄扶苏，而担心李斯反对，赵高胁迫李斯共谋。这两个人的智慧就像出自一个人一样，而他们遭受的灾祸也没有多少差别。里克没有免掉被晋惠公诛杀，李斯也没有免除遭受秦二世的诛戮，都不值得为之悲哀。我特别把他们列出来，作为世人的鉴戒。君子实施仁义，并不算计对自己有什么利害。然而君子的行为，义和利常常兼顾，而小人却不是这样。李斯听从赵高的谋议，不是他的本意，只是害怕蒙恬夺去他的位子，所以俯首听从了赵高。倘使李斯听到赵高废立的计谋，马上召集百官布置全军而斩杀赵高，他对扶苏的恩德，哪里有穷尽呢？蒙恬又哪里值得担忧呢？放弃这种事不做，而在市上遭受五刑而死，这不是最愚蠢的人又是什么呢？

呜呼！乱臣贼子，犹蝮蛇也，其所螫草木，犹足以杀人，况其所噬啮者与？郑小同为高贵乡公侍中[①]，尝诣司马师[②]，师有密疏[③]，未屏也，如厕。还，问小同："见吾疏乎？"曰："不见。"师曰："宁我负卿，无卿负我。"遂鸩之。王允之从王敦夜饮[④]。辞醉先寝，敦与钱凤谋逆[⑤]，允之已醒，悉闻其言。虑敦疑己，遂大吐，衣面皆污。敦果照视之，见允之卧吐中，乃已。哀哉小同！殆哉岌岌乎允之也[6]！孔子曰："危邦不入，乱邦不居[7]。"有由也夫！

【注释】

①郑小同：字子真。三国时期魏国大臣，是著名学者郑玄之孙。学综六经，初为郎中，累迁至侍中，封关内侯。后为大将军司马昭鸩杀。高贵乡公：曹髦，字彦士。曹丕之孙，封郑县高贵乡公。嘉平六年(254)，司马师废齐王芳，公卿迎立为帝。在位期间，不甘为司马氏作傀儡。甘露五年(260)，亲率宿卫攻司马昭，为昭手下成济杀害。死后无谥，史称高贵乡公。

②司马师：字子元。司马懿子。继其父为魏大将军，专国政。嘉平六年(254)，废魏帝曹芳，立曹髦。次年病死。后其侄司马炎代魏称帝，建立晋朝，追尊为景帝。按，据《三国志·魏书·三少帝纪》，郑小同所拜谒的是司马昭，也是被司马昭所杀，与司马师无关。

③密疏：秘密的奏疏。

④王允之：字深猷。东晋官吏。是丞相王导、大将军王敦的堂侄。他小时候王敦认为他像自己，常带在身边。王敦：字处仲。西晋亡，与堂弟王导等拥司马睿建东晋政权，升任大将军、荆州牧。后以司马睿抑制王氏势力，于永昌元年(322)起兵攻入建康(今江苏南京)，自为丞相，回屯武昌(今湖北鄂城)，遥制朝政。太宁二年(324)明帝乘其病危，下诏讨伐。他再进兵建康，病死而军败。

⑤钱凤：字世仪。王敦佐吏。知王敦有不臣之心，乃进其邪说，遂为谋主。敦败，他亦被诛。

⑥岌岌：危急的样子。

⑦危邦不入，乱邦不居：语出《论语·泰伯》。

【译文】

唉！乱臣贼子，就像有毒的蝮蛇一样，它所螫过的草木，都可以杀死人，更何况被它所咬的人呢？郑小同是高贵乡公的侍中，曾经去拜访司马师，司马师有一份密疏，没有遮盖，就上厕所去了。回来后，问郑小同："看到我的密疏没有？"郑小同说："没有看见。"司马师说："宁可我对不起你，不能让你对不起我。"于是就将其毒死。王允之跟着王敦在夜里饮酒，推辞喝醉了先去睡觉。王敦与钱凤谋划作乱，王允之已经醒了，听到了他们的谈话。因担心王敦怀疑自己，于是就大肆呕吐，衣服脸上都是污物。王敦果然提着灯来查看他，见王允之躺在呕吐物中，才放过了他。悲哀啊，郑小同！危险呀，岌岌可危的王允之！孔子说："危险的国家不要进去，混乱的国家不要居住。"确实有道理啊！

吾读史得鲁隐公、晋里克、秦李斯、郑小同、王允之五人，感其所遇祸福如此，故特书其事。后之君子，可以览观焉[①]。

【注释】

①览观：观看，阅览。这里指借鉴。

【译文】

我读史书，看到鲁隐公、晋国的里克、秦国的李斯、郑小同、王允之五人的事，为他们所遇到这样的祸患而感慨，所以特地写出他们的事迹。后来的君子，可以借鉴啊。

操纵出没，一毫不可控揣[①]，而法益严，脉益紧[②]。三复斯文，令人爽然，叹知几之神也[③]。

【注释】

①控揣：引持，控制。

②脉：指文脉。

③知己之神：语出《周易·系辞下》："知几其神乎。"指能从事情的细微迹象预知其变化，能与神道相符。

【译文】

行文操纵出没，看似一点儿也不加控制，但法度更为谨严，文脉更加紧密。多次读这篇文章，令人畅快，观察细微预见变化到了神奇的地步啊。

论齐桓公

【题解】

本文一般题为《论管仲》，《东坡志林》中则以"七德八戒"为题。苏轼一生先后有四篇文章专门议论评价管仲，他对于管仲的重视程度可见一斑。总体看，苏轼对管仲的评论主要继承了孔子的传统，在充分肯定其政治军事才能及成就外，对其为人则颇有指摘。在本文中，苏轼主要论述了管仲的政治智慧及历史上的"七德八戒"。所谓"七德八戒"是指历史上的七位著名人物的盛德之举和八位君王的当戒之举。在列举大量事例之后，苏轼在文章结尾的一段话以养生比喻，颇富有启示："为天下如养生，忧国备乱如服药：养生者不过慎起居饮食，节声色而已，节慎在未病之前，而服药在已病之后。今吾忧寒病而先服乌喙，忧热疾而先服甘遂，则病未作而药杀人矣。彼八人者，未病而服药者也。"这段比喻不仅形象，而且很有哲理，简明扼要地将养生之道的要旨进行了概括，值得重视。

郑太子华言于齐桓公，请去三族而以郑为内臣[①]。公将许之，管仲不可。公曰："诸侯有讨于郑[②]，未捷。苟有衅[③]，从之不亦可乎？"管仲曰："君若绥之以德[④]，加之以训辞，而率诸侯以讨郑，郑将覆亡之不暇[⑤]，岂敢不惧？若总其罪人以临之[⑥]，郑有辞矣。”公辞子华，郑伯乃受盟[⑦]。

【注释】

①三族：指郑国当时的泄氏、孔氏、子人氏三族。内臣：指属下的诸侯。

②诸侯有讨于郑：郑国在周王支持下与楚国结盟，所以齐桓公率鲁、宋、陈等诸侯讨伐郑国。

③衅（xìn）：嫌隙，争端。

④绥之以德：用仁德来安抚他。

⑤覆亡：挽救败亡。

⑥总：带领。

⑦郑伯乃受盟：事见《左传·僖公七年》。

【地铁】

郑国太子华对齐桓公说，请除掉郑国的泄氏、孔氏、子人氏三族，郑国就可以作齐国属下的诸侯。齐桓公想要答应他，管仲不同意。齐桓公说：“诸侯讨伐郑国，没有取胜。现在郑国内部有争端，听从他的话不也可以吗？”管仲说：“您如果用仁德来安抚，加上训导之辞，率领着诸侯讨伐郑国，郑国挽救危亡都来不及，岂敢不害怕？如果领着郑国的罪人攻打郑国，郑国就有理了。”齐桓公便拒绝了太子华，郑伯于是接受了盟约。

苏子曰：大哉！管仲之相桓公也，辞子华之请而不违曹沫之盟[①]，齐可以王矣。曰“仲尼之徒无道桓、文之事者”[②]，孟子盖过矣。吾读《春秋》以下史，而得七人焉，皆可以为万世法。又得八人焉，皆反是，可以为万世戒。故具论之。

【注释】

①不违曹沫之盟：齐鲁柯之盟时，曹沫用匕首挟持齐桓公，要求齐国归还夺取的鲁国土地，齐桓公答应了。曹沫放下匕首返回臣位，齐桓公想要反悔，管仲劝谏，齐桓公于是将曹沫三败亡失的土地归还给鲁国。曹沫，春秋时期鲁国大夫，在与齐国的战争中屡次战败失地。一说即“曹刿论战”之曹刿。

②仲尼之徒无道桓、文之事者：语出《孟子·梁惠王上》。意思是孔子的门徒认为齐桓公、晋文公的事迹无足称道。

【译文】

苏子说：伟大呀！管仲辅佐齐桓公，拒绝太子华的请求，而不违背和曹沫的盟约，齐国可以称王天下了。说“孔子的门徒中没有传述齐桓公、晋文公事情的”，孟子大概错了吧。我读《春秋》以后的史书，发现七个人，都可以成为万世的楷模。又发现八个人，行事都和七个人相反，可以当做万世的鉴戒。所以详尽地加以论述。

太公之治齐也，举贤而上功[①]。周公曰：“后世必有篡弑之臣。”天下诵之，齐其知之矣。田敬仲之始生也，周史筮之[②]，其奔齐也，齐懿氏卜之[③]，皆知其当有齐国也。篡弑之疑，盖萃于敬仲矣。然桓公、管仲不以是废之，乃欲以为卿，非盛德能如此乎？楚成王知晋之必霸而不杀重耳[④]，汉高祖知东南之必乱而不杀吴王濞[⑤]，晋武帝闻齐王攸之言而不杀刘元海[⑥]，苻坚信王猛而不杀慕容垂[⑦]，唐明皇用张九龄而不杀安禄山[⑧]，皆盛德之事也。

【注释】

①上功：崇尚功业。

②田敬仲之始生也，周史筮之：《左传·庄公二十一年》："生敬仲，陈侯使（周史）筮之，遇《观》之《否》。曰：'是谓观国之光，利用宾于王。此其代陈有国乎？不在此，其在异国；……若在异国，必姜姓也。'"田敬仲，陈完，字敬仲。春秋时陈国公子。因陈国内乱逃到齐国，齐桓公用之为工正，赐邑于田，故又称田氏，是为齐田氏之祖。其后裔田和于春秋末取代姜姓齐侯拥有了齐国。

③其奔齐也，齐懿氏卜之：《左传·庄公二十一年》："初，懿氏卜妻敬仲，其妻占之，曰：'吉，是谓凤皇于飞，和鸣锵锵，有妫之后，将育于姜。'"陈国为妫姓。齐国为姜姓。

④楚成王知晋之必霸而不杀重耳：《左传·僖公二十三年》记载，晋公子重耳游历列国求归，到了楚国，楚成王以诸侯之礼相待，问其将来何以为报，重耳答以他日不得已相遇于战场，当退避三舍以为报答。楚令尹子玉大怒，请楚王杀重耳，楚王曰："吾闻姬姓唐叔之后，其后衰者也。其将由晋公子乎？天将兴之，谁能废之？违天必有大咎。"后送重耳入秦。重耳后回晋即位，是为晋文公。

⑤汉高祖知东南之必乱而不杀吴王濞：《史记·吴王濞列传》记载，刘邦封侄子刘濞为吴王，召濞相之，曰："若状有反相。""业已拜，因拊其背，告曰：'汉后五十年东南有乱者，岂若邪？然天下同姓为一家也，慎无反！'"后汉景帝三年（前154）刘濞果然纠集吴、楚等诸侯发动了七国之乱。

⑥晋武帝闻齐王攸之言而不杀刘元海：《晋书·载记第一》记载，刘元海在朝为侍子，齐王攸言于武帝曰："陛下不除刘元海，臣恐并州不得久宁。"晋武帝不听。晋武帝，西晋建立者司马炎。齐王攸，司马攸，字大猷。司马昭之子。晋代魏后，封齐王，总统军事，抚宁内外。刘元海，刘渊，字元海。匈奴人。西晋末，在离石（今属山西）起兵反晋，自称大单于，后改称汉王，永嘉二年（308）称汉帝，史称赵汉。后其子刘聪攻陷洛阳，擒晋怀帝。

⑦苻坚信王猛而不杀慕容垂:《晋书·载记第十三》云:慕容垂投奔苻坚。王猛向苻坚进言:“蛟龙猛兽,非可驯之物,不如除之。”苻坚曰:“吾方以义致英豪……今而害之,人将谓我何?”卒不杀慕容垂。王猛,字景略。苻坚用之,云“如玄德之遇孔明”,为谋主,甚见信用。后为丞相,军国万机,无不归之。慕容垂,字道明。鲜卑族。前燕时封吴王。为太傅慕容评等排挤,投奔前秦。淝水之战前秦失败,他乘机复兴燕国,为后燕开国之君。

⑧唐明皇用张九龄而不杀安禄山:《旧唐书·张九龄传》云:安禄山为奚、契丹所败,张守珪将他拘捕押往京师,唐玄宗赦之。张九龄曰:“禄山狼子野心,面有逆相,臣请因罪戮之,冀绝后患。”唐玄宗终不听从。张九龄,字子寿。唐玄宗开元二十一年(733)升任宰相。次年,进中书令。二十四年,为李林甫排挤,罢相。

【译文】

姜太公治理齐国的时候,举用贤人崇尚功业。周公旦说:“后世一定有篡位弑君的臣子。”周公的话天下传诵,齐国一定知道。田敬仲刚出生的时候,周朝的史官为其卜筮,他逃亡到齐国,齐国的懿氏也占卜过,都知道他会拥有齐国。篡位弑君的怀疑对象,集中在田敬仲身上了。但是齐桓公、管仲并未因此废弃田敬仲,竟然想要让他作卿,没有盛大的美德能够这样吗?楚成王知道晋国将来一定称霸却不杀公子重耳,汉高祖知道东南一定会叛乱却不杀吴王刘濞,晋武帝听到齐王司马攸的话却不杀刘元海,苻坚相信王猛却不杀慕容垂,唐明皇信用张九龄却不杀安禄山,这些都是盛大美德的事情。

而世之论者,则以为此七人者皆失于不杀以启乱,吾以谓不然。七人者皆自有以致败亡,非不杀之过也。齐景公不繁刑重赋,虽有田氏,齐不可取[①]。楚成王不用子玉[②],虽有晋文公,兵不败。汉景帝不害吴太子[③],不用晁错,虽有吴王濞，无自发。晋武帝不立孝惠[④]，虽有刘元海，不能乱。苻坚不贪江左[⑤]，虽有慕容垂，不能叛。明皇不用李林甫、杨国忠，虽有安禄山，亦何能为？秦之由余[⑥]，汉之金日磾[⑦]，唐之李光弼、浑瑊之流[⑧]，皆番种也，何负于中国哉？而独杀元海、禄山乎！且自今言之，则元海、禄山死有余辜，自当时言之，则不免为杀无罪矣。岂有天子杀无罪而不得罪于天下者与？上失其道，涂之人皆敌国也[⑨]，天下豪杰其可胜既乎？

【注释】

①“齐景公不繁刑重赋”几句：《左传》记载，齐景公时刑罚繁重，受刑被砍脚者所穿的踊比普通的鞋子还贵。百姓三分之二的收入要交给景公，自己只剩下三分之一。

②子玉：成得臣，芈姓，成氏，名得臣，字子玉，春秋时楚国令尹。为人刚愎自用，在城濮之战中被晋文公打败，被逼自杀。因此战失利，楚国北上发展趋势也遭遏止。

③汉景帝不害吴太子：汉景帝未即位前与吴太子下棋争道，失手杀了吴太子。

④孝惠：晋惠帝司马衷，字正度。以痴呆著称，由皇后贾南风专权，引起八王之乱，西晋因此而迅速崩溃。

⑤贪江左：指苻坚不顾王猛等人劝谏执意发兵攻打东晋，最终在淝水大败。

⑥由余：春秋时期晋国人，因晋国内乱而流亡到戎地。秦穆公知由余有才能，遂将其诱至秦国拜为上卿。由余为穆公出谋划策，帮助秦国攻伐西戎，并国十二，秦国由此日益强大。

⑦金日磾（mì dī）：本姓金天氏，字翁叔，是匈奴休屠部太子，匈奴浑邪王杀其父，胁迫他降汉，被没入官为养马奴。后得到汉武帝宠

爱，赐姓为金。武帝后元元年（前88），侍中马何罗谋刺武帝，为他发觉擒杀。昭帝立，他以武帝遗诏与大将军霍光共同辅政。

⑧李光弼：契丹族人，唐朝中期名将，在平定安史之乱中战功卓著。浑瑊（jiān）：本名日进，铁勒族人，唐朝中期名将。建中四年（783）朱泚叛据长安，他保护德宗，坚守奉天（今陕西乾县）。次年与李晟等收复京师。又与马燧会兵讨平李怀光叛乱。

⑨敌国：犹仇敌。

【译文】

但是世上评论的人，则认为这七个人，都失误在不杀乱臣而引发了叛乱，我认为这样说不对。这七个人，都自有招致败亡的原因，并非不杀的过错。齐景公如果不加重刑罚和赋税，即使有田氏，齐国也不能被夺取。楚成王如果不用子玉为帅，即使有晋文公，楚国的军队也不能失败。汉景帝如果不杀害吴国的太子，不采用晁错的建议，即使有吴王刘濞，也没有借口发动叛乱。晋武帝如果不立孝惠帝，即使有刘元海，也不能出现叛乱。苻坚如果不贪取江东的土地，即使有慕容垂，也不敢背叛。唐明皇不重用李林甫、杨国忠，即使有安禄山又能有什么作为？秦国的由余，汉朝的金日磾，唐朝的李光弼、浑瑊之流，都是外族人，对于中国有什么辜负？却唯独要杀刘元海、安禄山呢？况且现在来看，则刘元海、安禄山死有余辜，但就当时来说，就不免是杀无罪之人。哪有天子杀害无辜而不得罪天下人的？上位之人失去正道，路上的人都是敌人，天下的英雄豪杰难道可以杀尽吗？

汉景帝以鞅鞅而杀周亚夫[①]，曹操以名重而杀孔融[②]，晋文帝以卧龙而杀嵇康[③]，晋景帝亦以名重而杀夏侯玄[④]，宋明帝以族大而杀王彧[⑤]，齐后主以谣言而杀斛律光[⑥]，唐太宗以谶而杀李君羡[⑦]，武后以谣言而杀裴炎[⑧]，世皆以为非也。此八人者，当时之虑岂非忧国备乱，与忧元海、禄山者同乎？久矣，世之以成败为是非也！故夫嗜杀人者，必以邓侯不杀楚子为口实[⑨]。以邓之微，无故杀大国之君，使楚人举国而仇之，其亡不愈速乎？吾以谓为天下如养生，忧国备乱如服药：养生者不过慎起居饮食，节声色而已，节慎在未病之前，而服药在已病之后。今吾忧寒病而先服乌喙[⑩]，忧热疾而先服甘遂[⑪]，则病未作而药杀人矣。彼八人者，未病而服药者也。

【注释】

①汉景帝以鞅鞅而杀周亚夫：《史记·绛侯周勃世家》记载："景帝居禁中，召条侯，赐食。独置大胾，无切肉，又不置箸。条侯心不平，顾谓尚席取箸。景帝视而笑曰：'此不足君所乎？'条侯免冠谢。上起，条侯因趋出。景帝以目送之，曰：'此怏怏者非少主臣也！'"鞅鞅，不高兴的样子。鞅，通"怏"，不服气，不满意。周亚夫，西汉名将。初封条侯。文帝时，匈奴入寇，防守细柳，军令严整，受到文帝重视。景帝时以太尉平定吴楚七国之乱，拜丞相。后因与景帝有矛盾被迫害而自杀。

②曹操以名重而杀孔融：《后汉书·孔融传》记载："时年饥兵兴，操表制酒禁，融频书争之，多侮慢之辞。既见操雄诈渐著，数不能堪，故发辞偏宕，多致乖忤。又尝奏宜准古王畿之制，千里寰内，不以封建诸侯。操疑其所论建渐广，益惮之。然以融名重天下，外相容忍，而潜忌正议，虑鲠大业。"后遂指使人诬陷孔融大逆不道，将其杀害。

③晋文帝以卧龙而杀嵇康：《晋书·嵇康传》记载，锺会怀恨嵇康，于是对晋文帝进谗言："嵇康，卧龙也，不可起。公无忧天下，顾以

康为虑耳。”由此为嵇康带来了杀身之祸。晋文帝,司马昭,字子上。其子司马炎代魏建晋,追尊其为文帝。嵇康,字叔夜。与魏宗室通婚,官中散大夫。三国魏名士,竹林七贤之一。崇尚老庄,提出“越名教而任自然”之说,反对儒家之繁琐礼教。政治上刚肠疾恶,锋芒毕露,不肯投靠掌权之司马氏。

④晋景帝亦以名重而杀夏侯玄:夏侯玄,字太初,夏侯尚之子,袭封昌陵乡侯。其表兄曹爽执政时,累迁散骑常侍、中护军,后又为征西将军,假节都督雍、凉州诸军事。夏侯玄还是早期玄学领袖,因此颇有声望。曹爽为司马懿所诛,李丰、张缉等阴谋杀懿而以夏侯玄取代之,事情败露被杀。晋景帝,司马师,字子元。司马懿长子。晋朝建立后追尊为景帝。

⑤宋明帝以族大而杀王彧:王彧,字景文,出身琅琊王氏,是南朝宋重臣,其妹为宋明帝皇后。宋明帝担心皇族及皇后外戚势力过大,便杀掉了一些兄弟和大臣。及明帝有疾,担心自己死后皇后临朝,王彧自然成为宰相,门族强盛,借帝舅之重,将谋夺刘宋江山,临终前送药给王彧将其赐死。宋明帝,刘彧,字休炳。南朝宋皇帝,465—472年在位。

⑥齐后主以谣言而杀斛律光:斛律光,字明月,敕勒族,北魏、北齐时期名将。斛律光与北周作战多年,屡立战功,北周将军韦孝宽忌光英勇,乃作谣言曰:“百升飞上天,明月照长安。”又曰:“高山不推自崩,槲木不扶自竖。”宦官穆提婆以谣言启帝曰:“斛律累世大将,明月声震关西,丰乐(斛律光之子斛律羡)威行突厥,女为皇后,男尚公主,谣言甚可畏。”齐后主杀害了斛律光。齐后主,高纬,字仁纲。北齐君主,565—577年在位。

⑦唐太宗以谶而杀李君羡:李君羡,唐初将领,洺州武安(今河北武安)人。归唐后跟随李世民击败宋金刚、王世充、窦建德、刘黑闼等,英勇善战,屡立战功。李世民即位后任左武侯中郎将,封武连

县公，宿卫于玄武门。时有“女主武氏有天下”的谣言，太宗因李君羡官名、封邑都有“武”字，小名又叫“五娘子”，大为惊愕。后御史劾奏李君羡与狂人为妖言，谋不轨，遂将其处死。

⑧武后以谣言而杀裴炎：裴炎，字子隆，唐高宗时宰相，曾支持武则天废中宗、立睿宗，但后来主张还政唐睿宗，坐罪谋反被斩。谣言之事不见于正史记载，唯《太平广记·骆宾王》引《朝野佥载》，云徐敬业欲反，使骆宾王为谣言曰：“一片火，两片火，绯衣小儿当殿坐。”裴炎闻谣言，又被骆宾王所诱，遂有反意。为人告发，乃被诛。

⑨邓侯不杀楚子：《左传·庄公六年》记载：楚文王伐申，过邓。邓侯认为楚文王是其外甥，特意招待。骓甥、聃甥、养甥请杀楚子，说亡邓国者必为此人。邓侯没同意。后楚文王伐邓，灭之。邓侯，邓祁侯，春秋时邓国国君，其妹邓曼嫁楚武王，生楚文王。楚子，这里指楚文王，芈姓，熊氏，名赀。定都于郢，伐申、伐蔡、灭邓，楚国开始强大。

⑩乌喙：中药附子的别称。性味辛、甘，大热，有毒。

⑪甘遂：中药名。性味苦、寒，有毒。

【译文】

汉景帝因为神情不高兴而杀掉周亚夫，曹操因为名气太大而杀掉孔融，晋文帝因为嵇康有“卧龙”之称而杀掉了他，晋景帝也因为名气大而杀掉夏侯玄，宋明帝因家族势力大而杀掉王彧，齐后主因为谣言而杀掉斛律光，唐太宗因为图谶而杀掉李君羡，武则天也因为谣言而杀掉裴炎，世人都认为他们不对。这八个人，当时的考虑难道不是忧虑国家前途防备变乱，和忧虑刘元海、安禄山这些人一样吗？世人以各自的成败来论是非已经很久了！凡是喜爱杀人的人，一定用邓祁侯不杀楚文王作为口实。凭着邓国的微弱，无故诛杀大国的君主，假如楚国人举国和其为敌，邓国的灭亡不是更加迅速了吗？我认为治理天下如同人们养生，忧虑国家的前途防备变乱如同服药：养生，不过是对自己的起居饮食要谨慎，对于声色娱乐要有节制而已，在没发病之前要节制谨慎，已经发病之后才服药。现在我们担心得寒病就先服用乌喙，担心患热病就先服用甘遂，那么病还没有发作而药已经杀人了。那八个人，都是没有发病先服药的人。

特从败亡中寻出盛德来说，正为杀之亦无益于败亡，不许嗜杀人者于此藉口耳。

【译文】

特地从败亡中寻绎出盛大德业论说，正是因为杀掉他们也不能挽救败亡，不允许嗜杀者拿此作为借口。

屈到嗜芰论

【题解】

春秋时楚国屈到立下遗嘱，要求祭祀的时候要有芰，但儿子屈建坚决不让，认为用芰祭祀有违礼制，绝对不能以个人私欲来触犯礼制。屈到嗜芰看似只是一件生活琐事，但牵涉的却是公与私、情与理的大原则问题。苏轼此文从屈到嗜芰所引发的争论出发，列举了诸多事例，讨论了在公与私之间的取舍，论述既形象，又富有哲理，值得读者深思。

屈到嗜芰[①]，有疾，召其宗老而属之[②]，曰："祭我必以芰。"及祥[③]，宗老将荐芰[④]，屈建命去之[⑤]。君子曰："违而道。"唐柳宗元非之曰[⑥]："屈子以礼之末，忍绝其父将死之言。且《礼》有'斋之日，思其所乐，思其所嗜[⑦]。'子木去芰，安得为道？"

【注释】

①屈到：春秋时楚国大臣。芈姓，屈氏，名到，字子夕。楚康王时任莫敖，相当于楚国最高武官司马。芰（jì）：即菱角，水生植物的果实，菱角可以食用，皮脆肉美。

②宗老：古代大夫家臣之管理宗族事务者。本身为宗人。

③祥：丧祭，有小祥、大祥之分，周年祭为小祥，两周年祭为大祥。

④荐：祭献。

⑤屈建命去之：据《国语·楚语》，屈建认为父亲遗命祭献菱角是僭用了天子之礼，是以私欲干国之典，不可为后世表率，遂放弃不用。屈建，屈到之子。名建，字子木。被楚康王封为莫敖，后为令尹，帅师灭舒鸠。代表楚国与九国大夫参加宋国向戌发起的“弭兵”之会，是春秋时贤臣。

⑥柳宗元非之：下文为概括柳宗元《非国语·嗜芰》的观点。

⑦“斋之日”三句：语出《礼记·祭义》：“斋之日，思其居处，思其笑语，思其志意，思其所乐，思其所嗜。”

【译文】

屈到爱好吃菱角，病重的时候，召请宗老嘱咐说：“祭祀我一定要有菱角。”等他死后举行祥祭的时候，宗老将要祭献菱角，屈建命令撤去。君子说：“违背父命却合乎正道。”唐代柳宗元非议说：“屈建根据礼仪的微末细节，忍心违背他父亲临终之言。况且《礼记》中说：‘斋戒的日子，思念他生前喜欢的事，思念他生前嗜好的东西。’屈建撤掉他父亲嗜好的菱角，怎么能说是合乎正道？”

甚矣，柳子之陋也①！子木，楚卿之贤者也，夫岂不知为人子之道？事死如事生，况于将死丁宁之言②，弃而不用，人情之所忍乎？是必有大不忍于此者而夺其情也。夫死生之际，圣人严之[3]。薨于路寝[4]，不死于妇人之手，至于结冠缨、启手足之末[5]，不敢不勉。其于死生之变亦重矣。父子平日之言，可以恩掩义，至于死生至严之际，岂容以私害公乎？

【注释】

①陋：鄙陋。

②丁宁：嘱咐。

③严：谨慎严肃。

④薨于路寝：语出《礼记》："诸侯薨于路寝，大夫卒于嫡室。"路寝，古代天子、诸侯的正厅。

⑤结冠缨：系好帽带。《左传·哀公十五年》：子路曰："君子死，冠不免，结缨而死。"启手足：《论语·泰伯》："曾子有疾，召门弟子曰：'启予足，启予手。……而今而后，吾知免夫！小子！'"意谓曾子临终时向弟子说明要爱惜父母所给予的身体，更要爱惜名声不要让父母受连累。

【译文】

柳宗元的鄙陋也太过分了！子木，是楚国大臣中的贤人，难道不知道作为人子的道理？侍奉死者如同侍奉生者，何况对父亲在临死时叮嘱的话，背弃不采纳，这是人的情感所能忍心的吗？一定是有比这更大的不能忍心的事，所以才违背常情。对于死生之际的事，圣人是非常严肃的。一定死在正寝里，不死在妇人的身边，至于结系帽缨、看视手足这些微末小事，也不敢不勉力对待。他们对于死生的变故是很看重了。父子平时说的话，可以用恩爱来掩盖道义，到了死生之际最严肃的时候，岂能容忍以私情害公义呢？

曾子有疾，称君子之所贵乎道者三[1]。孟僖子卒，使其子学礼于仲尼[2]。管仲病,劝桓公去三竖[3]。夫数君子之言,或主社稷,或勤于道德,或训其子孙,虽所趣不同[4],然皆笃于大义[5],不私于躬也如此。今赫赫楚国,若敖氏之贤闻于诸侯[6],身为正卿,死不在民,而口腹是忧,其为陋亦甚矣。使子木行之,国人诵之,太史书之,天下后世不知夫子之贤,而唯陋是闻,子木其忍为此乎?故曰:是必有大不忍者而夺其情也。

【注释】

①曾子有疾,称君子之所贵乎道者三:语出《论语·泰伯》:"曾子有疾,孟敬子问之。曾子言曰:'鸟之将死,其鸣也哀。人之将死,其言也善。君子所贵乎道者三:动容貌,斯远暴慢矣;正颜色,斯近信矣;出辞气,斯远鄙倍矣。'"

②孟僖子卒,使其子学礼于仲尼:孟僖子临终前,嘱咐二子孟懿子与南宫敬叔要以孔子为师。孟僖子,仲孙貜(jué),春秋后期鲁国司空。曾因不能以礼处理外交事务而深以为耻,遂发奋学习周礼。

③三竖:指齐桓公的三个受宠佞臣易牙、开方、竖刁。竖,对人的蔑称。

④趣:志趣。

⑤笃:诚笃,专一。

⑥若敖氏:楚国先君熊仪号若敖,其后代为若敖氏。这里指屈到。

【译文】

曾参患病,称君子所重视的有三个方面。孟僖子死,让儿子跟孔子学习礼。管仲病重,劝齐桓公除掉三个小人。这几个君子临终的话,有的考虑社稷,有的致力于道德,有的训导其子孙,虽然志趣不同,但是都是这样的笃诚于大义,而不偏私自身。现在赫赫的楚国,若敖氏的贤人,名声闻于诸侯,身为国家正卿,死的时候考虑的不是百姓,而是担忧自己的口腹之欲，也鄙陋得太过分了。如果屈建遵从行事，国中的人传扬这事，太史记载这事，天下后世都不知道屈到贤明，而只听说他的鄙陋，屈建难道忍心做这样的事吗？所以说：这一定是有更大的不忍心的事情才让他违背常情。

然《礼》之所谓“思其所乐，思其所嗜”，此言人子追思之道也。曾晳嗜羊枣[1]，而曾子不忍食。父没而不能读父之书，母没而不能执母之器[2]，皆人子之情自然也，岂待父母之命耶？今荐芰之事，若出于子则可，自其父命，则为陋耳。岂可以饮食之故而成父莫大之陋乎！

【注释】

①曾晳：曾点，曾子的父亲。

②父没而不能读父之书，母没而不能执母之器”：《礼记·玉藻》：“父没而不能读父之书，手泽存焉尔。母没而杯圈不能饮焉，口泽之气存焉尔。”

【译文】

但是《礼记》所说“思念他生前喜欢的事，思念他生前喜爱的东西”，这是说人子追念缅怀的方式。曾晳爱吃羊枣，而曾参不忍心吃。父亲去世不能读父亲读的书，母亲去世不能拿母亲用过的器物，这都是作为人子感情的自然流露，难道还要等待父母的命令吗？现在进献菱角的事，如果是儿子提出还可以，如果出自父命，就是鄙陋了。怎么可以因为饮食的小事来造成父亲莫大的鄙陋呢！

曾子寝疾，曾元难于易箦[1]。曾子曰：“君子之爱人也以德，细人之爱人也以姑息。”若以柳子之言为然，是以曾元为孝子，而曾子顾礼之末易箦于病革之中[②]，为不仁之甚也。

【注释】

①曾元难于易箦（zé）：曾元是曾子的长子。曾子临终时，童子指出他睡卧的床席是季孙所赐的大夫所用之席，曾元不忍打扰父亲而不想更换。易箦，更换床席。《礼记·檀弓》记载，曾子临终时，因自己没有担任过大夫的职务，却使用大夫所用的席褥不合礼制，所以命人更换。

②曾子顾礼之末易箦于病革（jí）之中：曾子，底本作“童子”，苏轼文集通行本作“曾子”。按，据《礼记·檀弓》的记载，确是童子提出曾子的席箦为大夫之席，但要求易箦的是曾子，作“曾子”更合适。今据改。病革，病势危急。革，通“亟”。

【译文】

曾子卧病临终，长子曾元不忍换床席打扰父亲。曾子说：“君子用道德的标准爱人，小人用无原则的宽容爱人。”如果认为柳宗元的话正确，那么曾元就是孝子，而曾参在病危时还顾及礼仪细节要更换床席，这真是非常不仁的了。

中行偃死[①]，视，不可含[②]，范宣子盥而抚之曰[③]：“事吴敢不如事主[④]！”犹视。栾怀子曰[⑤]：“主苟终，所不嗣事于齐者，有如河[⑥]。”乃瞑。呜呼，范宣子知事吴为忠于主，而不知报齐以成夫子忧国之美，其为忠则大矣。

【注释】

①中行偃：因中行氏出自荀氏，故又称荀偃，春秋时晋国大夫，六卿之一，晋悼公时任晋国中军将，为正卿。

②含：同“琀”，古代放在死者口中的珠、玉、米、贝等物。这里指把琀放入口中。

③范宣子：士氏，名匄，因封邑在范，又为范氏。春秋时晋国大臣，时为晋中军佐，次年继中行偃为中军将。盟：此处乃引《左传》之文，《左传》作“盥”，指为他盥洗。

④吴：荀吴，又称中行穆子，是中行偃之子。主：指中行偃。当时大夫的属官称大夫为主。

⑤栾怀子：栾盈。姬姓，栾氏，名盈，一名逞。时为晋下军佐。

⑥不嗣事于齐者，有如河：中行偃遗憾讨伐齐国的事没有完成，所以死不瞑目。栾怀子知道他的心意，故有此说。嗣事，继续从事。有如河，这里是对河神发誓的意思。河，黄河。

【译文】

中行偃死的时候，眼睛睁着，嘴紧闭不能放入琀玉。范宣子对他发誓并抚摸着他身体说：“我们事奉荀吴岂敢不如事奉您！”中行偃眼睛仍然睁着。栾怀子说：“您去世后，我们如果不继续讨伐齐国，有河神为证。”中行偃的眼睛才闭上。哎，范宣子知道事奉荀吴是忠于中行偃，却不知道报复齐国来成全中行偃为国担忧的美德，他作为对国家的忠诚也就更突出了。

古人以爱恶比之美疢药石[①]，曰：“石犹生我。疢之美者，其毒滋多[②]。”由是观之，柳子之爱屈到，是疢之美。子木之违父命，为药石也哉。

【注释】

①疢（chèn）：疾病。药石：药剂和砭石，泛指药物。

②“石犹生我”几句：语出《左传·襄公二十三年》。孟孙讨厌臧孙，季孙喜爱臧孙。孟孙卒，臧孙入哭甚哀。其御曰：“孟孙之恶

子也而哀如是,季孙若死,其若之何?”臧孙曰:“季孙之爱我,疾疢也;孟孙之恶我,药石也。美疢不如恶石。夫石犹生我,疢之美,其毒滋多。孟孙死,吾亡无日矣。”

【译文】

古人把爱、恶和美好的疾病、药石相比,说:“药物虽苦却能使我活下来。美好的疾病越美,它的毒害就更多。”由此来看,柳宗元之爱屈到,是美好的疾病,而子木违背父命,正是药物啊。

逐段关锁,议论严明,读此可以为专事口腹之戒。

【译文】

一段段展开,议论严明,读此文,可以作为专门讲究饮食之人的鉴戒。

秦始皇帝论

【题解】

苏轼的散文代表着北宋诗文革新运动的最高成就。这篇《秦始皇帝论》,文风雄奇,立意高远,纵论古今,向来被视为苏轼文章中的佳篇,这与苏轼谋篇布局的精巧有关,更与其立意高远有着非常密切的关系。苏轼没有像寻常文人那样,去讽刺秦始皇的荒淫无度与暴虐统治,而是运用确凿的史实,通过精辟到位、令人信服的剖析,去探讨分析秦朝灭亡的原因和教训,并借此“以戒后世人主”,体现了苏轼的史才与政治抱负。

昔者生民之初[①],不知所以养生之具。击搏挽裂[②],与禽兽争一旦之命[③],惴惴焉朝不谋夕,忧死之不给,是故巧诈不生,而民无知。然圣人恶其无别[④],而忧其无以生也,是以作为器用，耒耜、弓矢、舟车、网罟之类[⑤]，莫不备至，使民乐生便利，役御万物而适其情，而民始有以极其口腹耳目之欲。器利用便而巧诈生，求得欲从而心志广，圣人又忧其桀猾变诈而难治也[⑥]，是故制礼以反其初。礼者，所以反本复始也。

【注释】

①生民：人类诞生之初。《诗经·大雅·生民》："厥初生民，时维姜嫄。"

②击搏挽裂：搏斗撕扭。指争斗激烈。

③一旦之命：一天的性命，形容极为短促和危险。

④无别：这里指人与动物混同而没有区别。

⑤耒耜（lěi sì）：翻土所用的农具。

⑥桀猾：凶残狡黠。变诈：诡变巧诈。

【译文】

从前人类诞生之初，还不知道制作能够保护生命的工具。赤手空拳与禽兽搏斗撕扭，争着能多活一天，惶惶不安，早晨不为晚上打算，担心丧命都来不及，所以没有欺诈的事，百姓混沌无知。但圣人厌恶这种和禽兽没什么区别的状况，又担忧人们没有办法生存，所以制作了各种器用，耒耜、弓箭、车船、网罟之类，都很完备，使民众因生活便利而高兴，能够驾驭万物而顺适情性，而民众开始产生满足口腹耳目的欲望。工具好用方便而机巧欺诈出现，欲望得到满足而人变得更为贪婪，圣人又担心民众凶残狡诈难以治理，因此制订礼仪想让人心返回淳朴的状态。礼就是为了返回本初而制定的。

圣人非不知箕踞而坐[①]，不揖而食便于人情，而适于四体之安也。将必使之习为迂阔难行之节[②]，宽衣博带，佩玉履舄[③]，所以回翔容与而不可以驰骤[④]。上自朝廷，而下至于民，其所以视听其耳目者，莫不近于迂阔。其衣以黼黻文章[⑤]，其食以笾豆簠簋[⑥]，其耕以井田[⑦]，其进退选举以学校，其治民以诸侯，嫁娶死丧莫不有法，严之以鬼神，而重之以四时，所以使民自尊而不轻为奸。故曰："礼之近于人情者，非其至也[⑧]。"周公、孔子所以区区于升降揖让之间，丁宁反覆而不敢失坠者[⑨]，世俗之所谓迂阔，而不知夫圣人之权固在于此也。

【注释】

①箕踞：两脚张开，两膝微曲地坐着，形状像箕。是一种轻慢傲视对方的失礼坐姿。

②迂阔：不切合实际，不实用。

③履舄（xì）：单底鞋称履，复底鞋称舄，这里指穿鞋。

④回翔、容与：都是指悠闲自得的样子。这里指优雅舒缓样子。

⑤黼黻（fǔ fú）：绣有华美花纹的礼服。文章：花纹。

⑥笾豆簠簋（fǔ guǐ）：皆食器，后也用为礼器。笾，盛果脯的竹器，形状像木制的豆。豆，用以盛酒肉，形似高足盘，大多有盖。多为陶质，也有用青铜、木、竹制成的。簠簋，用以盛黍稷稻粱，长方形的叫簠，圆形的叫簋。

⑦井田：相传古代的一种土地制度。以方九百亩为一里，划为九区，形如"井"字，故名。其中为公田，外八区为私田，八家均私百亩，同养公田。公事毕，然后治私事。

⑧礼之近于人情者，非其至也：语出《礼记·礼器》。

⑨失坠：失落，丢失。

【译文】

圣人并非不知道箕踞而坐、不作揖就吃饭更符合人的情性，能让身体更为舒适。非要让人们习惯不实用而繁难的礼节，穿着宽大衣服系着宽宽的衣带，佩戴玉器穿着鞋，就是想使人举止优雅舒缓而不草率匆忙。上自朝廷，下到平民，人们眼睛看到的耳朵听到的，没有不近乎不切实用的。衣服绣上华美的图饰，进食用笾豆、簠簋，耕种要按照井田的规矩，官员选拔任用要通过学校，治理百姓要用诸侯，嫁娶死丧都有规定，对鬼神表示恭敬，对四时表示重视，这些都是用来让民众自尊而不轻易做坏事。所以说："贴近人情的礼节，不是礼节中最好的。"所以周公、孔子才在升降揖让这些地方格外用心，反复叮嘱而不敢丢失，世俗认为不切实用，但不知道圣人最看重的关键恰恰在这里。

自五帝、三代相承而不敢破，至秦有天下，始皇帝以诈力而并诸侯，自以为智术之有余[①]，而禹、汤、文、武之不知出此也。于是废诸侯、破井田，凡所以治天下者，一切出于便利，而不耻于无礼，决坏圣人之藩墙[②]，而以利器明示天下[③]。故自秦以来，天下惟知所以求生避死之具，以礼者为无用赘疣之物[④]。何者？其意以为生之无事乎礼也。苟生之无事乎礼，则凡可以得生者无所不为矣。呜呼！此秦之祸，所以至今而未息与！

【注释】

①智术：才智与计谋，智慧与权术。

②藩墙：篱落，垣墙。这里指圣人所确立的规范。

③利器：兵权，权柄。《老子》三十六章："国之利器，不可以示人。"

④赘疣：皮肤上长的肉瘤，比喻多余无用的事物。

【译文】

礼仪自五帝、三代相继传承而不敢打破，到了秦统一天下，始皇帝用欺诈和武力兼并诸侯，以为自己才智权术有余，而夏禹、商汤、周文王和周武王不懂得使用。于是废除分封制和井田制，凡是治理天下的举措都从便利的角度出发，不把不懂礼仪视为耻辱，破坏了圣人制定的规范，而把权柄明白地向天下人炫耀。所以从秦以来，世人只懂得如何求生避死，而把礼看成是无用多余的东西。为什么会这样呢？因为世人认为人活着是不必讲究礼仪的。如果人活着不遵守礼仪，那么只要能活着就什么事都可以做得出来。唉！这是秦朝留下的祸患，延续到现在也没有平息啊！

昔者始有书契①，以科斗为文②，而其后始有规矩摹画之迹，盖今所谓大小篆者。至秦而更以隶，其后日以变革，贵于速成，而从其易。又创为纸以易简策。是以天下簿书符檄③，繁多委压，而吏不能究④，奸人有以措其手足⑤。如使今世而尚用古之篆书简策，则虽欲繁多，其势无由。由此观之，则凡所以便利天下者，是开诈伪之端也。嗟夫！秦既不可及矣，苟后之君子欲治天下，而惟便之求，则是引民而日趋于诈也，悲夫！

【注释】

①书契：文字。

②科斗：又叫蝌蚪文，因为文字之体乃头粗尾细，状似蝌蚪，故名。

③簿书：官署中的文书簿册。符檄：官符移檄等文书的统称。

④究：穷尽，明白。

⑤措其手足：做手脚，做坏事。

【译文】

从前文字刚出现的时候，用科斗文字书写，而后才有标准描摹的字迹，就是现在所说的大篆和小篆。到了秦代改用隶书，之后日益变革，重视速成，采用容易的写法。又发明了纸张取代竹制的简策。所以世上的公文，繁多积压，官吏们没办法全弄明白，坏人就有了做手脚的机会。如果现在仍沿用古时候的篆书和简策，那么即使想要文书繁多，也势必做不到。由此看来，所有让天下人便利的东西，都是产生欺诈隐瞒的根源。唉！秦的做法已经无法改变了，如果后世君子想治理天下，假如只图便利，就是引导百姓日趋欺诈，可悲呀！

徒取便利，破坏先王成法，此始皇之罪案也。然改封建为郡县①，后世因之不易，井田卒未有能复古者，此亦时势所趋，始皇原无所用其智术耳。通篇以礼字发论，至云返本复始，正与老子绝巧弃利意互相发明②。

【注释】

①封建：即“封土建国”，指分封的政治制度。

②绝巧弃利：《老子》十九章：“绝巧弃利，盗贼无有。”绝巧，摒弃技巧。

【译文】

只取便利，破坏先王成法，这是秦始皇的罪行。但改封建制为郡县制，后世沿袭而不变，井田制最终没有恢复为古代的样子，这也是时势所趋，秦始皇原本没有运用的他才智权术的地方。通篇以礼字引发议论，至于说“返本复始”，正与老子摒弃技巧、放弃利益的意思互相发明。

留侯论[1]

【题解】

苏轼早年写过一系列以历史人物为主题的文章,从《秦始皇帝论》到《韩愈论》,共有二十篇之多,《留侯论》是其中一篇。此类文章多以品评历史人物的臧否得失为主,笔法灵活多变,汪洋恣肆,务求有一得之见,集中体现了苏轼的史才与洞察力。《留侯论》作于1061年,苏轼当时才二十多岁,正是年少气盛之时,却能从历史人物张良的人生经历中看出“忍小忿而就大谋”“养其全锋而待其弊”的重要性,可谓慧眼独具,十分难得。《史记》中所记的黄石公赐书张良,蒙着一层神秘色彩,到底有无其事历来众说纷纭,苏轼将其解释为是隐者故意挫其锐气,对其进行指点,这样的解释就较为符合常理,更容易被人所接受。遗憾的是,虽然苏轼在此文中一再强调了“隐忍”的重要性,但他自己在为人处世中却贯彻得并不好。不论是在扶风与上司陈希亮之间的不和,还是后来在朝中与王安石、司马光等的分歧,固然个中原因复杂,但是苏轼刚直不阿的性格确实给他的人生带来了许多起伏。

古之所谓豪杰之士者,必有过人之节[2],人情有所不能忍者。匹夫见辱,拔剑而起,挺身而斗,此不足为勇也。天下有大勇者,卒然临之而不惊,无故加之而不怒[3]。此其所挟持者甚大[4],而其志甚远也。

【注释】

①留侯:张良,字子房。西汉开国功臣。作为刘邦的重要谋臣,辅助其灭秦并打败项羽,建立汉朝,被封为留侯。

②节:气节,节操。

③加：凌驾，侵凌。

④挟持：指抱负。

【译文】

古代所谓的豪杰之士，必定有着超越常人的气节，能够忍受常人无法忍受的事情。平常人受到侮辱，拔剑而起，挺身搏斗，这不足以称为勇敢。天下有大勇之人，面对突然发生的事情而不惊慌，无故受到欺凌也不发怒。这是因为他们胸怀极大的抱负，志向非常远大的缘故。

夫子房受书于圯上之老人也[①]，其事甚怪；然亦安知其非秦之世，有隐君子者出而试之？观其所以微见其意者，皆圣贤相与警戒之意[②]；而世不察，以为鬼物[③]，亦已过矣。且其意不在书。当韩之亡，秦之方盛也，以刀锯鼎镬待天下之士[④]。其平居无罪夷灭者，不可胜数。虽有贲育[⑤]，无所复施。夫持法太急者，其锋不可犯，而其末可乘[⑥]。子房不忍忿忿之心，以匹夫之力而逞于一击之间[⑦]；当此之时，子房之不死者，其间不能容发[⑧]，盖亦已危矣。千金之子[⑨]，不死于盗贼，何者？其身之可爱，而盗贼之不足以死也。子房以盖世之才，不为伊尹、太公之谋[⑩]，而特出于荆轲、聂政之计[⑪]，以侥幸于不死，此圯上之老人所为深惜者也，是故倨傲鲜腆而深折之[⑫]。彼其能有所忍也，然后可以就大事，故曰："孺子可教也。"

【注释】

①子房受书于圯（yí）上之老人：张良刺杀秦始皇失败后，藏匿于下邳。一天在下邳圯上散步，遇到一位老人故意在他面前把鞋子掉

到桥下,态度傲慢地让张良去捡并给他穿上,张良照做了。老人又对张良进行了一系列考验,传给他《太公兵法》,说“读此则为王者师矣”。后果然。此老人后被称为黄石公。圯,桥。

②警戒:警惕告诫。

③以为鬼物:见王充《论衡·自然》:“张良游泗水之上,遇黄石公授太公书。盖天佐汉诛秦,故命令神石为鬼书授人,复为有为之效也。”

④鼎镬(huò):古代的酷刑,用鼎镬烹煮人。

⑤贲育:古代著名勇士孟贲、夏育。孟贲,战国时期卫国人,秦武王手下的武士,以勇力闻名。夏育,战国时期卫国人,据说能力举千钧。

⑥而其末可乘:底本作“而其势未可乘”。郎晔《经进东坡文集事略》此句即作“而其末可乘”,罗振常云:此句与上句“其锋不可犯”,乃对举而意相反,若作“其势未可乘”,则句意重复(《经进东坡文集事略考异》)。今据改。

⑦一击:指张良在博浪沙刺杀秦始皇事。据《史记·留侯世家》:“秦皇帝东游,良与客狙击秦皇帝博浪沙中,误中副车。”

⑧其间不能容发:形容境况极为紧急,当中连一丝头发都不能放。

⑨千金之子:富贵人家的子弟。

⑩伊尹、太公之谋:伊尹辅佐商汤建立商朝,姜太公辅佐文王、武王建立周朝。这里特指安邦定天下之谋。

⑪荆轲、聂政:都是战国时期著名的刺客,荆轲行刺秦王嬴政,聂政刺杀韩相侠累。

⑫鲜腆(tiǎn):亦作“鲜洟”,谓对地位低的人无谦爱之意。鲜,少。腆,善,美好。深折:大加折辱。

【译文】

子房从圯上老人那里得到兵书《太公兵法》,这事很奇怪;但是又怎么知道不是秦代隐居的君子出来对他进行考验呢?看那老人微妙暗示用意的做法,都有圣贤提醒告诫的意思。而世人不察觉,把老人当作鬼神，也太荒谬了。况且老人的真正用意并不是授给张良兵书。当韩国灭亡，秦朝正强盛，用刀锯鼎镬这样的酷刑对付天下的志士。那种平白无故被抓去处死的人，数也数不清。就是孟贲、夏育那样的勇士，也无法再施展本领。凡是执法过分严厉的君王，他的锋芒不可侵犯，但在微末处有可乘之机。张良没有忍住愤恨之情，想用个人的力量刺杀秦王，以逞一时之快；在这个时候，他能够不死，真可说情况紧急，太危险了！富贵人家的子弟，不肯死于盗贼之手，为什么呢？因为他们的生命宝贵，死在盗贼手里太不值得。张良有盖世的才能，不去筹划伊尹、姜尚那样的谋略，而只学荆轲、聂政去行刺，因为侥幸才没死，这是圯上老人为他深深惋惜的，所以故意态度傲慢来对他大加折辱。他如果能忍受得住，然后才能成就大业，所以老人才说："孺子可教。"

楚庄王伐郑①，郑伯肉袒牵羊以迎②。庄王曰："其君能下人③，必能信用其民矣。"遂舍之。勾践之困于会稽④，而归臣妾于吴者⑤，三年而不倦⑥。且夫有报人之志，而不能下人者，是匹夫之刚也。夫老人者，以为子房才有余，而忧其度量之不足，故深折其少年刚锐之气，使之忍小忿而就大谋。何则？非有平生之素⑦，卒然相遇于草野之间，而命以仆妾之役⑧，油然而不怪者⑨，此固秦皇之所不能惊，而项籍之所不能怒也⑩。

【注释】

①楚庄王伐郑：事在前597年。上一年，郑与楚结盟，又请求与晋结盟，所以楚发兵伐郑。楚庄王，芈姓，熊氏，名旅（一名吕、侣）。春秋时楚国国君，前613—前591年在位。春秋五霸之一。当政之时，楚国国力强盛，在邲（今河南荥阳北）之战中大败晋军，成

为霸主。

②郑伯肉袒牵羊以迎：楚军攻克郑国国都，郑伯投降。郑伯，此指郑襄公，姬姓，名坚。春秋时郑国国君，前604—前587年在位。肉袒牵羊，表示愿意服罪受刑。

③其君能下人：指郑襄公能屈居人下。郑襄公求和时说："孤不天，不能事君，使君怀怒以及敝邑，孤之罪也，敢不唯命是听？……若惠顾前好，徼福于厉、宣、桓、武，不泯其社稷，使改事君，夷于九县，君之惠也，孤之愿也，非所敢望也。敢布腹心，君实图之。"语气谦卑。

④勾践之困于会稽：事在前494年。勾践在夫椒之战中被吴王夫差打败，退守会稽山，几乎亡国。勾践，春秋时越国的君主，被吴国打败后，亲自到吴国去做奴仆。回国后卧薪尝胆数年，最终成功复仇，灭亡吴国。

⑤归臣妾于吴：意为去吴国充当奴隶。臣妾，古时对奴隶的称谓。男曰臣，女曰妾。

⑥三年：勾践在吴国做了三年奴仆，才被释放回国。

⑦非有平生之素：意为素昧平生，从来不熟悉。素，旧交，交情。

⑧仆妾之役：指圯上老人让张良像奴仆一样为自己捡鞋穿鞋。

⑨油然：自然而然产生。

⑩项籍：即西楚霸王项羽，名籍，字羽，以勇猛无双著称。

【译文】

楚庄王攻打郑国，郑伯袒露身体，牵着羊前来求和。庄王说："郑国国君能屈居人下，一定能以诚信使用他的臣民。"就放弃了占领郑国。勾践被困在会稽山，到吴国做奴仆，三年都不松懈。有报仇的志向，却不能甘居人下，这是普通人的刚强。圯上老人认为张良才智有余，而担心他的度量不够，因此故意大力挫折他的少年刚锐气性，让他能忍住小怨愤去实行远大的谋略。为什么这样说呢？圯上老人与张良素昧平生，突然在郊野之间相遇，却拿奴仆的低贱之事来让张良做，张良能很自然地去做而不觉得怪异，这就是秦始皇不能使他惊恐，项羽不能使他发怒的原因。

观夫高祖之所以胜[1]，而项籍之所以败者，在能忍与不能忍之间而已矣。项籍唯不能忍，是以百战百胜而轻用其锋[2]。高祖忍之，养其全锋而待其弊，此子房教之也。当淮阴破齐而欲自王，高祖发怒，见于词色[3]。由此观之，犹有刚强不忍之气，非子房其谁全之？

【注释】

①高祖：指汉高祖刘邦。

②锋：锋芒。

③"淮阴破齐而欲自王"几句：韩信攻下齐国，想要自为齐王，先派使者向刘邦请求当代理齐王。刘邦大怒，骂曰："吾困于此，旦暮望若来佐我，乃欲自立为王！"淮阴，指韩信，西汉开国功臣，"汉初三杰"之一。初封楚王，后被贬为淮阴侯。

【译文】

观察汉高祖之所以胜利，而项羽之所以失败，原因就在于能忍和不能忍的区别而已。项羽唯独不能忍，因此百战百胜而轻率地使用兵锋。汉高祖能忍，积蓄实力而等待项羽衰敝，这是张良教他的谋略。当韩信攻破齐国要自立为王时，高祖大怒，从话语和脸色都表现了出来。从这可以看出，高祖还有刚强不能忍的气性，没有张良的话，谁能成全他？

太史公疑子房[1]，以为魁梧奇伟[2]，而其状貌乃如妇人女子，不称其志气[3]。呜呼！此其所以为子房与？

【注释】

①太史公:司马迁,西汉著名史学家。因曾担任太史令,故称太史公。

②魁梧奇伟:形容身材健壮高大。

③称:相称。

【译文】

司马迁对张良感到疑惑,认为他一定身材健壮高大,但看画像见其体貌竟然像妇人,与志向和度量并不相称。唉!这就是张良之所以成为张良的原因吧。

一“忍”字,反覆到底,老氏之旨也。然其所阅历深矣。

【译文】

一个“忍”字,反复阐述到文末,符合老子学说的要旨。但他的阅历很丰富深刻啊。

延州来季子赞并引

【题解】

吴国的季札是历史上有名的贤人,不仅富有才华,精通诗书礼乐,而且人品高尚,其主动让国之举更是被历代称颂有加。不过,唐代大历年间常州刺史独孤及,却在其所写的《论吴季子》一文中,对于季札让国的举动进行了质疑,认为正是由于季札当初让位,才引起后来阖庐弑君,以及吴王夫差亡国,所以季札让国是非孝、非公、非仁、非义之举。苏轼素来钦佩季札,在许多诗文中都有过赞美之词,这篇《延州来季子赞》更是专门称赞季子高义。虽然不好断言是否专门针对独孤及的观点而发,但文中认为其“德信于吴人,言行于其国”,确实针对季札让国之举给予了高度的评价。

鲁襄公十二年[①]，吴子寿梦卒[②]。延州来季子[③]，其少子也，以让国闻于诸侯，则非童子矣。至哀公十年冬[④]，楚子期伐陈[⑤]。季子救陈，谓子期曰："二君不务德而力争诸侯，民何罪焉？我请退，以为子名，务德而安民。"乃还。时去寿梦卒，盖七十七年矣，而能千里将兵，季子何其寿而康也。然其卒不书于《春秋》。哀公之元年[⑥]，吴王夫差败越于夫椒[⑦]，勾践使大夫种因太宰嚭以行成于吴[⑧]。吴王许之，子胥谏不听，则吴之亡形成矣。季子观乐于鲁，知列国之废兴于百年之前[⑨]。方其救陈也，去吴之亡十三年耳[⑩]，而谓季子不知，可乎？阖庐之自立也[⑪]，曰："季子虽至，不吾废也。"是季子德信于吴人，而言行于其国也。且帅师救陈，不战而去之，以为敌国名，则季子之于吴，盖亦少专矣。救陈之明年，而子胥死[⑫]。季子知国之必亡，而终无一言于夫差，知言之无益也。夫子胥以阖庐霸[⑬]，而夫差杀之如皂隶，岂独难于季子乎！乌乎悲夫！吾是以知夫差之不道，至于使季子不敢言也。苏子曰：延州来季子、张子房，皆不死者也。江左诸人好谈子房、季札之贤[⑭]，有以也夫！此可与知者论，难与俗人言也。作《延州来季子赞》曰：

【注释】

①鲁襄公十二年：前561年。

②吴子：吴国国君自称吴王，因其在周为边远蛮夷之国，例称子爵。寿梦：春秋时期吴国国君，前585—前561年在位。吴国自他即位后始称王，发展生产和军事，开始参与诸侯盟会，奠定了吴国强盛的基础。

③延州来季子：季札。吴王寿梦第四子，吴王诸樊、余祭、夷昧之弟。因在四兄弟中排行第四，故称季。因其受封于延陵一带，又称延陵季子、延州来季子、季子等。寿梦临终前想传位于季札，季札力辞。诸樊去世前授命传位于其弟余祭，欲兄弟相传以至季札。夷昧去世时欲传位给他，他不受逃走，吴人立公子僚为吴王。

④哀公十年：鲁哀公十年，前485年。

⑤楚子期：楚国公子结，芈姓，字子期。春秋时楚平王第三子，昭王之弟。吴军攻入楚都时，他从昭王奔随，欲以身代昭王。还都后。任司马，与令尹子西同执政。楚昭王病重，他坚辞不受昭王的让位，拥立惠王。前479年，白公胜作乱，他格斗而死。

⑥哀公之元年：鲁哀公元年，前494年。

⑦夫椒：古地名。《水经注·沔水》认为是今太湖中的苞山。

⑧大夫种：文种，春秋时期吴国大夫。奉越王勾践命，行贿于吴，求和而归。后主持越国国政，出谋为多。越灭吴后，范蠡劝其引退，不听。后勾践听信谗言，命他自杀。太宰嚭（pǐ）：即伯嚭，因为担任太宰之职，故称太宰嚭，因善逢迎，深得吴王夫差宠信。行成：议和。

⑨季子观乐于鲁，知列国之废兴于百年之前：事在鲁襄公二十九年，前544年。此年季札出使中原，在鲁国观周乐，听到某国音乐即知该国国政优劣及国运兴衰。

⑩吴之亡：吴国亡于鲁哀公二十二年，前473年。

⑪阖庐之自立：事在鲁昭公二十七年，前515年。阖庐，又作阖闾（lǘ），名光。吴王诸樊子（一说夷昧子），吴王僚从兄。他认为季札不接受王位则当由他继位，于是寻机派专诸刺杀了吴王僚，自己做了吴王。

⑫救陈之明年，而子胥死：伍子胥数谏夫差，夫差对其不满，加上太宰嚭接受越国贿赂进谗说伍子胥不忠，夫差怒而赐伍子胥自杀。

⑬子胥以阖庐霸：伍子胥辅佐阖庐在鲁定公四年（前506）的柏举之战中打败楚军，攻入楚都，称霸一时。

⑭江左：即江东。古人地理左东右西，故又常称江东为“江左”。

【译文】

鲁襄公十二年，吴国国君寿梦去世了。延州来季子，是他的小儿子，由于辞让国君之位而闻名于诸侯，那么季子此时已经不是小孩子了。鲁哀公十年冬天，楚国子期讨伐陈国。季子率军援救陈国，对子期说：“两国的国君不致力于德行，而用武力争夺诸侯，百姓有什么罪过呢？我请求撤退，使您得到好名声，致力于德行而安定百姓。”于是撤兵回国。那时离寿梦之死已经七十七年了，而季子尚且能千里带兵出征，季子竟是如此的长寿而健康吗？然而他何时去世《春秋》没有记录。鲁哀公元年，吴王夫差在夫椒击败越国，勾践派大夫文种通过吴国太宰伯嚭与吴国议和。吴王夫差同意了，伍子胥苦谏，夫差没有听，吴国灭亡的大势这时便已开始形成了。季子在鲁国观看乐舞，能在百年之前预知各诸侯国的兴亡。他救陈国时，离吴国的灭亡只差十三年，如果说季子不知道亡国的先兆，可信吗？吴王阖庐自立为国君时，曾说：“即使是季子来，也不会废掉我。”可见季子的仁德受到吴人的信任，他的话对吴国起着重要的作用。况且他率领军队援救陈国，没有交战就撤退，让敌方成就好名声，那么对于吴国来说，季子在吴国也是可以稍稍专行其志的。救陈第二年，伍子胥被杀。季子知道吴国必然灭亡，可始终没有劝过夫差一句话，那是他知道说也没用。伍子胥辅佐阖庐称霸，可夫差却像杀死一个仆役一样把他杀害，难道只是难于处置季子吗！唉！真是可悲啊！我由此可知夫差是何等无道，以至于季子都不敢说什么。苏子说：延州来季子、张子房，都是永垂不朽的人。江南的士大夫都喜好谈论张子房和季札的贤德，是有原因的。这只能与明事理的人讲论，而很难对凡俗之人说明白。我写了《延州来季子赞》说：

泰伯之德[1],钟于先生[2]。弃国如遗,委蜕而行[3]。坐阅春秋,几五之二[4]。古之真人[5],有化无死。

【注释】

①泰伯之德:指吴太伯让国的美德。泰伯,吴太伯,周太王古公亶父的长子,季历的长兄。因了解父亲想传位给季历,然后传给季历之子姬昌(即周文王),主动远避至吴地,断发文身以示不可用。吴人尊敬他,立他为王,成为吴国始祖。

②钟:集中,专一

③委蜕:如蝉脱壳。

④几五之二:按春秋共二百四十二年,文中所论季札活到了九十岁以上,接近春秋时期的五分之二。

⑤真人:指品行端正的人。

【译文】

太伯的仁德,集中在先生的身上。放弃君位远行,如同蝉蜕壳一样。看那春秋时期,季札经历了五分之二的时光。正是古代的贤德之人,永垂不朽。

如此证辩,苦心亦具眼。

【译文】

如此论证,煞费苦心也眼光独到。

郭忠恕画赞[1]并叙

【题解】

撰写《郭忠恕画赞》时,苏轼正在黄州。他对于郭忠恕的画作非常推崇，除了本文之外，在多首诗文中都流露出欣赏之情，如《题李景元画》中所云：“闻说神仙郭恕先，醉中狂笔势澜翻。”在本文中，苏轼着力介绍的并非郭忠恕的绘画技巧，而是围绕着其生平，特别是围绕着其特立独行的行为举止展开，看似这些与绘画无关，但实际上深入了解画家的个性对于理解画作而言是至关重要的。

右张梦得所藏郭忠恕画山水屋木一幅[②]。忠恕，字恕先，以字行[③]，洛阳人。少善属文，及史书、小学[④]，通九经。七岁举童子[⑤]。汉湘阴公辟从事[⑥]，与记室董裔争事[⑦]，谢去。周祖召为《周易》博士[⑧]。国初与监察御史符昭文争忿朝堂[⑨]，贬乾州司户[⑩]。秩满[⑪]，遂不仕。放旷岐、雍、陕、洛间，逢人无贵贱，口称猫[⑫]。遇佳山水，辄留旬日。或绝粒不食，盛夏暴日中无汗，大寒凿冰而浴。尤善画，妙于山水屋木。有求者，必怒而去。意欲画，即自为之。郭从义镇岐下[⑬]，延止山亭，设绢素粉墨于坐。经数月，忽乘醉就图之一角，作远山数峰而已，郭氏亦宝之。岐有富人子，喜画，日给醇酒，待之甚厚。久乃以情言，且致匹素。恕先为画小童持线车放风鸢[⑭]，引线数丈满之。富家子大怒，遂绝。时与役夫小民入市肆饮食，曰：“吾所与游，皆子类也。”太宗闻其名，召赴阙，馆于内侍省押班窦神兴舍[⑮]。恕先长髯而美，忽尽去之。神兴惊问其故。曰：“聊以效颦。”神兴大怒。除国子监主簿出，馆于太学，益纵酒肆言时政，颇有谤讟[⑯]。语闻，决杖配流登州[⑰]。至齐州临清[⑱]，谓部送吏曰：“我逝矣。”因掊地为穴[⑲]，度可容面，俯窥焉而卒，藁葬道左[⑳]。后数月，故人欲改葬，但衣衾存焉，盖尸解也。赞曰：

【注释】

①郭忠恕:北宋著名画家。善画山水屋木,所图屋室重复之状,颇极精妙。《宋史》有传。

②张梦得:字怀民,又字偓佺。清河人。当时谪居黄州,与苏轼友善。

③以字行:以其字行于世。

④小学:文字训诂音韵之学。

⑤举童子:又叫童子举、童子科,是专门为十岁以下的儿童所设立的科举考试科目。唐代开始设立,规定十岁以下能通一经及《孝经》《论语》者都可参加。

⑥汉湘阴公:刘赟,五代后汉高祖刘知远的养子,曾为徐州节度使。后汉隐王刘承祐被弑,群臣欲立其为帝,郭威逼太后让自己任"监国",刘赟降为开府仪同三司,检校太师、上柱国,封湘阴公。郭威灭汉后被杀。

⑦记室:官职名,掌诸王府章表书记文檄等。

⑧周祖:五代后周太祖郭威。951—954年在位。

⑨争忿:忿怒相争。

⑩乾州:北宋前期州名,治今陕西乾县。司户:司户参军之简称,州郡佐吏之职。《文献通考·职官考》:"宋朝沿唐制,诸州置司户参军,掌户籍、赋税、仓库交纳。"

⑪秩满:官吏任期届满。

⑫口称猫:指不谈政事。陆游《初归杂咏》之二:"偶尔作官羞问马,颓然对客但称猫。"《宋史·郭忠恕传》作"口称苗"。

⑬郭从义:沙陀部人。后汉高祖时,官至北京马步军都虞候,迁郑州防御使,检校太保。他厚重有谋略,尤善飞白书,屡率师破契丹于代北。入宋,以太子太师致仕,卒。

⑭风鸢:风筝。

⑮内侍省押班:官职名。正六品,位次于都知。押班授予年五十以

上、无私罪并曾任带御器械五年的老成宦官，殊不易得。内侍省，官署名。皇帝之近侍机构，管理宫廷内部事务，多由宦官充任。

⑯谤讟（dú）：怨恨，诽谤。讟，怨言。

⑰决杖：处以杖刑。登州：州名，治今山东蓬莱。

⑱齐州临清：今山东临清。齐州，治历城（今山东济南）。

⑲掊（póu）地：挖地。掊，掘土。

⑳藁（gǎo）葬：草草埋葬。

【译文】

右面是张梦得家藏郭忠恕所画的一幅山水屋木图。郭忠恕，字恕先，以字行于世，洛阳人。少时即善于写文章，旁及史学、小学，精通九经。七岁时中童子举。后汉湘阴公刘赟征召为从事，因与记室董裔争论，辞官而去。后周太祖郭威召他入朝担任《周易》博士。本朝初，与监察御史符昭文在朝堂上争论，被贬为乾州司户参军。任期届满后，便不再做官。在凤翔、雍州、陕州、洛阳一带旷达游历，见到别人，不论贵贱，一概口称猫。遇到山水秀美的地方，便逗留上十天左右。有时辟谷不食，盛夏在烈日下暴晒也不出汗；天气严寒时，凿开冰到冷水中洗浴。尤其擅长绘画，所画的山水、屋木十分精妙。如果有人向他求画，必会大怒离去。等他自己想画时，便信笔画来。郭从义知凤翔府时，请他住在山亭之中，在他的座席前摆放了丝绢和墨彩。几个月后，他忽然兴起，乘着酒兴，在素绢的一个角上，画了几座远山。尽管如此，郭从义也十分珍爱地收藏起来。凤翔府中有个富家子弟，欢喜画，每天供给他上好的美酒，待他十分殷勤慷慨。过了许久，才把自己想请他作画的心思讲出来，并送给他一匹白绢。恕先给他画了一个小童手持线车放风筝，把风筝线画了几丈长，贯穿了白绢。那个富家子弟十分恼怒，于是与其绝交。他经常和一些农夫、平民在市场上饮酒吃饭，说："我交往的，都是你们这样的人。"太宗皇帝听说他的名气，召他入朝，住在内侍省押班窦神兴的馆舍中。恕先的须髯又长又美，忽然有一天全都剃掉了。窦神兴吃惊地问他为什么这样做。他说："权且做东施效颦吧。"窦神兴非常恼怒。太宗皇帝除授恕先国子监主簿，恕先在太学中安身，更加放纵地饮酒，肆意地议论时政，常有怨言。这些话传到皇帝耳中，他被处以杖刑，流放到登州。走到齐州临清县时，他对押送他的差役说："我要走了。"于是在地上挖了一个坑，估量可以容下脸时，他便趴在洞中察看，片刻而死。差役们把他草草地埋在路边。几个月后，他的故交想将他迁葬到别处，挖开一看，只有衣被等物还在洞穴中，应该是尸解了。赞词说：

长松搀天[①]，苍壁插水。凭栏飞观[②]，缥缈谁子[③]。
空蒙寂历[④]，烟雨灭没。恕先在焉，呼之或出。

【注释】

①搀天：参天，高耸入天。

②凭栏：靠着栏杆。飞观：高耸的宫阙。

③缥缈：高远隐约的样子。

④空蒙：迷茫。寂历：犹寂寞冷清。

【译文】

高大的青松耸入云天，青苍的石壁插入深水。靠着高耸宫阙的栏杆，隐隐约约的究竟是谁呢？

迷茫清冷的画面上，烟雨已经消散停止。恕先的灵魂就在那里，招呼他一声，或许他就会出来。

其举止如此，其落笔当何如？赞特幻得妙。郭恕先，取字文相类者，别其所从，作《佩觿》三卷[①]。觿者，所以解结也。能篆隶，善画楼观木石，皆极精妙。画法师关仝[②]。

【注释】

①《佩觿(xī)》:郭忠恕所撰写的一部字书,书名来自《诗经·卫风·芄兰》:"芄兰之支,童子佩觿。"

②关仝(tóng):五代时期杰出画家,善画山水,与荆浩、董源、巨然并称"四大山水画家"。

【译文】

郭恕先举止如此放旷,其落笔又该如何呢?赞文写得特别虚幻颇有妙处。郭恕先选取相类似的字文,区别这些字的来源,撰《佩觿》三卷。觿,是用来解结的锥子。郭恕先能写篆书、隶书,善于画楼观木石,都极为精妙。绘画技法师从关仝。

二疏图赞[①]

【题解】

本文是熙宁七年(1074)十一月,苏轼在海州(今江苏连云港)时所作。当地有一座景疏楼,上有画像,绘有当地的两个汉代的贤人疏广和疏受,所以叫《二疏图》。苏轼此文便为此而作,体现了对于这两个贤人的仰慕之情。尽管苏轼文中将二疏辞职回乡的原因归为不满汉宣帝杀了三个贤臣,这一分析与史实不符,但是正如焦弱侯所言,此文的立意可谓"超卓"!

惟天为健[②],而不干时[③]。沉潜刚克[④],以燮和之[⑤]。於赫汉高[⑥],以智力王。凛然君臣,师友道丧。孝宣中兴[⑦],以法驭人。杀盖、韩、杨[⑧],盖三良臣。先生怜之,振袂脱屣[⑨]。使知区区[⑩],不足骄士。此意莫陈,千载于今。我观画图,涕下沾襟。

【注释】

①二疏：指疏广、疏受，皆西汉大儒，东海兰陵（治今山东苍山兰陵镇）人。疏广，字仲翁，汉宣帝时曾任太子太傅。疏受，字公子，为疏广之侄，汉宣帝时为太子少傅。两人并为太子师傅，朝中以为荣。汉宣帝元康三年（前63）同时称病辞官还乡，日与亲友宴饮欢娱，不置产业以终。

②惟：发语词。天为健：语本《周易·乾》卦："天行健，君子以自强不息。"

③干时：违背时令。

④沉潜刚克：语出《尚书·洪范》："沉潜刚克，高明柔克。"孔颖达疏："地之德沉深而柔弱矣，而有刚能出金石之物也。"沉潜，谓地德深沉柔弱。刚克，谓以刚强取胜。

⑤燮（xiè）：调和，谐和。

⑥於赫：叹美之词。

⑦孝宣：汉宣帝，刘询，字次卿，武帝曾孙。前74—前49年在位。才高好学，通黄老刑名之学。元平元年（前74），由大将军霍光迎立代昌邑王为帝。在位期间，平狱缓刑，任用贤良，轻徭薄赋，发展生产，社会一度趋于安定，史称"宣帝中兴"。

⑧盖、韩、杨：汉代中期的三个贤臣。盖，盖宽饶，字次公。宣帝时举方正，后擢为司隶校尉。为人刚直公廉，公卿皆惧不敢犯禁。后干犯宣帝，坐怨谤大逆无道，被迫自杀。时为神爵二年（前60）。韩：韩延寿，字长公。初为谏大夫。后任颍川、东郡太守，在任倡礼义，重教化，修治学舍，礼贤下士，治绩名闻全国。后征入为左冯翊，因触犯御史大夫萧望之，被望之诬劾，为宣帝所杀。时为五凤元年（前57）。杨：杨恽，字子幼。司马迁外孙。宣帝时，任左曹，因告发霍氏谋反，任中郎将，封平通侯。为人自负，轻财好义，廉洁无私，又喜揭人阴私，致多招怨，遭人诬告，被免为庶人。与

人多怨望语，复被告发，其与友人孙会宗之书也被查获，宣帝见而恶之，遂以大逆不道罪被处以腰斩。时为五凤四年（前54）。按，三良被杀都在二疏辞官之后，其辞官主要原因是不满宣帝“以法驭人”。

⑨振袂（mèi）：举起衣袖。脱屣：脱掉鞋子。意为辞职。

⑩区区：形容微不足道。这里形容高官荣名。

【译文】

上天运行强健，从不违背时令。柔弱和刚强，通过调和而谐和。伟大啊汉高祖，以智慧和勇力一统天下。君主凛然臣子敬畏，师友之情都已丧失。孝宣帝是中兴之主，用法来统治天下百姓。杀死盖宽饶、韩延寿、杨恽，三人都是忠良之臣。二疏先生十分哀怜，于是请求告老还乡。让人知道这区区功名，不足任意驱使士人。这一涵意没人明白，千载至今都是如此。我看到这幅画，泪水沾湿了衣襟。

其立意亦超卓矣①。然考之二疏去位在元康三年②；后二年，盖宽饶诛；又三年，韩延寿诛；又二年，杨恽诛。方二疏去时，三人尚无恙也③。焦弱侯④

【注释】

①超卓：不同凡响。

②元康三年：前63年。元康，是西汉宣帝刘询年号（前65—前61）。

③“后二年”几句：按，此处焦氏所言时间与历史记载稍有出入，但三人被杀皆在二疏去官后则无误。

④焦弱侯：焦竑，字弱侯，号漪园、澹园。进士出身，官翰林院修撰，后曾任南京司业，系明代著名学者，著作甚丰。

【译文】

此文立意不同凡响。但是考证二疏生平，他们辞职是在元康三年；

两年后，盖宽饶被诛；又三年后，韩延寿被诛；又两年后，杨恽被诛。二疏离开的时候，这三人还安然无恙。焦弱侯

安期生诗并引

【题解】

此诗借传说中的仙人安期生的遭际来表达作者自己的心迹。一般都以为安期生是求仙之人，但实际上却和策士蒯通友好，曾经投奔项羽献策，但是安期生和蒯通两人的计策却未被项羽所用。回顾苏轼的生平，其实也有相似之处，年轻时苏轼也是以拯救天下苍生为使命，英气勃勃，可惜造化弄人，如今却被贬于边远之地。苏轼有志不能伸，当然对此会感到痛心，但醒悟过来，便已经明白时间和机遇已过，唯一能做的就是接受现实，随遇而安罢了。

安期生①，世知其为仙者也，然太史公曰："蒯通善齐人安期生，生尝以策干项羽，羽不能用。羽欲封此两人，两人终不肯受，亡去②。"予每读此，未尝不废书而叹③。嗟乎！仙者非斯人而谁为之？故意战国之士④，如鲁连、虞卿⑤，皆得道者与？

【注释】

①安期生：亦称安期、安其生。人称千岁翁，安丘先生。传说师从河上公学黄老之说，后羽化登仙，被奉为上清八真之一。陶弘景《真灵位业图》中将其奉为"北极真人"。

②"蒯(kuǎi)通善齐人安期生"几句：语出《史记·田儋列传》。蒯通，本名蒯彻，为避汉武帝刘彻讳而改。蒯通是秦汉之际著名策

士，善于陈说利害，曾为韩信谋士。献灭齐之策，韩信用之平齐。又劝韩信与刘、项三分天下，以保性命图荣华，韩信不肯背叛刘邦，蒯通遂佯狂逃走。干，求取，特指追求职位俸禄。

③废书：放下书。

④意：猜想，怀疑。

⑤鲁连：又叫鲁仲连，战国时著名策士，以高节仗义而著称。善于策划，常周游各国排难解纷。曾力劝赵平原君不要让秦王称帝，又曾写信给燕将劝其放弃占领的齐国聊城。后功成不受赏，隐于海上。虞卿：名失传。游说赵孝成王，被任为上卿，又以封邑在虞（今山西平陆），故号为“虞卿”。主张以赵为主，合纵抗秦。长平之战后，赵国都邯郸被围，解围后赵王欲割地与秦媾和，他力主不可。赵王乃派他出使齐国，联齐抗秦。后因赵王畏秦相范雎的威胁，欲杀范雎仇人魏齐献秦，他遂解相印，与魏齐一起逃走。后家居著书，成《虞氏春秋》。

【译文】

世人都知道安期生是仙人，但太史公说：“蒯通和齐人安期生很友好，安期生曾经想为项羽出谋划策，但是项羽没有接纳。项羽想要封赏他们，两人终不肯接受，离开了项羽。”我每读到这里，没有不放下书感叹的。啊！仙人不是他们还有谁呢？所以推测战国时候的策士，如鲁连、虞卿，也都是得道之人吧！

安期本策士[①]，平日交蒯通。尝干重瞳子[②]，不见隆准公[③]。应如鲁仲连，抵掌吐长虹[④]。难堪踞床洗[⑤]，宁挹扛鼎雄[⑥]。事既两大谬，飘然笊遗风[⑦]。乃知经世士[⑧]，出世或乘龙[⑨]。岂比山泽臞[⑩]，忍饥啖柏松。纵使偶不死，正堪为仆僮。茂陵秋风客[⑪]，望祖犹蚁蜂[⑫]。海上如瓜枣[⑬]，可闻不可逢。

【注释】

①策士:指游说各国,向诸王与贵族出计策、献谋略之士。

②重瞳子:即一目有双瞳孔。此指项羽。《史记·项羽本纪》:“吾闻之周生曰:‘舜目盖重瞳子。’又闻项羽亦重瞳子。”

③隆准公:指汉高祖刘邦。隆准,高鼻。《史记·高祖本纪》:“高祖为人,隆准而龙颜。”

④抵掌:击掌,形容欢畅无拘束。

⑤难堪:难以忍受。踞床洗:指刘邦待客不礼貌的行为。典出《史记·高祖本纪》,郦食其见刘邦,刘邦“方踞床,使两女子洗足。郦生不拜,长揖,曰:‘足下必欲诛无道秦,不宜踞见长者。’”踞,臀着地,足前伸的坐姿。踞而见客是不礼貌的行为。

⑥挹:通“揖”,拜揖。扛鼎雄:指项羽。《史记·项羽本纪》:“籍长八尺余,力能扛鼎,才气过人。”

⑦篞(niè):通“蹑”,踏,追踪。

⑧经世士:治理国事的士人。

⑨乘龙:黄帝曾乘龙上天成仙,后因以“乘龙”比喻成仙。

⑩山泽臞(qú):山泽间苦修而消瘦的神仙。《史记·司马相如列传》:“相如以为列仙之传居山泽间,形容甚臞。”臞,消瘦。

⑪茂陵秋风客:指汉武帝。武帝葬于茂陵,又曾作《秋风辞》,故以称之。李贺《金铜仙人辞汉歌》:“茂陵刘郎秋风客,夜闻马嘶晓无迹。”

⑫祖:这里指汉高祖。

⑬如瓜枣:像瓜一样大的巨枣。《史记·封禅书》:“臣尝游海上,见安期生。安期生食巨枣,大如瓜。”

【译文】

安期生本来是策士,平日和蒯通相交游。曾经去重瞳子项羽那里求取功名,却不愿去见隆准公刘邦。

应该像鲁仲连那样，抵掌对谈滔滔不绝。难以忍受刘邦踞床洗脚的无礼行径，宁愿去参拜力能扛鼎的西楚霸王。

既然得不到任用，就飘然而去追寻古人遗风。我才知道入世治国的策士，如果出世便能乘龙得道。

哪里是隐居山间、忍饥挨饿服食柏松的隐士所能比的呢？他们纵使偶然没有死去，也不过只能做仙人的仆僮而已。

那埋葬在茂陵的秋风客，和高祖相比如同蚁、蜂一样。那海上仙人如瓜一样巨大的仙枣，都只是听说却碰不到。

注谓：安期生者，卖药于海边，琅琊人传世见之，计已千年。秦始皇请与语[①]，三日三夜，始皇异之，赐之金璧。安期留书曰："复数千年，求我蓬莱山。"

留书如此，教以得仙。其于羽也[②]，教之亡秦。刘须溪

【注释】

①与语：与之交谈。

②羽：指项羽。

【译文】

注解说：安期生在海边卖药，琅琊人传说世代都有人见过他，算起来有一千年了。秦始皇请求与他谈话，谈了三日三夜，始皇认为他是异人，赏赐他黄金玉璧。安期生留了一封信说："再过几千年，到蓬莱山下找我。"

留下这样一封书信，传授秦始皇成仙之术。他对于项羽，却传授亡秦之道。刘须溪

颜阖[1]

【题解】

《颜阖》一诗，黄庭坚也有以此为名的诗，而且全诗主题、诗句也多相近之处，故此该诗是否为苏轼所作存在一定争议。

颜阖古有道，躬耕自衣食。区区鲁小邦，不足隐明德。
轺轩来我门[2]，聘币继金璧。出门应使者，耕稼不谋国。
但疑误将命，非敢惮行役。使者反锡命[3]，户庭空履迹。
薄俗徇世荣[4]，截趾履之适。所重易所轻，隋珠弹飞翼[5]。
伊人畏照影，独往就阴息[6]。鼎俎荐忠贤[7]，谁能死燔炙。
念彼藏衣冠，安知获尧客。

【注释】

①颜阖：战国时鲁国的高士，安贫乐道，不愿为官。《庄子》《淮南子》等中皆记有其轶事。

②轺（yáo）轩：奉使者和朝廷急命宣召者所乘的车。亦指代使者。

③锡命：君主的诏命。

④徇：夸示。

⑤隋珠弹飞翼：典出《庄子·让王》："以随侯之珠，弹千仞之雀，世必笑之。是何也？则其所用者重而所要者轻也。"隋珠，随侯之珠，传说中的夜明珠。飞翼，指鸟雀。用夜明珠去弹鸟雀。比喻得不偿失。

⑥伊人畏照影，独往就阴息：典出《庄子·渔父》："人有畏影恶迹而去之走者，举足愈数而迹愈多，走愈疾而影不离身，自以为尚迟，疾走不休，绝力而死。不知处阴以休影，处静以息迹，愚亦甚矣！"

⑦鼎俎:鼎和俎,古代祭祀时盛放食物的礼器,喻指朝堂。

【译文】

颜阖是古代的有道之人,亲自耕种维持生计。小小的鲁国,不能让贤明有德的高士隐藏。

君主派来的使者到了家门口,带着金璧厚礼来聘请。走出门告诉使者,只知道种地不懂国家大事。

只是怀疑命令下错了,并不是害怕辛苦不想前去。使者带着诏命重新返回来,结果屋里已经空无一人。

浅薄的风气夸示世俗荣华,宁愿截掉脚趾来适合鞋子。拿贵重之物来换取低贱之物,好比用隋珠来弹射鸟雀。

那个人害怕影子,所以往光线照不到的地方去。将忠贤之才置于鼎俎之中,谁愿意死于燔炙呢。

想到他藏起了衣冠,谁知道得到的是高士呢?

庞公①

【题解】

这是一首歌颂隐士庞公的诗作,但此诗是否为苏轼所作尚存疑问。有学者认为作者或为沈辽。沈辽,字睿达,无意于功名,与曾巩、苏轼、黄庭坚等都有唱和。

襄阳庞公少检束②,白发不髡亦不俗③。
世所奔趋我独弃,我已有余彼不足。
鹿门有月树下行,虎溪无风舟上宿④。
不识当时捕鱼客⑤,但爱长康画金粟⑥。
杜口如今不复言,庞公为人不曲局⑦。

东西有人问老翁，为道明灯照华屋。

【注释】

①庞公：即东汉末年的庞德公，躬耕于襄阳岘山之南，曾拒绝刘表的礼请，隐居鹿门山而终。皇甫谧《高士传》中有记载。

②检束：检点约束。

③髡（kūn）：剃发。

④虎溪：地名，位于庐山。相传东晋高僧慧远住在庐山东林寺中，潜心研究佛法。他以寺前的虎溪为界，立誓约："影不出户，迹不入俗，送客不过虎溪桥。"这里比喻庞公隐居不出。

⑤捕鱼客：指陶渊明《桃花源记》中发现桃花源的捕鱼人。

⑥长康：东晋大画家顾恺之，字长康。金粟：指维摩诘大士，又称金粟如来。

⑦曲局：枉邪不正。

【译文】

襄阳庞公一点儿也不检点约束自己，满头白发不像僧人一样剃掉也不像俗人一样束起。

世人所追求的我却独独遗弃，我所拥有的世人却没有。

在月下的鹿门山树林中穿行，虎溪没有风就宿在船上。

不认识当时的捕鱼人，只是喜欢顾长康为维摩诘所绘的画像。

如今闭口不再说话，庞公为人品德正派。

到处都有人询问老翁，回答说明灯照亮了华美的房屋。

寄题清溪寺

【题解】

此诗为嘉祐四年（1059）冬南行途中作，苏辙与之同行，也有同名诗作。本诗主要由清溪附近的鬼谷子故居所引发，对于策士苏秦、张仪的做法表示反对，并予以嘲弄，诗结尾处“不若愚自安”一句可谓点题，道出了诗人所想要表达的思想。

口舌安足恃，韩非死《说难》①。自知不可用，鬼谷乃真奸②。
遗书今未亡，小数不足观③。秦仪固新学④，见利不知患。
嗟时无桓文⑤，使彼二子颠。死败无足怪，夫子固使然⑥。
君看巧更穷，不若愚自安。遗宫若有神，颔首然吾言⑦。

【注释】

①韩非死《说难》：《史记·老子韩非列传》：“然韩非知说之难，为《说难》书甚具，终死于秦，不能自脱。”《说难》，《韩非子》中的篇章名，主要讨论游说帝王的困难。

②鬼谷：鬼谷子，传说中的高士。清溪附近相传有鬼谷子的故居，郭璞《游仙诗十九首》：“青溪千余仞，中有一道士。……借问此何谁，云是鬼谷子。”

③小数：小道。

④秦仪：苏秦和张仪，战国时期最著名的纵横家。相传苏秦、张仪二人都学于鬼谷子。《史记·张仪列传》：“尝与苏秦俱事鬼谷先生学术。”新学：《文心雕龙·定势》：“新学之锐，则逐奇而失正。”

⑤嗟时无桓文：这里指战国时没有像春秋时齐桓公与晋文公那样推尊王室、约束诸侯的霸主。

⑥夫子：这里指鬼谷子。

⑦颔首：点头，表示赞同。

【译文】

口舌哪里值得依靠，韩非就死于自己所写的《说难》。自己知道不能使用，鬼谷子真是狡诈之人啊。

他的遗书现在还没有散佚，只是小道不值得一观。苏秦、张仪都是追求奇谋失去正道的新学，只看到利益看不到忧患。

可叹当时没有齐桓公、晋文公这样的霸主，让这两个人肆意妄为。死败都不值得奇怪，鬼谷子的学说本来就会导致这样。

你看聪明的人更穷困，还不如愚笨的人反而安闲。故居之中如果有神灵的话，一定会点头赞同我说的话。

寄言鬼谷，实言其谬。然仪、秦累之也。刘须溪

寺在峡州，鬼谷子故居。

【译文】

借寄言鬼谷子，实际上评论他的错谬。然而是张仪、苏秦连累了他啊。刘须溪

清溪寺在峡州，鬼谷子曾在这里居住。

双凫观①

【题解】

此诗作于宋仁宗嘉祐五年（1060），苏轼时在由蜀赴京途中。因为叶县相传是后汉仙人王乔做过县令的地方，又有双凫观这样的遗址和传说，故此苏轼写了这样一首诗，表达了对隐居生活的向往，以及对神仙之道的浓厚兴趣。

王乔古仙子②，时出观人寰③。尝为汉郎吏，厌世去无还。
双凫偶为戏，聊以惊世顽。不然神仙迹，罗网安能攀④。

纷纷尘埃中，铜印纡青纶[⑤]。安知无隐者，窃笑彼愚奸。

【注释】

①双凫观：道观名，位于叶县（今河南叶县）。凫，野鸭。

②王乔：《后汉书·方术列传》记载：尚书郎王乔在东汉明帝时为叶令，"有神术，每月朔望，常自县诣台朝。帝怪其来数，而不见车骑，密令太史伺望之。言其临至，辄有双凫从东南飞来。于是候凫至，举罗张之，但得一只舄焉"，乃诏尚方识别，则是赐尚书官属之履。

③人寰（huán）：人世。

④攀：抓住。

⑤青纶（guān）：古代官吏系印用的青丝带。

【译文】

王乔本是古代的仙人，偶尔出来看看人间。曾在汉代做过小郎官，厌恶人世离开不回还。

偶然将鞋变为野鸭当作游戏，姑且让世上愚顽之人惊乱。不然神仙的踪迹，罗网怎能抓住呢？

纷纷扬扬的尘土中，铜印系着青丝带。怎会知道没有隐士，在偷偷笑那些愚奸之辈。

观在叶县。

【译文】

双凫观在叶县。

题毛女真[①]

【题解】

本诗作于元祐八年（1093）定州任上，是一首题画诗，苏轼看到了传说中的仙人毛女的画像而作。题画诗当然要将画中的情景描绘出来，苏轼此诗不仅将画像容貌描绘得很清楚，而且营造出了诗一样的意境，不但切题，而且称得上诗中有画，很有美感。

雾鬓风鬟木叶衣[②]，山川良是昔人非。
只应闲过商颜老[③]，独自吹箫月下归。

【注释】

①毛女：传说中的仙人。真：肖像。

②雾鬓风鬟（huán）：双鬓与鬟髻被风吹得凌乱如雾。鬟，古代妇女梳的一种环形的发髻。木叶：树叶。屈原《九歌·山鬼》："若有人兮山之阿，被薜荔兮带女罗。"

③商颜老：指秦末汉初隐居商山的东园公、甪（lù）里先生、绮里季、夏黄公等四位年老隐士，并称"商山四皓"。

【译文】

头发像飘浮萦绕的云雾披着树叶制成的衣服，山川依旧但物是人非。应该悠闲地拜望商山老人，独自吹着箫在月下归来。

调笑等闲。刘须溪

毛女，字玉姜，在华阴山中。山客猎师世世见之[①]。形体生毛，自言始皇宫人。秦亡，入山，食松叶，遂不饥寒。《列女传》

【注释】

①山客：居住在山中的人。猎师：猎人。

【译文】

调笑如常。刘须溪

毛女，字玉姜，在华阴山中。住在山里的人和打猎者世代都看到过她。她身体上生毛，自己说是秦始皇的宫女。秦亡以后，进入山中，吃松叶，于是不感到饥寒。《列女传》

题孙思邈真

【题解】

这是一首咏叹"药王"孙思邈的七言诗。孙思邈曾在峨眉山长期居住，留有许多古迹与传说，苏轼是眉州人，自小对此当有所了解，故有"犹在峨眉西崦中"之语。末两句的感慨是颇有深意的，借着世间孙思邈尚在人间的传闻，指出或许是因为天上的神仙世界和人间的官府一样，所以孙思邈情愿留在人间。此句可谓联想丰富，构思奇特，同时也隐隐表现出对于求仙之事怀疑与保留的态度。

先生一去五百载①，犹在峨眉西崦中②。
自为天仙足官府③，不应尸解坐蚯虫④。

【注释】

①五百载：指孙思邈去世的时间，五百年是虚数。

②峨眉：即峨眉山，孙思邈青年时曾在峨眉山隐居采药多年，他去世之后，不断有传言说在峨眉山见到过他。崦（yān）：泛指山。

③天仙足官府：《神仙传》记载白石先生"不肯修升天之道，但取不死而已，不失人间之乐"，彭祖问他为何不服食升天之药，白石先

生回答："天上复能乐比人间乎？但莫使老死耳。天上多至尊，相奉事，更苦于人间。"韩愈也有诗云："上界真人足官府。"

④尸解：道家用语，谓道徒遗其形骸而仙去。传说孙思邈去世之后，尸体一月不变化，人们都认为他尸解仙去。坐虻虫：因用虻虫入药而受到牵连。唐代杜光庭《仙传拾遗》记载："尝有神仙降谓思邈曰："尔所著《千金方》，济人之功亦已广矣，而以物命为药，害物亦多，必为尸解之仙，不得白日轻举矣。……其后思邈取草木之药以代虻虫水蛭之命，作《千金方翼》三十篇。"

【译文】

先生离开人间已经五百年了，但仍然留在峨眉的西山中。

自然是因为是天仙世界和人间官府一样，不会是因虻虫入药受累只能尸解无法飞升。

尝有仙人谓思邈著《千金方》，多以物命为药[①]，以害物之故，不获上升，止于尸解。其后思邈乃取草木药以代虻虫、水蛭，作《千金方翼》三十篇[②]。

【注释】

①物命：有生命的物类。

②《千金方翼》：即孙思邈所著《千金翼方》。此书是对《千金要方》的补充。

【译文】

曾有仙人说孙思邈《千金方》中，多以有生命之物为药，因为伤害生命的缘故，所以不能飞升，只达到了尸解的程度。后来孙思邈便取草木药来代替虻虫、水蛭等，作《千金方翼》三十篇。

和渊明杂诗

【题解】

苏轼晚年独好渊明之诗，几乎追和殆遍。至于追和陶诗的原因，他在给苏辙的信中讲得非常清楚："吾于诗人，无所甚好，独好渊明之诗。……吾前后和其诗凡百数十篇，至其得意，自谓不甚愧渊明。"（苏辙《子瞻和陶渊明诗集引》）对于自己所追和的这些诗作，苏轼的自得之情也显而可见。苏轼所和陶渊明的杂诗共有十一首，《东坡养生集》选录了其中八首。

其三

真人有妙观①，俗子多妄量。区区劝粒食，此岂知子房②。
我非徒跣相③，终老怀未央④。免死缚淮阴⑤，狗功指平阳⑥。
哀哉亦可羞，世路皆羊肠⑦。

【注释】

①妙观：精细观察。

②区区劝粒食，此岂知子房：《史记·留侯世家》："（留侯）乃学辟谷，道引轻身。会高帝崩，吕后德留侯，乃强食之，曰：'人生一世间，如白驹过隙，何至自苦如此乎？'"粒食，进食谷物。子房，张良，字子房，封留侯。

③徒跣（xiǎn）相：指萧何。汉相国萧何曾因受刘邦猜忌被关进监狱，后被释放，"何年老，素恭谨，徒跣入谢"（《汉书·萧何传》）。徒跣，赤足步行。以示谦卑待罪。

④终老怀未央：到死都心系朝廷。未央，汉宫名。萧何主持于汉高祖七年（前200）年建成，西汉皇帝居住于此，常为朝见之处，是西汉政令中心。

⑤兔死缚淮阴:《史记·淮阴侯列传》记载,刘邦登基后忌惮韩信,诬其谋反,乃诱捕之:“上令武士缚信,载后车。信曰:‘果若人言,狡兔死良狗亨。’”淮阴,指淮阴侯韩信。

⑥狗功指平阳:《史记·萧相国世家》记载,汉初给功臣排位次,刘邦区别萧何与曹参等攻城野战的将军说:“夫猎,追杀兽兔者狗也,而发踪指示兽处者人也。今诸君徒能得走兽耳,功狗也。至如萧何,发踪指示,功人也。”平阳,指平阳侯曹参。

⑦羊肠:喻道路曲折逼仄。

【译文】

得道的真人观察精细,俗人则多随意猜测。愚蠢地要劝张良进食谷物,这哪里是了解他呢?

我不是赤足步行谢罪的萧何,至死心念着汉朝廷。天下已定淮阴侯韩信被绑缚,汉高祖可以说平阳侯曹参不过是“功狗”。

悲哀啊真令人感到羞耻,世上的道路都是曲折逼仄的啊。

其四

相如偶一官,嗤鄙蜀父老[①]。不记犊鼻时,涤器混佣保[②]。
著书曾几许,渴肺灰土燥[③]。琴台有遗魄[④],笑我归不早。
作书遗故人,皎皎我怀抱[⑤]。余生幸无愧,可与君平道[⑥]。

【注释】

①相如偶一官,嗤鄙蜀父老:司马相如的赋得到汉武帝的喜爱,被征召为郎官,后奉命出使巴蜀,向当地父老解释征西南夷政策,遂做《难蜀父老》一文,“藉蜀父老为辞,而己诘难之”。相如,指司马相如。嗤鄙,讥笑鄙视。

②不记犊鼻时,涤器混佣保:《史记·司马相如列传》记载,司马相

如未做官时，生活穷困，与妻卓文君卖酒："而令文君当炉，相如身自着犊鼻裈，与保庸杂作，涤器于市中。"犊鼻，即犊鼻裈，一种短裤（一说围裙），形如犊鼻，故名。佣保，雇工。

③渴肺：据载司马相如有消渴病。《史记·司马相如列传》："相如口吃而善著书，常有消渴疾。"消渴病的症状之一是肺燥多饮。

④琴台：相传为司马相如弹琴之处。遗魄：遗留之魂魄。

⑤皎皎：洁白，清白。

⑥君平：严君平，名遵，西汉隐士。汉成帝时，隐居成都市井中，修身自保，非其服弗服，非其食弗食。

【译文】

司马相如偶然的机会当上了官，就瞧不起蜀地的父老了。他不记得穿着犊鼻短裤，和仆役们一起洗器具的日子了吗？

曾写了多少书？渴肺如灰土般焦躁。琴台中如还有遗留的魂魄，定会嘲笑我不早些归隐。

写封书信给故人，我的胸怀十分坦荡清白。我这一生庆幸没有愧怍之事，可以和严君平一起学道。

其五

孟德黠老狐，奸言嗾鸿豫①。哀哉丧乱世，枭鸾各腾翥②。
逝者知几人，文举独不去③。天方斫汉室，岂计一郗虑。
昆虫正相啮，乃比蔺相如④。我知公所坐⑤，大名难久住。
细德方险微⑥，岂有容公处。既往不可悔，庶为来者惧。

【注释】

①孟德黠老狐，奸言嗾鸿豫：孔融忠于汉室，不满曹操，曹操为了笼络人心只能隐忍，但暗地里却示意与孔融有仇的郗虑弹劾孔融。

孟德，曹操，字孟德。嗾，用口作声指挥狗。鸿豫，郗虑，字鸿豫。建安初为光禄勋。与孔融不睦，互相指长道短。曹操欲杀孔融，郗虑明白曹操心意，罗织罪证，诬陷孔融任北海太守时有不臣之心。曹操借机发挥，杀掉了孔融。

②枭鸾各腾翥（zhù）：喻各种人才纷纷离散，各奔前程。枭鸾，枭为恶鸟，鸾为神鸟，对举以喻恶与善、小人与君子。腾翥，飞举。

③文举：孔融，字文举。

④昆虫正相啮，乃此蔺相如：郗虑构陷孔融后，孔融被免职在家。曹操又表面上写信给孔融，以战国时廉颇、蔺相如同归于好之事规劝孔融。

⑤公：指孔融。坐：所犯之罪。

⑥细德：小人。险微：奸险乖张。

【译文】

曹孟德是狡黠的老狐狸，唆使郗虑去构陷孔融。悲哀啊乱世之中，小人君子纷纷择主而事。

离开汉室朝廷的不知有多少人，只有文举还不离开。老天要让汉室灭亡，哪里会计较区区一个郗虑。

如同昆虫啮咬，竟然让孔融去效仿蔺相如。我知道孔融你所犯之罪，是名气太大难以久居。

小人用心正奸险乖张，哪里能容得下你？过去的没有办法后悔，希望将来的人戒惧吧。

其六

博大古真人，老聃关尹喜①。独立万物表②，长生乃余事。
稚川差可近③，倪有接物意④。我顷登罗浮，物色恐相值⑤。
徘徊朱明洞⑥，沙水自清驶⑦。满把菖蒲根⑧，叹息复弃置。

【注释】

①老聃：即老子。道家创始人。关尹喜：关尹子，字公度，名喜，曾为潼关令，与老子同时。据说老子《道德经》五千言，系应其请而撰。《庄子·天下》："关尹老聃乎，古之博大真人哉。

②万物表：万物之外，世俗之外。

③稚川：葛洪，字稚川。东晋著名道士，自号抱朴子，曾在罗浮山（在今广东增城）炼丹。

④侻：洒脱不拘。接物：谓与人交往。

⑤物色：物性。这里指志趣、天性。

⑥朱明洞：道教十大洞天的第七洞天，全称"朱明辉真之洞天"，在今广东罗浮山。据传秦朝时安期生曾在此寻找长生不老药，汉朝朱真人在此建朱子庵设朝斗坛，修炼太清神丹，东晋葛洪在此炼成九转金丹成道。

⑦清驶：水清流疾。

⑧菖蒲：草名。生于水边，根可以入药。被视为长生之药。

【译文】

广博无涯的古代真人，是老聃和关尹喜。独立于万物之外，长生对他们只是小事。

葛稚川差不多接近了，洒脱不拘地与人交往。我登上罗浮山的时候，与他的志趣大概一致。

在朱明洞里来往徘徊，流水清澈见底疾流不止。手里握着大把的菖蒲根，叹息着又丢弃了。

其七

蓝桥近得道[①]，常苦世褊迫[②]。西游王屋山[③]，不践长安陌[④]。

尔来宁复见，鸟道度太白[⑤]。昔与吴远游[⑥]，同藏一瓢窄[⑦]。

潮阳隔云海[⑧]，晚岁倘见客？伐薪共养火[⑨]，看作栖凤宅。

【注释】

①蓝桥：又作“蓝乔”，宋代的隐士，自号罗浮仙人。吴子野在京师与其相遇，从其同游学道数年。宋代洪迈《夷坚甲志》中有“罗浮仙人”条，专述其事。

②褊迫：狭窄，不宽广。

③王屋山：在今山西阳城、垣曲两县间，是古代的修道胜地。

④长安陌：长安的街道，指代京城繁华之地。陌，街道。

⑤鸟道：只有飞鸟可至之险绝山路。太白：山名，以险峻著称。李白《蜀道难》：“西当太白有鸟道，可以横绝峨眉巅。”

⑥吴远游：吴复古，又名吴子野。

⑦同藏一瓢窄：一同坐着小船游历。一瓢窄，喻指小船。一说，同藏，指胸怀相同。一瓢，喻生活简单清苦。语出《论语·雍也》：“贤哉，回也！一箪食，一瓢饮，在陋巷，人不堪其忧，回也不改其乐。”

⑧潮阳：县名，今属广东，吴远游当时在潮阳。

⑨共（gōng）：通“供”，供应。苏轼诗集通行本皆作“供”。养火：指道教炼丹中持续供给燃料，使火不灭。

【译文】

蓝桥是近于得道之人了，常常苦叹人世间太过狭窄。向西前往王屋山游览，却不去那繁华的长安街道。

此后再没有见到他，已经去只有鸟能飞过去的太白山了。他过去曾和吴远游一起，坐在小舟中游历。

潮阳与这里隔着云海，岁暮或许能接待客人？砍伐树木做柴准备养火炼丹，把这里当作栖凤的宅第。

其八

南荣晚闻道，未肯化庚桑[①]。陶顽铸强犷，枉费尘与糠[②]。
越子古成之，韩生教休粮[③]。《参同》得灵钥[④]，九锁启伯阳[⑤]。

鹅城见诸孙[6]，贫苦我为伤。空余焦先室[7]，不传元化方[8]。遗像似李白，一奠临江觞。

【注释】

①南荣晚闻道，未肯化庚桑：《庄子·庚桑楚》中记载，庚桑楚对南荣说："今吾才小，不足以化子，子胡不南见老子？"南荣，即南荣趎，是庚桑楚弟子。庚桑，即庚桑楚，是老聃弟子。

②陶顽铸强犷，枉费尘与糠：意谓培育愚顽和强悍之人，枉费心机。语出《庄子·逍遥游》："是其尘垢秕糠，将犹陶铸尧舜者也。"尘与糠，尘垢秕糠，比喻琐碎而没有用的东西。

③越子古成之，韩生教休粮：古成之遇异人韩咏，韩屡次欲传授道术。古成之，字亚奭，原籍广东，属古越地，故称其为"越子"。尝在罗浮山居住读书，力学不怠。韩生，韩咏。休粮，指辟谷。

④《参同》：即《周易参同契》，东汉魏伯阳所著，为道教修仙炼丹之作，被道教吸收奉为养生经典。灵钥：比喻探求玄理之法。

⑤九锁：道家藏经卷的器具，这里泛指道经。伯阳：魏伯阳，一说名翱，自号云牙子。葛洪《神仙传》有记其入山炼丹事。

⑥鹅城：惠州的别称。据说古代有仙人在水中放木鹅，顺水流到此地，于是建城。诸孙：指古成之的孙辈。

⑦焦先：字孝然，汉末隐士。这里喻指古成之。

⑧元化：汉末名医华佗，字元化。据载，华佗临死之前，曾拿出自己的方书交给狱吏，但是狱卒不敢接受。

【译文】

南荣学道的时候年纪已经大了，庚桑也没有办法教化他。培育愚顽和强悍之人，是白白浪费了心力。

岭南的古成之，韩生主动传授辟谷之道。《参同契》得到了探求玄理之法，道经启发了魏伯阳。

在鹅城见到古成之诸位贤孙，生活贫苦不仅为之感伤。白白地留着焦先的房子，也没有传下来华元化的秘方。

看遗留的画像风采与李白相似，在江边用一杯薄酒将他祭奠。

其九

余龄难把玩[①]，妙解寄笔端。常恐抱永叹，不及丘明迁[②]。
亲友复劝我，放心饯华颠[③]。虚名非我有，至味知谁餐[④]。
思我无所思，安能观诸缘[⑤]。已矣复何叹，旧说《易》两篇[⑥]。

【注释】

①余龄难把玩：语本柳宗元《与李翰林建书》："前过三十七年，与瞬息无异。复所得者，其不足把玩，亦已审矣。"余龄，余年。把玩，握在或置在手中赏玩。这里指消遣。

②丘明：左丘明，春秋鲁国人，相传曾任鲁国太史，作《春秋左氏传》。迁：指司马迁。作《史记》。司马迁曾说："古者疾没世而名不称。"又说："古者富贵而名摩灭，不可胜记，唯俶傥非常之人称焉。"并举"左丘失明，厥有《国语》"为例。

③华颠：白头。指年老。

④知谁餐：不知谁能体会。餐，本意是进食，这里喻指体会至味、至理。

⑤诸缘：佛教语。指色香等百般世相。

⑥《易》两篇：指《东坡易传》。东坡的父亲苏洵晚年欲作《易传》未成，遗命苏轼继作此书。苏轼被贬官于黄州时开始撰写，此后不断修改，直到生命垂危之时才修改完毕。

【译文】

我的余年再难以消遣，只有将高妙的解释写下来。经常害怕会空怀抱负长叹，追不上左丘明、司马迁名留青史的成就。

亲友们反复劝我，放下心思安度老年。虚名不是我所追求的，至美的滋味谁能体会。

想到如果我没有所思之物，怎么能看到各种世相。解说《周易》的《东坡易传》已经写完了，又有什么可叹息的。

其十

申韩本自圣[①]，陋古不复稽[②]。巨君纵独欲[③]，借经作岩崖。
遂令青衿子[④]，珠璧人人怀。凿齿井蛙耳[⑤]，信谓天可弥[⑥]。
大道久分裂，破碎日愈离[⑦]。我如终不言，谁悟角与羁[⑧]。
吾琴岂得已，昭氏有成亏[⑨]。

【注释】

①申韩：申不害和韩非。二人皆法家，主刑名之学。

②陋古：以古为陋。稽：考察。

③巨君：指王莽，字巨君。

④青衿子：指学子。青衿，青色衣领，因古代学子所穿衣服为青领，故以此称学子。

⑤凿齿：习凿齿，字彦威。东晋史学家、文学家，著有《汉晋春秋》。井蛙：井底之蛙，谓见识不广。

⑥天可弥：前秦高僧释道安与习凿齿初次相见时，道安说："弥天释道安。"习凿齿对曰："四海习凿齿。"

⑦离：支离分散。

⑧角与羁：儿童发髻，男称角，女称羁。这里泛指儿童。

⑨吾琴岂得已，昭氏有成亏：语本《庄子·齐物论》："有成与亏，故昭氏之鼓琴也。无成与亏，故昭氏之不鼓琴也。"成亏，完满与缺损。苏轼在这里借指自己著书亦是不得已而为之，如同昭氏不能不弹

琴。昭氏,昭文,春秋时郑国太师,善鼓琴。亏,底本误作“戏”,从苏轼诗集通行本改。

【译文】

申不害和韩非子都是圣明之人,以古为陋不再稽考。王巨君有篡位的野心,借倡导经学造作威势。

于是便让青领的学子们,人人都研习经书,如同胸有珠宝美玉。习凿齿真是井底之蛙,真的说“天可弥”。

大道分裂很久了,一天天更加支离破碎。我如果终究不说话,谁能让儿童们晓悟呢?

我写书也是不得已,如同昭氏鼓琴一样有成有亏。

先生与子由书曰[①]:“古之诗人,有拟古之作矣,未有追和古人者也[②]。追和古人,则始于吾。吾于诗人,无所甚好,独好渊明之诗。吾前后和其诗凡一百有九篇,自谓不甚愧渊明。”和杂诗十一首,今录其感慨怀古者八首。”

【注释】

①与子由书:本处引文出自苏辙《子瞻和陶渊明诗集引》。

②追和:后人和前人的诗。

【译文】

先生给子由的信中说:“古代的诗人,有拟古之作,还没有追和古人的情况。追和古人,从我开始。我对于诗人,没有特别喜欢的,只是喜欢陶渊明的诗。我前后追和他的诗共有一百零九篇,自己觉得不是特别愧对渊明。”追和的杂诗有十一首,现在收录其中感慨怀古的八首诗。

和桃花源诗有引

【题解】

陶渊明根据传说创作的《桃花源记并诗》，描绘了一个和平宁静、丰衣足食、令人向往的世外桃源，成为历代文人墨客咏叹不尽的题材，也逗引得苏轼诗兴大发。本文写于绍圣三年（1096）春，当时诗人以宁远军节度副使贬居惠州。政治上一再受挫，生活中孤寂艰辛，超尘避世的思想抬头，"世外桃源"的梦想遂成为东坡老人在逆境中的向往与慰藉。但苏轼并非因袭前人一味赞美，而是别有新意，不但指出了关于桃花源传言的不实之处，而且还将桃花源和仇池山水相结合，体现了他对仇池美景的由衷赞许。

世传桃源事，多过其实。考渊明所记，止言先世避秦乱来此[①]，则渔人所见，似是其子孙，非秦人不死者也。又云杀鸡作食，岂有仙而杀者乎？旧说：南阳有菊水，水甘而芳，民居三十余家，饮其水皆寿，或至百二三十岁[②]。蜀青城山老人村，有见五世孙者，道极险远，生不识盐醯[③]，而溪中多枸杞，根如龙蛇，饮其水故寿。近岁道稍通，渐能致五味，而寿亦益衰。桃源盖此比也与？使武陵太守得而至焉，则已化为争夺之场久矣。尝意天壤之间[④]，若此者甚众，不独桃源。

【注释】

①止：只有。

②或至百二三十岁：以上南阳人饮菊水高寿事见《抱朴子内篇·仙药》："南阳郦县山中有甘谷水。谷水所以甘者，谷上左右，皆生甘菊，菊花堕其中，历世弥久，故水味为变。其临此谷中居民，皆不

穿井,悉食甘谷水。食者无不老寿,高者百四五十岁,下者不失八九十。”

③盐醯(xī):盐和醋,泛指五味。

④天壤:天地。

【译文】

世上所传的桃花源这件事,很多都夸大其词。考察陶渊明所记载的,只说是先祖逃避秦朝的战乱来到这里,那么渔人所见的似乎是避乱人的子孙,不是说那些秦朝人是不死的。又说杀鸡作为食物,哪里有仙人杀生的?以前说南阳有菊水,水质香甜,住在水边的有三十多家人,喝那里的水都长寿,有的活了一百二三十岁。四川青城山老人村,有的人见到了自己五世孙。那里道路极其危险遥远,人们一辈子不认识盐醋五味,而且溪水中有很多枸杞,根弯弯曲曲像龙和蛇一样,喝了那的水就会长寿。近年道路稍微通畅,逐渐能够接触到五味,故而寿命也减短了。假如武陵太守得知并到达了那里,那里应该早就成为很多人争夺的地方了。我曾想天下像这样的地方很多,不单单是桃花源而已。

余在颍州,梦至一官府,人物与俗间无异,而山川清远,有足乐者。顾视堂上[①],榜曰“仇池”[②]。觉而念之,仇池,武都氏故地[③],杨难当所保[④],余何为居之。明日以问客,客有赵令畤德麟者[⑤],曰:“公何为问此,此乃福地[⑥],小有洞天之附庸也[⑦]。杜子美诗云[⑧]:‘万古仇池穴,潜通小有天。神鱼人不见[⑨],福地语真传。近接西南境,长怀十九泉[⑩]。何时一茅屋,送老白云边。’”他日,工部侍郎王钦臣仲至谓余曰[⑪]:“吾尝奉使过仇池,有九十九泉,万山环之,可以避世,如桃源也。”

【注释】

①顾视:向周围看。

②仇池:仇池国是魏晋南北朝时期氐族杨氏建立的政权名称,因其立国之时政治中心在仇池山(在今甘肃西和)而得名。

③武都:古郡名,治今甘肃西和西南。氐:古代民族,又称西戎。

④杨难当:北魏时氐族人。据仇池等地自立为大秦王。

⑤赵令畤德麟:赵令畤,初字景贶,后苏轼为其改字德麟。宋宗室燕懿王玄孙。时任签书颍州节度判官公事。曾入元祐党籍,南宋时袭封安定郡王。博学经史,笔力雅健,颇受苏轼赏识。

⑥福地:指神仙居住之处。道教有七十二福地之说。

⑦小有洞天:道教十大洞天之一。据《云笈七签》所载:"第一王屋山洞,周回万里,号曰小有清虚之天。"

⑧杜子美诗:下引诗句见杜甫《秦州杂诗·万古仇池穴》。

⑨神鱼人不见:世传仇池穴出神鱼,食之者仙。

⑩十九泉:旧说仇池山上有田百顷,泉九十九眼。仇兆鳌注,此云十九乃省文也。

⑪王钦臣:字仲至。以父荫入官,文彦博荐试学士院,赐进士及第。历陕西转运副使,元祐初,为工部员外郎。

【译文】

我在颍州的时候,梦中到了一个官府,其中人物和世俗间没什么不同,而山川清远,有很多值得玩乐的地方。环顾堂上,见匾额上写着"仇池"的字样。梦醒后不禁想,仇池是武都氐族人的故地,是杨难当所据有的地方,我为什么住在这里呢?第二天问宾客,宾客之中有赵令畤,字德麟,他说:"您为什么问这里呢,这是福地,是小有洞天的附庸。杜子美有诗说:'万古仇池穴,潜通小有天。神鱼人不见,福地语真传。近接西南境,长怀十九泉。何时一茅屋,送老白云边。'"又有一天,工部侍郎王钦臣,字仲至,对我曰:"我曾经奉使路过仇池,有九十九个泉眼,万山环绕，可以避世隐居，如同世外桃源。”

凡圣无异居[①]，清浊共此世。心闲偶自见，念起忽已逝。
欲知真一处[②]，要使六用废[③]。桃源信不远，藜杖可小憩[④]。
躬耕任地力[⑤]，绝学抱天艺[⑥]。臂鸡有时鸣[⑦]，尻驾无可税[⑧]。
苓龟亦晨吸[⑨]，杞狗或夜吠[⑩]。耘樵得甘芳，齕啮谢炮制。
子骥虽形隔[⑪]，渊明已心诣。高山不难越，浅水何足厉[⑫]。
不知我仇池，高举复几岁[⑬]。从来一生死，近又等痴慧。
蒲涧安期境[⑭]，罗浮稚川界。梦往从之游，神交发吾蔽。
桃花满庭下，流水在户外。却笑逃秦人，有畏非真契[⑮]。

【注释】

①凡圣：凡人、仙人。异居：分别居住。

②真一：道教名词。指保持本性，自然无为。

③六用：指六根，即眼、耳、鼻、舌、身、意之功能。

④藜杖：用藜的老茎做的手杖。小憩：稍事休息。

⑤地力：土地的肥力。

⑥绝学抱天艺：弃绝学问，只抱守天赋之才能。

⑦臂鸡：左臂化成鸡。典出《庄子·大宗师》：“浸假而化予之左臂以为鸡，予因以求时夜。”

⑧尻驾：以尻化车驾。语出《庄子·大宗师》：“浸假而化予之尻以为轮，以神为马，予因以乘之，岂更驾哉？”尻，臀部。税：税驾，休息。

⑨苓龟：茯苓。因其状似龟，故名。《史记·龟策列传》：“伏灵者，千岁松根也，食之不死。闻蓍生满百茎者，其下必有神龟守之。”

⑩杞狗：传说中千年枸杞根能化为犬。狗，底本误为“枸”，据苏轼诗集通行本改。

⑪子骥：刘子骥。与陶渊明是亲戚，志趣相投，常同游山水。《桃花源记》中记云："南阳刘子骥，高尚士也。闻之，欣然规往，未果。"

⑫厉：涉水。

⑬高举：退隐。

⑭蒲涧：即菖蒲涧。安期：安期生，秦时方士，或谓古之仙人。相传于菖蒲涧飞升。

⑮契：契合。

【译文】

凡人、仙人并没有分开居住，清浊都在同一个世间。心意安闲偶然自己出现，念头起来忽然便已消逝。

想要知道如何获得真一，先要废弃眼、耳、鼻、舌、身、意这六用。桃花源确实不算远，拄着藜杖只需稍事休息就可到达。

耕种依靠土地的肥力，弃绝学问抱守天赋之才能。左臂化成的鸡按时鸣叫，臀部化成的车驾不用解。

守护茯苓的神龟也会晨起吸气，枸杞化成的狗夜里或会吠叫。农人与樵夫得到甘美之药物，不加炮制即嚼而食之。

刘子骥虽然身未能到桃花源，而渊明之心却已经到达。高峻的山岭不难翻越，浅水哪里值得渡涉。

不知道我梦中所到的仇池，还需要等待多少年才能隐居。一直都认为生死平等，近来又将愚痴和聪慧看作一样。

菖蒲涧是安期生飞升的地方，罗浮山是葛稚川炼丹之所。在梦里面跟随他们仙游，精神相交开启我蒙昧之思。

庭中开满了桃花，流水在户外流淌。却笑逃避秦时战乱者，是畏惧而来，并非真与山水契合。

东坡此论，盖辩证唐人以桃源为神仙，如王摩诘、刘梦得、韩退之作《桃源行》是也[①]。惟王介甫作《桃源行》[②]，与

东坡之论合。胡仔

【注释】

①王摩诘:王维,字摩诘。刘梦得:刘禹锡,字梦得。韩退之:韩愈,字退之。

②王介甫:王安石,字介甫。

【译文】

东坡的观点,大概是想要辨别纠正唐人将桃花源视为神仙之地的说法,如王摩诘、刘梦得、韩退之所作的《桃源行》都是如此。只有王安石写的《桃源行》,和东坡的观点契合。胡仔

和李太白诗并叙

【题解】

苏轼的《和李太白诗》于元丰七年(1084)作于江州。李白曾在此地的天庆观(即紫极宫)中写有《浔阳紫极宫感秋》一诗,苏轼身临其境,颇有感悟,便写下了这首《和李太白诗》。后来黄庭坚亦步其韵,写下了诗作,在诗中黄庭坚将李白与苏轼并称为"两谪仙",可谓恰当。

李太白有《浔阳紫极宫感秋》诗[①],紫极宫,今天庆观也。道士胡洞微以石本示予[②],盖其师卓玘之所刻。玘有道术,节义过人,今亡矣。太白诗云:"四十九年非,一往不可复。"今予亦四十九,感之,次其韵。玉芝,一名琼田草,洞微种之七八年矣。云更数年可食[③],许以遗予。故并记之。

【注释】

①紫极宫：唐玄宗时于长安、洛阳置老君庙，号玄元宫，在各州建庙，号紫极宫。

②石本：石刻的拓本。

③更数年：再有几年。

【译文】

李白有《浔阳紫极宫感秋》诗，紫极宫就是现在的天庆观。道士胡洞微将石刻的拓本给我看，原来是他的老师卓玘所刻。卓玘有道术，节义过人，已经去世了。李白诗中说："四十九年非，一往不可复。"现在我也四十九岁了，为之感慨，便依照他的韵写了这首诗。玉芝，又叫琼田草，洞微种植有七八年了。说再过几年就能吃了，答应赠送给我。所以一并记下来。

何处闻秋声①，翛翛北窗竹②。回薄万古心③，揽之不盈掬④。
静坐观众妙⑤，浩然媚幽独⑥。白云南山来，就我檐下宿。
懒从唐生决⑦，羞访季主卜⑧。四十九年非⑨，一往不可复。
野情转萧散⑩，世道有反覆。陶令归去来，田家酒应熟。

【注释】

①何处闻秋声：按，以下为李白《浔阳紫极宫感秋》原诗。

②翛翛（xiāo）：象声词，这里形容风吹竹丛的声音。

③回薄：萦绕。

④揽之不盈掬：意为秋声无形，故不可揽。掬，双手捧取。也指两手相合所能捧的量。

⑤众妙：万物变化之妙。

⑥浩然：不可阻遏、无所留恋的样子。媚：爱。

⑦唐生：指唐举，战国梁人。以善相术著名。《荀子·非相》："古者有姑布子卿，今之世梁有唐举，相人之形状颜色，而知其吉凶妖祥，世俗称之。"

⑧季主：司马季主，汉代楚国人。精通《易》学，在长安东市设摊占卜。

⑨四十九年非：四十九年全错了。出自《淮南子·原道训》："蘧伯玉年五十，而知四十九年非。"

⑩萧散：消散，消释。

【译文】

从哪里听闻到了秋声？风吹着北窗外的竹子发出翛翛的声响。万古以来使人心为之动荡，但秋声无形，想去抓揽却又捧不住。

平静地坐着感悟万物变化的妙理，喜爱静静独处的心情不可阻遏。白云从南山漂浮而来，似乎要在我的屋檐下休憩。

疏懒地不想去找唐生看相决断，也羞于寻访司马季主进行占卜。五十岁时发现四十九年全都错了，但已经过去不可能重来。

不受约束的闲散心情都已经消散，人世间的兴衰变化无常。陶渊明归隐乡里，农家酿造的酒应该成熟了吧。

寄卧虚寂堂，月明浸疏竹。冷然洗我心[①]，欲饮不可掬。
流光发永叹[②]，自昔非予独。行年四十九，还此北窗宿[③]。
缅怀卓道人[④]，白首寓医卜。谪仙固远矣[⑤]，此士亦难复。
世道如弈棋，变化不容覆。惟应玉芝老，待得蟠桃熟。

【注释】

①冷然：清凉貌。此指月光。月光如水，故曰"冷然"。

②永叹：长叹。

③北窗宿：陶渊明《与子俨等疏》："五六月中，北窗下卧。遇凉风暂

至，自谓是羲皇上人。”

④卓道人：指卓玘。

⑤谪仙：指李白。

【译文】

寄卧在空旷寂静的屋中，稀疏的竹丛浸在明亮的月光里。清凉的月色涤洗我心，想要饮用却没有办法用手捧起。

面对流逝的时光不禁长叹，这自古以来不是只有我独有。已经要四十九岁了，还在北窗下卧宿。

缅怀想念卓道人，头发白了寓于医卜之中。谪仙李白固然已经远去，卓道人也难以回转。

人世兴衰如同弈棋，已经变化就不能再翻转。只能静静等待玉芝长成，等到蟠桃变得成熟。

次苏子瞻和李太白《浔阳紫极宫感秋诗》韵，追怀太白、子瞻。黄山谷

不见两谪仙，长怀倚修竹。行绕紫极宫，明珠得盈掬[①]。
平生人欲杀[②]，耿介受命独。往者如可作，抱被来同宿。
砥柱阅颓波[③]，不疑更何卜。但观草木秋，叶落根自复。
我病二十年，大斗久不覆[④]。因之酌苏李，蟹肥社醅熟[⑤]。

【注释】

①明珠：此指李白和苏轼之诗如同明珠一样光彩照人。

②平生人欲杀：化自杜甫《不见》诗：“不见李生久，佯狂真可哀。世人皆欲杀，吾意独怜才。”

③砥柱阅颓波：语本刘禹锡《咏史》诗：“世道剧颓波，我心如砥柱。”黄庭坚遗王观复曰：“余观砥柱之屹中流，阅颓波之东注，有似乎

君子。”砥柱，山名。位于今河南三门峡东，屹立于黄河急流之中。颓波，向下流的水势。

④大斗：酌酒的长柄勺。

⑤醅（pēi）：没滤过的酒。

【译文】

次苏子瞻和李太白《浔阳紫极宫感秋诗》韵，追念太白、子瞻。黄山谷

再也看不见这两个谪仙人，倚靠着高高的竹子遐思。绕行来到紫极宫，他们留下的诗篇如同明珠。

一生之中人人都想伤害，独自禀受正直不阿的性格。他们如果可以生还，我要抱着被子来和他们一同住宿。

如同砥柱屹立于激流之中，毫不怀疑还有什么可占卜？只看秋天的草木，叶子落了自然归根。

我因病了二十年，很久没有用过大斗舀酒了。暂且为了苏李二人斟酒，螃蟹已经够肥，醅酒也已酿成。

子瞻诗所记胡道士玉芝，一名琼田草者，俗号其叶为唐婆镜，叶底开花，故号羞天花。以予考之，其实《本草》之“鬼臼”也。岁生一臼，如黄精而坚瘦，满十二岁可为药。就土中生根，取一臼，勿令大本知也①。煮面如浑饨皮，裹一臼，吞之，数日不饥，啖三臼，可辟谷也。黄龙山老僧多采而断食，令人体臞而神王②。今方家所用鬼臼，乃鬼灯檠耳③。如蜀人用鬼箭④，但用一草根，不知何物也。镇阳、赵州间道傍丛生三羽者，真鬼箭⑤。俗医用药如此，而责古方不治病，可胜叹哉。因论玉芝，故并记之。黄山谷

【注释】

①大本：主根。

②王：通“旺”，兴盛，旺盛。

③鬼灯檠（qíng）：山慈菇的别名。味甘、微辛，性凉。具有提高免疫力，清热解毒，化痰散结的功效。

④鬼箭：鬼箭羽的别名。味苦、辛，性寒。具有破血通经，解毒消肿，杀虫的功效。

⑤镇阳：今河北正定。赵州：今河北赵县。

【译文】

子瞻诗中所记胡道士所种的玉芝，又叫琼田草，俗称其叶为唐婆镜，因为在叶底开花，所以叫羞天花。经我考证，它实际上是《本草》中的“鬼臼”。每年生一臼，像黄精而坚硬细瘦，满十二年便可以入药。从土中生根，取出一臼，不要伤害主根。煮面如馄饨皮，用皮裹上一臼，吞下去，几天都不感到饥饿，吃上三臼，可以辟谷。黄龙山的老僧常采集食用以辟谷，能令人身体清瘦而神气健旺。现在医家所用的鬼臼，是鬼灯檠。好像蜀人用鬼箭，但只是用一种草根，不知究竟是什么。镇阳、赵州之间的道路旁丛生三羽的是真正的鬼箭。俗医这样用药，而责怪古方不治病，真令人叹息不已！因为论玉芝，所以一并记录。黄山谷

贺水部

【题解】

《贺水部》一文本作《送乔仝寄贺君六首》，系苏轼于元祐二年（1087）作于汴京，诗前的小叙中对此诗写作背景交代得很清楚。关于文中提到的贺水部贺亢，宋代陈师道写有《贺水部传》，对于贺亢的事迹叙述甚详，可以参看。

旧闻靖长官、贺水部[①]，皆唐末五代人，得道不死。章圣皇帝东封[②]，有谒于道左者，其谒云[③]："晋水部员外郎贺亢。"再拜而去，上不知也。已而阅谒，见之，大惊。物色求之[④]，不可得矣。天圣初，又使其弟子喻澄者，诣阙进佛道像，直数千万[⑤]。张安道与澄游[⑥]，具得其事。又有乔仝者，少得大风疾[⑦]，几死，贺使学道，今年八十，益壮盛。人无复见贺者，而仝数见之。元祐二年十二月，仝来京师十许日，予留之不可，曰："贺以上元期我于蒙山[⑧]。"又曰："吾师尝游密州，识君于常山道上，意若喜君者[⑨]。"因作是诗以送之，且作五绝句以寄贺。

【注释】

①靖长官：曾慥《集仙传》："靖不知何许人，唐僖宗时为登封令，既而弃官学道，遂仙去，隐其姓而以名显，故世谓之靖长官。"

②章圣皇帝：宋真宗赵恒。东封：指大中祥符元年（1008），真宗巡幸泰山，并进行封禅之事。

③谒：名刺。犹名帖，名片。

④物色：访求。

⑤直：价值。

⑥张安道：张方平，字安道。号乐全居士。与苏轼兄弟友善。

⑦大风疾：一种慢性传染性皮肤病，即麻风病。

⑧上元：农历正月十五日。蒙山：古称东蒙、东山，位于今山东临沂西北，风景秀美，有七十二峰、三十六洞名胜。

⑨"吾师尝游密州"几句：陈师道《贺水部传》云："熙宁中，东坡居士为密州，岁大旱，请雨常山。既归而雨，居士却盖以行。贺从道旁见之，以为可授道也，欲往而疑无素，乃止。"

【译文】

以前听说靖长官、贺水部，都是唐末五代人，得道不死。章圣皇帝东封泰山时，有人在路边拜见，名帖上写着："晋水部员外郎贺亢。"行再拜之礼后离开，皇帝不知道这件事。后来翻阅拜帖，见到后大惊。四处寻访，找不到人了。天圣初年，贺水部又派弟子喻澄，到京城进献佛道像，价值数千万。张安道与喻澄有来往，清楚地了解这些事。又有一个叫乔仝的人，小时候得了大风疾，快要病死了，贺水部让他学道术，今年已经八十了，更加壮盛。人们再没有见过贺水部，而乔仝多次见到。元祐二年十二月，乔仝来京师住了十几天，我留他继续住，他不肯，说："贺水部约我上元节在蒙山见面。"又说："我的老师曾经游历密州，在常山道上见过您，心里很喜欢您。"因此我写诗为他送行，并写了五首绝句寄给贺水部。

君年二十美且都①，初得恶疾堕眉须。
红颜白发惊妻孥②，览镜自嫌欲弃躯③。
结茅穷山啖松腴④，路逢逃秦博士卢⑤。
方瞳照野清而癯⑥，再拜未起烦一呼。
觉知此身了非吾，炯然莲花出泥涂。
随师东游渡潍郏⑦，山头见我两轮朱⑧。
岂知仙人混屠沽⑨，尔来八十胸垂胡，上山如飞嗔人扶。
东归有约不敢渝，新年当参老仙儒。
秋风西来下双凫⑩，得枣如瓜分我无⑪。

【注释】

①都：美好，闲雅。

②妻孥（nú）：妻子和儿女。孥，儿女。

③览镜：照镜。

④松腴：松脂，也称松膏、松肪、松胶等，可以入药，在古代多被视为养生妙药。

⑤逃秦博士卢：秦朝方士卢生，燕国人。据《史记·秦始皇本纪》，秦始皇曾派遣卢生寻找仙人羡门子高，后卢生入海带来一部图书，上有“亡秦者胡也”的谶语，始皇从而发兵攻打匈奴。后来卢生又劝说秦始皇要深居宫中才能遇见仙人，但之后又与侯生说秦始皇贪欲太甚不能求到仙药，两人出逃，引发秦始皇坑儒事件。这里喻指贺水部。

⑥方瞳：方形瞳孔。道家谓眼方者寿千岁，因以方瞳为仙人之征。

⑦潍郏：二水名，都位于密州境内。

⑧两轮朱：古代高官所乘之车，用朱红漆轮。

⑨屠沽：同“屠酤”。谓屠户和卖酒者。

⑩秋风西来下双凫：这里用东汉仙人王乔典故。见前《双凫观》注。

⑪得枣如瓜：据《史记·封禅书》，安期生曾给李少君吃过一种像瓜一样大的枣。

【译文】

您二十岁的时候姿容美好，却身患恶疾，眉毛、胡须都掉落。

红颜白发让妻子、儿女都受到惊吓，自己照镜子也嫌弃想要轻生。

在荒山上住在草屋里吃松脂，路上遇到了仙人贺水部。

方形的瞳仁非常明亮，身材清瘦，您一再跪拜不起不断请求。

发现自己身体全然改变，如同泥涂中长出光彩照人的莲花。

跟随师父东游渡过潍水、郏水，在山顶曾看到我的两轮官车。

我哪里知道仙人混在屠沽之中，近来你都八十岁了胡须垂胸，上山如飞责怪别人要搀扶你。

因为和师父约好东归不敢违背，新年的时候当要参拜老仙儒。

顺着秋风，乘着双凫向西而来，如果得到像瓜一样大的仙枣能否分我一些。

生长兵间早脱身[①],晚为元祐太平人。
不惊渤澥桑田变[②],来看龟蒙漏泽春[③]。

【注释】

①生长兵间早脱身:指贺水部为五代战乱时人,及早悟道修仙脱离世俗苦难。兵间,指战乱。

②渤澥:渤海。桑田变:指桑田沧海的相互变化。

③龟蒙:山名,位于山东泗水县东北。漏泽:地名,位于山东泗水县东北。古代都属于密州,贺曾游密州,所以这里以两个地方指代密州。

【译文】

生活在战乱之中能及早脱身而去,晚年做了元祐年间的太平之人。对渤海沧海桑田的变化不感到惊讶,来看龟蒙、漏泽的春天。

曾谒东封玉辂尘[①],幅巾短褐亦逡巡[②]。
行宫夜奏空名姓[③],怅望云霞缥缈人[④]。

【注释】

①玉辂:珠玉装饰的华美车辆,为天子所乘。

②幅巾短褐:平民的装束。幅巾,用全幅细绢裹头的头巾,本为平民之服,汉末之后多以为雅。逡巡:从容的样子。

③行宫:指宋真宗东封时路上所居之所。

④缥缈人:仙人。此指贺水部。

【译文】

曾在东封时玉辂扬起的车尘中拜谒,头戴幅巾穿着短褐徘徊而没有上前。

皇上在行宫中夜间发现谒帖上空有名姓，惆怅地远望着云霞之中缥缈的仙人。

垂老区区岂为身，微言一发重千钧[①]。
始知不见高皇帝，正似商山四老人[②]。

【注释】

①微言：精微之言。千钧：三十斤为一钧，千钧即三万斤。极言其重。

②始知不见高皇帝，正似商山四老人：刘邦曾征召商山四皓被拒，后吕后想法请来四人辅佐太子。苏轼在这里暗喻贺亢没有见到真宗，但后来其弟子喻澄向真宗之子宋仁宗进献佛道像之事。高皇帝，指汉高祖刘邦。

【译文】

老迈之人前来拜谒哪里只是为了自己，精微之论比千钧还要重。

才明白您就像汉初的商山四老一样，不见汉高祖，而派弟子来见其后人。

旧闻父老晋郎官[①]，已作飞腾变化看[②]。
闻道东蒙有居处[③]，愿供薪水看烧丹[④]。

【注释】

①父老：对年老者之敬称。晋郎官：指贺亢。其曾任后晋水部员外郎。

②飞腾：指飞升。

③东蒙：指蒙山。

④薪水：柴和水。指杂务。烧丹：炼丹也。

【译文】

从前就听父老说起晋郎官,都说已经飞升成仙。

听说在蒙山上有住所,我愿意提供柴火和水来学习炼丹。

千古风流贺季真[①],最怜嗜酒谪仙人。

狂吟醉舞知无益,粟饭藜羹问养神[②]。

【注释】

①贺季真:指唐代诗人贺知章,自号四明狂客,天宝初请为道士。贺知章与李白相善,李白《对酒忆贺监》云:"四明有狂客,风流贺季真。长安一相见,呼我谪仙人。"

②粟饭:粗米饭。藜羹:用藜菜做的羹,泛指粗劣食物。

【译文】

千古风流的诗人贺季真,最怜爱嗜酒的谪仙人李白。

知道狂吟醉舞对身体无益,食用粟饭、藜羹之类的粗食清净养神。

每托仙踪,便欲与之神游。

【译文】

每次谈及仙人踪迹,便想与仙人一起神游。

司马子微[①]

【题解】

此文系词作,原名为《水龙吟·古来云海茫茫》,作于宋神宗元丰七年(1084)十二月。当时东坡自黄州移居汝州途中,泊舟汴河口,驻足泗州城。这首词以神话传说作题材,运用浪漫主义的笔调,描写仙人谢自然拜师蓬莱真人，白日仙去之事，表达了苏轼对世俗生活的厌倦，对有道之士超然物外的向往之情。

昔谢自然欲过海求师蓬莱[2]。至海中，或谓自然："蓬莱隔弱水三十万里[3]，不可到。天台有司马子微，身居赤城[4]，名在绛阙[5]，可往从之。"自然乃还，受道于子微，白日仙去。子微著《坐忘论》七篇、《灵枢》一篇[6]。年百余，将终，谓弟子曰："吾居玉霄峰[7]，东望蓬莱，尝有真灵降焉。今为东海青童君所召[8]。"乃蝉蜕而去[9]。其后李太白作《大鹏赋》云："尝见子微于江陵，谓予有仙风道骨，可与神游八极之表[10]。"元丰七年冬，余过临淮[11]，而湛然先生梁公在焉。童颜清彻如二三十许人，然人亦有自少见之者。善吹铁笛，嘹然有穿云裂石之声[12]。乃作《水龙吟》一首，记子微、太白之事，倚其声而歌之。曰：

【注释】

①司马子微：即司马承祯，字子微，法号道隐，自号白云子。唐朝道士，随潘师正学习辟谷导引。先后被武后、睿宗、玄宗召见。死后谥为贞一先生。是道教上清派茅山宗第十二代宗师。

②谢自然：唐代女道士。世号为东极真人。《太平广记》引《集仙录》称其贞元十年（794）十一月二十日辰时，于金泉道场，白日升天。

③弱水：神话传说中，各大洲四面有弱水绕之，鸿毛不浮，不可逾越。

④赤城：山名。在今浙江天台北，为天台山南门。

⑤绛阙：宫殿寺观前的朱色门阙。这里借指仙宫。

⑥《坐忘论》：司马微子主“主静去欲”之说。坐忘，道家所追求的物我两忘、淡泊无思虑的精神境界。

⑦玉霄峰：天台山玉霄峰。司马子微于此隐居。

⑧东海青童君：亦称“青童大君”，居东海。传说中仙人。

⑨蝉蜕：喻人脱去肉体躯壳，得道成仙。

⑩八极：八方极远之地。

⑪临淮：泗州，治盱眙（今江苏盱眙）。

⑫嘹然：形容声音嘹亮。穿云裂石：形容声音高亢嘹亮。

【译文】

从前谢自然想要渡海前往蓬莱求仙。到了海边，有人对她说：“蓬莱隔着弱水三十万里，不可能到达。天台山有司马子微，身居赤城山，名列仙宫绛阙，可前往拜师。”谢自然于是返回，拜师司马子微，后来白日仙去。司马子微著有《坐忘论》七篇、《灵枢》一篇。他一百多岁时，临终，对弟子说：“我住在玉霄峰，东望蓬莱，曾经有真灵降下。现在被东海青童君召请而去。”说完后就去世了。后来李太白《大鹏赋》中说：“曾在江陵见到子微，说我有仙风道骨，可以一起神游八极之表。”元丰七年冬，我经过临淮，而湛然先生梁公也在座，他的面貌非常年轻，清静明朗如二三十岁的人，但是有人从小就见过他。他善于吹铁笛，声音嘹亮，有穿云裂石之声。于是我写了这首《水龙吟》，记录子微、太白之事，和着他的笛声而歌唱。词曰：

古来云海茫茫，道山绛阙知何处[1]。人间自有，赤城居士[2]，龙蟠凤举[3]。清净无为，坐忘遗照[4]，八篇奇语[5]。向玉霄东望，蓬莱晻霭[6]，有云驾、参风驭[7]。

行尽九州四海，笑纷纷落花飞絮。临江一见，谪仙风彩，无言心许。八表神游[8]，浩然相对，酒酣箕踞。待垂天赋就[9]，骑鲸路稳[10]，约同归去[11]。

【注释】

①道山绛阙：道家的仙山和红色的殿阁。

②赤城居士：指司马子微。

③龙蟠（pán）：如龙之盘卧状。凤举：飘然高举。

④遗照：谓舍弃众生相，进入忘我的精神境界。

⑤八篇：指司马子微所著《坐忘论》七篇、《灵枢》一篇。

⑥晻霭（ǎn ǎi）：昏暗的云气。霭，暗淡的云彩。

⑦云驾：传说中仙人的车驾。因以云为车，故称。参：通“骖”，陪乘。风驭：指古代神话传说中由风驾驭的神车。

⑧八表：又称八荒，指极远地方。

⑨垂天赋：指李白所作的《大鹏赋》。垂天，蔽天，这里代指大鹏，《庄子·逍遥游》：“（鹏）怒而飞，其翼若垂天之云。”

⑩骑鲸：骑着鲸鱼，比喻游仙。扬雄《羽猎赋》：“乘巨鳞，骑京鱼。”

⑪约同归去：苏轼词集通行本作“约相将去”。

【译文】

从古到今云海茫茫，道家的仙山和仙宫究竟在哪里？人间有居住在赤城的居士，如同龙凤，飘然高举。坚守清静无为，静坐达到忘我的精神境界，写下八篇奇文。从玉霄峰向东望去，蓬莱那重叠的云霭之中，有仙人驾驶着云车驭风而行。

行遍九州四海，笑看纷纷的飞花飘絮。在临江一见到谪仙李白的风采，虽然不说而心里赞许。神游极远之地，豪迈相对，酒兴到处箕踞而坐。等垂天之赋写好，骑上鲸鱼的仙游之路平稳，相约与你一起前往。

东坡平生好道术，闻辄行之[1]，但不能久，又弃去。谈道之篇传世，约数百千字，皆能书其人所欲言。文章皆雄奇卓越，非人间语。尝有海上道人，评东坡真蓬莱、方丈、瀛州谪仙人也[②]。流俗方以造次颠沛[③]，秋毫得失，欲轩轾困顿之[④]，亦疏矣哉。山谷老人题。

【注释】

①辄：就，立刻。

②蓬莱、方丈、瀛州：传说东海中仙人所居之山。统称三神山。瀛州，通作“瀛洲”。

③造次颠沛：流离困顿。语出《论语·里仁》：“君子无终食之间违仁，造次必于是，颠沛必于是。”

④轩轾（xuān zhì）：车前高后低为“轩”，车前低后高为“轾”，喻指褒贬抑扬。

【译文】

东坡平生爱好道术，听到就践行，但不能坚持多久，又放弃。传世的谈道文章，大约有几百上千字，都能将人们想说的内容清楚表达。文章都雄奇卓越，不是人间凡人的话语。曾经有海上道人，评论东坡真是仙山蓬莱、方丈、瀛洲的谪仙人。世俗之人正以颠沛流离，秋毫一样的得失，想要褒贬他、困顿他，也太粗疏了。山谷老人题。

题渊明诗

【题解】

本文是苏轼为陶渊明《饮酒·秋菊有佳色》所发的评论，文字虽然简短，却充满人生哲理。世间芸芸众生多为物所驱使而奔忙，这样的人生和失去了又有什么本质区别呢？

“秋菊有佳色，裛露掇其英[①]。泛此无忧物[②]，远我遗世情[③]。一觞聊独进，杯尽壶自倾。日入群动息，飞鸟趋林鸣。啸傲东窗下，聊复得此生。”靖节以无事自适为得此生，则凡役于物者，非失此生耶？

【注释】

①裛（yì）露：湿润的露珠。英：花。

②泛此无忧物：指饮酒。泛，翻。无忧物，指酒。

③遗世：超脱尘世，避世隐居。

【译文】

“秋菊有佳色，裛露掇其英。泛此无忧物，远我遗世情。一觞聊独进，杯尽壶自倾。日入群动息，飞鸟趋林鸣。啸傲东窗下，聊复得此生。”陶靖节认为无所事事，自适其情就算得到了这一生的真趣，那么大凡为世物驱役的人，不是就失去了这一生的真趣吗？

书渊明诗

【题解】

本文作于苏轼在定州之时，是苏轼评价陶渊明《归园田居》五首的第二首之作。陶渊明在世时并未受到应有重视。在锺嵘《诗品》中，他只被列为“中品”。到宋以后，文人推崇陶渊明，这与苏轼有很大关系，苏轼的生活态度和诗风都深受陶渊明影响。

“种豆南山下，草盛豆苗稀。侵晨理荒秽[①]，带月荷锄归。道狭草不长[②]，夕露沾我衣。衣沾不足惜，但使愿无违。”览渊明此诗，相与太息[③]。噫嘻，以夕露沾衣之故而犯所愧者多矣。元祐九年正月十五日④,李端叔、王几仁、孙子发皆在⑤。东坡记。

【注释】

①侵晨:早起。荒秽:犹荒芜。秽,田间杂草。

②草不长:陶渊明原诗作“草木长”。

③太息:深深地叹息。

④元祐九年:1094年。

⑤李端叔:李之仪,字端叔。善诗文,工于尺牍和公牍文字,曾当过苏轼的幕僚。王几仁:王讷,字几仁。宋初名将王彦超之玄孙。此时或为定州幕僚。孙子发:孙敏行,字子发。时与李之仪俱为苏轼幕僚。

【译文】

“种豆南山下,草盛豆苗稀。侵晨理荒秽,带月荷锄归。道狭草不长,夕露沾我衣。衣沾不足惜,但使愿无违。”观览陶渊明的这首诗,相互叹息。唉!因为夕露沾衣的缘故而触动心有所愧的人多了。元祐九年正月十五日,李端叔、王几仁、孙子发都在座,东坡记。

书渊明《归去来》序

【题解】

这篇短文是苏轼在读陶渊明《归去来辞》时所引发的奇思妙想,所列举的几件趣事有实有虚,但都趣味十足,令人莞尔。

俗传书生入官库,见钱不识。或怪而问之。生曰:“固知其为钱,但怪其不在纸裹中耳。”予偶读渊明《归去来辞》,云:“幼稚盈室[1],瓶无储粟[2]。”乃知俗传信而有证。使瓶有储粟,亦甚微矣。此翁平生,只于瓶中见粟也耶?马后宫人见大练,反以为异物[3]。晋惠帝问饥民何不食肉糜[4]。细思之,皆一理也。聊为好事者一笑。

【注释】

①幼稚:指孩童。盈:满。

②粟:小米,泛指粮食。

③马后宫人见大练,反以为异物:据《后汉书·明德马皇后纪》,马皇后常穿粗帛做的衣服,其他妃嫔公主见到后不认识,反以为是绮縠。马后,汉明帝刘庄的皇后,谥号明德皇后。伏波将军马援的小女儿,以俭朴自奉著称。大练,粗帛。

④晋惠帝问饥民何不食肉糜:事见《晋书·惠帝纪》。晋惠帝,司马衷,字正度,是西晋第二位皇帝,以糊涂著称。肉糜,肉粥。

【译文】

传说一个书生进了官库,看见了钱却不认识。有人感到奇怪就问他。书生回答说:“我当然知道这是钱,只是奇怪钱没有裹在纸中。”我偶然读到陶渊明的《归去来辞》:“小儿女满堂,但瓶中却没有存储半点粮食。”才知道传说是可信的。假使瓶中有存储的粮食,也太少了。难道陶渊明平生,只见过装在瓶中的粮食吗?明德马皇后宫中妃嫔公主见到粗帛做的衣服,反以为是奇异之物。晋惠帝问饥民为什么不吃肉粥。仔细一想,其实都是一个道理啊。姑且让好事的人一笑。

识量未广,安往非纸中钱、瓶中粟也?

【译文】

见识和度量不够广的话，到哪里不是“纸裹钱”“瓶中粟”呢？

无弦琴

【题解】

因为《晋书·陶渊明传》中有“（陶渊明）性不解音，而畜素琴一张，弦徽不具”的记载，所以后世很多人都据此认为陶渊明不懂音乐。苏轼此文则否定了这一说法，他认为陶渊明当然懂音乐，只是琴弦坏了没有去更换新的而已。其实陶渊明究竟懂不懂音乐并不重要，重要的是感受到音乐艺术带来的快乐和艺术享受。所谓“无弦”，又何尝不是对音乐之“意”的追求。

旧说渊明不知音[①]，蓄无弦琴以寄意[②]，曰：“但得琴中趣，何劳弦上声。”此妄也。渊明自云“和以七弦”[③]，岂得不知音？当是有琴而弦弊坏，不复更张，但抚弄以寄意，如此为得其真。其《自祭文》，出妙语于纩息之余[④]，岂死生之流乎。但恨其犹以生为寓，以死为真。嗟夫，先生岂真死独非寓乎！

【注释】

①不知音：不懂音乐。

②无弦琴：又称“素琴”，就是没有弦的空琴。

③和以七弦：语出陶渊明《自祭文》。七弦，指琴。

④纩（kuàng）息：弥留之际的呼吸，指弥留之际。

【译文】

从前有观点说陶渊明不懂音乐，收藏了无弦琴来寄托情意，说：“只要领会琴中的乐趣，又何必非要在琴上奏出美妙的音乐呢？”这种看法是错误的。陶渊明曾说过“和以七弦”的话，怎么会不懂音乐呢？应该是他有琴但是琴弦坏了，没有更换新弦，只是抚弄以寄意，这才是真正的原因。他的《自祭文》，连篇妙语写于临终之际，他难道是在意生死的那类人吗？只是遗憾他仍然认为人生只是暂时寓居，死亡才是真实的。唉！陶渊明难道真的死亡而不是暂居吗！

书子美诗[①]二则

【题解】

本文约作于元符二年（1099）。苏轼所书两首杜甫诗分别是《寄韦有夏郎中》和《负薪行》。虽然是书前人诗，但是苏轼能联想到生活中的事，可以说是在借前人酒杯以浇自己块垒。第一篇因为朋友寄给他的柴胡等药物到了，而《寄韦有夏郎中》中正好有描写柴胡的诗句；第二首《负薪行》里面描述的是夔州男休女作的风俗，苏轼不由想到了海南当地也有这种风俗。苏轼富有同情心，他怜悯女性所受之苦，感到这种风俗的不合理，因此虽然自己境遇很差，但仍然经常诵这首诗，试图劝说当地人改变陋俗，然而终究难以实现。

“崔郎忧病士[②]，书信有柴胡[③]。饮子频通汗[④]，怀君想报珠[⑤]。亲知天畔少，药味峡中无[⑥]。归楫生衣卧[⑦]，春鸥洗翅呼。酒闻上急水[⑧]，早作耻平途[⑨]。万里皇华使[⑩]，为僚记腐儒[⑪]。”此杜子美诗也。沈佺期《回波》诗云[⑫]：“姓名虽蒙齿录，袍笏未易牙绯[⑬]。”子美用“饮子”对“怀君”[⑭]，亦“齿录”“牙绯”之比也。广州舶信到，得柴胡等药，偶录此诗遣闷。己卯正月十三日，久旱，微雨阴翳，未快。

【注释】

①子美：唐代大诗人杜甫，字子美。

②崔郎：当为“省郎”之误。省郎指韦有夏。

③柴胡：中药名，能发汗解表。

④饮子：喝柴胡煮制的汤药。又，古人称汤药为饮子。

⑤报珠：报恩珠，相传隋侯救一大蛇，后大蛇衔明珠以报，故亦称“隋侯珠”。

⑥峡中：诗中指杜甫当时所在的夔州。

⑦生衣：生水衣，水衣即青苔。

⑧上急水：从水路逆流而上入蜀。

⑨早作耻平途：杜诗原作“早作取平途”，意为取道夔州。

⑩皇华使：朝廷派来的使臣。

⑪为僚记腐儒：意为感谢韦有夏记得自己这个同僚。僚，同官为“僚”。腐儒，指杜甫自己。

⑫沈佺期：字云卿。初唐诗人。

⑬姓名虽蒙齿录，袍笏（hù）未易牙绯：意谓姓名虽已被收录叙用，但官服与牙笏却还没有改易。沈佺期曾以罪被贬谪，后来起复，但是袍笏还没有改。唐中宗宴群臣时，沈歌《回波》诗表达了此意，唐中宗遂赏赐牙笏绯服。笏，笏板。又称手板、玉板或朝板，是古代臣下上殿面君时的工具。牙绯，牙笏与绯服。唐朝五品官穿绯色官服。

⑭用“饮子”对“怀君”：指杜甫诗中的对偶。

【译文】

“崔郎忧病士，书信有柴胡。饮子频通汗，怀君想报珠。亲知天畔少，药味峡中无。归楫生衣卧，春鸥洗翅呼。酒闻上急水，早作耻平途。万里皇华使，为僚记腐儒。”这是杜子美的诗。沈佺期《回波》诗中说：“姓名虽蒙齿录，袍笏未易牙绯。”杜子美用“饮子”来对“怀君”，也是“齿录”对“牙绯”一类。我收到了从广州寄来的书信，得到了柴胡等药，就抄录这首诗来遣发郁闷。己卯年正月十三日，久旱之后，终于阴云铺布，微雨洒落，此时心中感到不快。

“夔州处女发半华[①]，四十五十无夫家。更遭丧乱嫁不售，一生抱恨长咨嗟[②]。土风坐男使女立[③]，男当门户女出入。十有八九负薪归，卖薪得钱当供给。至老双鬟只垂颈，野花山叶银钗并。筋力登危集市门[④]，死生射利兼盐井[⑤]。面妆手饰杂啼痕，地褊衣寒困石根[⑥]。若道巫山女粗丑，何得此有昭君村[⑦]？”海南亦有此风，每诵此诗，以谕父老，然亦未易变其俗也。元符二年闰九月十七日。

【注释】

①夔州：古地名，在今重庆北部奉节、巫山、云阳一带。治今重庆奉节。半华：斑白。

②咨嗟：叹息。

③土风：当地的风俗。

④登危：指攀登危险之处伐薪。

⑤死生射利兼盐井：意谓妇女不顾生死贩卖私盐以获取财利。射利，追逐财利。

⑥褊：狭小。

⑦昭君村：位于今湖北兴山县南，原名宝坪村，因汉代王昭君出生于此而改名。

【译文】

“夔州处女发半华，四十五十无夫家。更遭丧乱嫁不售，一生抱恨长咨嗟。土风坐男使女立，男当门户女出入。十有八九负薪归，卖薪得钱当供给。至老双鬟只垂颈，野花山叶银钗并。筋力登危集市门，死生射利兼盐井。面妆手饰杂啼痕，地褊衣寒困石根。若道巫山女粗丑，何得此有昭君村？”海南也有这种风气，我经常诵此诗来劝告当地父老，但也不容易改变当地的风俗。元符二年闰九月十七日。

八阵图诗[①]

【题解】

《八阵图》是杜甫的名篇之一。关于诗中的“遗恨失吞吴”，历史上有不同解释，传统的观点是以不能灭吴为恨，还有以诸葛亮不能制止刘备东征为恨，以八阵图没有发挥作用为恨等，苏轼在文中所提出的“以先主之征吴为恨”也是一种很有影响的观点。但是文学作品的理解因人而异，这句诗句的真相或许只有杜甫本人才能明白了。

仆尝梦见一人，云是杜子美，谓仆：“世多误会予诗。《八阵图》云：‘江流石不转，遗恨失吞吴。’世人皆以谓先主、武侯欲与关羽复仇[②]，故恨不能灭吴，非也。我意本谓吴蜀唇齿之国，不当相图[③]。晋之所以能取蜀者，以蜀有吞吴之意，此为恨耳。”此理甚近。然子美死近四百年，犹不忘诗，区区自明其意者，此真书生习气也。

【注释】

①八阵图：相传是诸葛亮创设的一种阵法。《三国志·蜀书·诸葛

亮传》:“推演兵法,作八阵图,咸得其要云。”

②先主:刘备。武侯:诸葛亮,谥为忠武侯,后世常以“武侯”尊称。

③相图:互相图谋。

【译文】

我曾经梦见一人,自称是杜子美,对我说:“世人多误解我的诗。《八阵图》说:‘江流石不转,遗恨失吞吴。’世人都认为是说先主和武侯想为关羽报仇,因此以不能吞灭东吴为遗恨,这种理解不对。我的意思本是说吴蜀是唇齿相依之国,不该彼此图谋。晋国之所以能攻取蜀国,是因为蜀国有吞并吴国的想法,这才是我所遗憾的。”这个道理非常接近事实。但是杜子美都死了快四百年了,还不忘记自己的诗,他这样一心一意地自己表明其诗意,真是书生的习气啊。

论子美诗

【题解】

杜甫有“诗史”之称,其诗中爱国、爱民之情令人感动,但这只是其典型的风格而已。事实上,杜甫诗歌中的内容是极为丰富的,苏轼从其诗句中判断杜甫也有修道之心,这也是很正常的事情。

子美自比稷与契[①],人未必许也[②]。然其诗云:“舜举十六相[③],身尊道益高。秦时用商鞅,法令如牛毛。”此自是稷、契辈人口中语也。又云:“知名未足称,局促商山芝[④]。”又云:“王侯与蝼蚁,同尽随丘墟。愿闻第一义,回向心地初[⑤]。”乃知子美诗外,尚有事在也[⑥]。

【注释】

①子美自比稷与契：杜甫《咏怀诗》："杜陵有布衣，老大意转拙。许身一何愚，窃比稷与契。"稷，周人始祖。契，商人始祖。二人都是尧舜时代的贤臣。

②许：赞同。

③"舜举十六相"几句：语出杜甫《述古三首》中的第二首。十六相，指尧时八元（高辛氏有才子八人：伯奋、仲堪、叔献、季仲、伯虎、仲熊、叔豹、季狸）、八恺（高阳氏有才子八人：苍舒、隤敳、梼戭、大临、龙降、庭坚、仲容、叔达）等十六人，舜向尧举荐任用他们。

④知名未足称，局促商山芝：语出杜甫《幽人》。局促，形容受束缚而不得舒展。商山，商山四皓的归隐地。

⑤"王侯与蝼蚁"几句：语出杜甫《谒文公上方》。第一义，佛教语。指最上至深的妙理。回向，佛教语。谓回转自己的功德，趋向众生和佛果。

⑥事：指杜甫有修道之心。

【译文】

杜子美自比尧舜时期的贤臣稷和契，人们未必会认可。然而他有诗说："舜举十六相，身尊道益高。秦时用商鞅，法令如牛毛。"这本是稷、契一类人口中的话。他又有诗说："知名未足称，局促商山芝。"还有诗说："王侯与蝼蚁，同尽随丘墟。愿闻第一义，回向心地初。"从这些诗中就能知道，杜子美于诗外还有修道之心。

人品学问，俱从诗中看出。

【译文】

人品和学问，都能从诗中看出来。

参寥论杜诗

【题解】

参寥子与苏轼是老友，两人语带禅锋，彼此戏谑可谓是常态。此文中参寥子用了一个十分贴切、形象的比喻，令人莞尔，足见参寥子的急智。

参寥子言："老杜诗云：'楚江巫峡半云雨，清簟疏帘看弈棋①。'此句可画，但恐画不就耳②。"仆言："公禅人，亦复能此语耶③？"寥云："譬如不事口腹人，见江瑶柱④，岂免一朵颐⑤！"

【注释】

①楚江巫峡半云雨，清簟疏帘看弈棋：语出杜甫《七月一日题终明府水楼二首》。

②就：完成。

③亦复能此语耶：苏轼文集通行本皆作"亦复爱此绮语耶"。绮语，指纤婉言情之辞。义更胜。

④江瑶柱：一种名贵海味。

⑤朵颐：鼓腮嚼食。

【译文】

参寥子说："杜甫诗中说：'楚江巫峡半云雨，清簟疏帘看弈棋。'这一句的内容可以画，但恐怕画不成。"我说：'公是禅僧，也能喜欢这些诗句吗？"参寥云："譬如不讲究饮食的人，见到江瑶柱这样的美味，哪里能不大快朵颐呢！"

复语不免高自位置。

【译文】

回复的话不免抬高自己位置。

杜诗吴画

【题解】

苏轼对于杜甫的诗、吴道子的画素来极为推崇，除了本文之外，还曾明言："诗至于杜子美，文至于韩退之，书至于颜鲁公，画至于吴道子，而古今之变，天下之能事毕矣！"（《东坡题跋》）

老杜自秦中越成都①，所历辄作一诗，数千里山川，在人目中，古今诗人，殆无其比。明皇遣吴道子传画蜀道山川②，归对大同殿③，索其画无有，曰："在臣腹中，请匹素写之④。"半日都毕。后明皇幸蜀，经其地，无不与画吻合，固知道子之神奇也。

【注释】

①越：经过。

②明皇遣吴道子传画蜀道山川：唐代朱景玄所编《唐朝名画录》中记载：唐玄宗神往蜀地山水，却不便亲身踏访，于是命吴道子和李思训二人入蜀写生。明皇，唐玄宗。

③大同殿：宫殿名，位于长安兴庆宫中。

④匹素：白色的绢。

【译文】

杜甫从秦中到成都，路上经过一地就写一首诗，数千里山川，人们如同眼中亲见一般，古今的诗人，大概无人能比了。唐明皇派吴道子去画蜀道山川，回来后在大同殿见驾，明皇向吴道子索要画却没有，吴道子说："画在臣的腹中，请赐白绢来绘。"半日后画作完毕。后来明皇到达蜀地，经过的地方，都与吴道子的画相吻合，才知道吴道子的神奇之处。

子瞻此言，可谓善喻。以此见古人集当以编年为正。若近世各体为类，此等处无从考见矣。焦弱侯

【译文】

子瞻这些话，可说是非常善于比喻。因此可知古人文集应当以编年为合适的方法。像近世按照题材分类，这些内容就没有办法考对了。焦弱侯

抛青春

【题解】

"以春名酒"是古代一个有趣的文化现象，自唐代后在文人诗文中频频出现。据清代郎廷极《胜饮编》中所列，单是唐人以"春"名酒的，就有瓮头春、竹叶春、蓬莱春、洞庭春、浮玉春、万里春等近二十种。之所以会有这种现象，众说纷纭，或许是与古时风尚流传，或许是春日好载酒，当然也可能是酒后微醺的欢欣感与春日带来的快意相似。苏轼认为韩愈《感春》诗中的"抛青春"必定也是酒的名称，是否确实如此姑且不论，单就"抛青春"这一充满诗意和浪漫的称谓，就值得快饮三杯了。

韩退之诗曰："百年未满不得死，且可勤买抛青春①。"《国史补》云②："酒有郢之富春③，乌程之若下春④，荥阳之土窟春⑤，富平之石冻春⑥，剑南之烧春⑦。"杜子美亦云："闻道

云安麹米春，才倾一盏便醺人[⑧]。”近世裴铏作《传奇》[⑨]，记裴航事[⑩]，亦有酒名松醪春。乃知唐人名酒多以春，则“抛青春”亦必酒名也。

【注释】

①百年未满不得死，且可勤买抛青春：语出韩愈《感春》诗之四。

②《国史补》：唐代李肇所著的一部史书。所记皆开元至长庆（713—824）年间事，保存了许多唐代职官、选举制度及社会风俗的史料，也记述了不少唐代文学家的遗闻轶事，对研究唐代历史和文学有一定参考价值。

③郢：古地名，在今湖北江陵。

④乌程：古县名，治所在今浙江湖州。

⑤荥阳：古县名，治所在今河南荥阳。

⑥富平：古县名，治所在今陕西富平。

⑦剑南：唐道名，称剑南道。宋代通指剑南东川一带地区。

⑧闻道云安麹米春，才倾一盏便醺人：语出杜甫诗《拨闷》。云安，古县名，治所在今重庆云阳。

⑨裴铏（xíng）：唐末人。曾任成都节度副使。《传奇》：短篇小说集，三卷。多记神仙诙谲之事，对古代小说发展颇有影响。唐代小说之所以称为“传奇”，便是从该书而来。

⑩裴航事：即唐代长庆年间，进士裴航为追求仙女云英，寻玉杵臼并为之捣药百日，终与之成婚，最后成仙之事。

【译文】

韩愈有诗说：“百年未满不得死，且可勤买抛青春。”《国史补》记载：“酒，有郢州的富春，乌程的若下春，荥阳的土窟春，富平的石冻春，剑南的烧春。”杜子美也说：“闻道云安麹米春，才倾一盏便醺人。”近世裴铏创作的《传奇》中记述裴航的故事，也提到酒名松醪春。我于是知道唐人多用“春”字来给酒命名,那么“抛青春”也一定是酒名了。

书太白诗

【题解】

所谓诗如其人,从其诗便可看出诗人的性情来。李白之诗与人一般飘逸不拘,而韩愈以文字佶屈聱牙著称,其为人之桀骜倔强也可想而知。

元祐六年八月十五日,与柳展如饮酒一杯[①],作字数纸。书李太白诗云:“遗我鸟迹书,飘然落岩间。其字乃上古,读之了不闲[②]。”李白尚气乃自招不识字,可一大笑。不如韩愈倔强[③],云“我宁屈曲自世间,安能随汝巢神仙”也[④]。

【注释】

①柳展如:柳闳,字展如,是苏轼外甥。

②“遗我鸟迹书”几句:出自李白《游泰山六首》其二。鸟迹书,上古之文字。徐幹《中论》:“仓颉视鸟迹而作书。”了不闲,完全不认识。闲,通“娴”,熟悉。

③倔强:桀骜不驯。

④我宁屈曲自世间,安能随汝巢神仙:语出韩愈诗《记梦》。

【译文】

元祐六年八月十五日,我与柳展如饮酒一杯,写了几张书法。书李太白诗云:“遗我鸟迹书,飘然落岩间。其字乃上古,读之了不闲。”李白崇尚意气还自己招认不识字,真可令人大笑。不像韩愈那般桀骜,说“我宁屈曲自世间,安能随汝巢神仙”。

漫一书之，却有别致。

【译文】

随便一写，却别有情致。

庐山草堂

【题解】

苏轼对于炼丹长生的兴趣由来已久，并曾努力实践过一段时间。他在黄州的时候，曾经在道观里闭关四十九天，行气练功。还曾经在临皋堂中辟室一间，设立有炉火，以备炼丹之用，他也长期服食朱砂膏之类的药物……其着迷程度可想而知。不过，苏轼在炼丹上并无所成，这在今天看来，其实是很自然的事情，外丹之术本来就不可能炼成长生之药，内丹炼成者也只有耳闻而无实证。但苏轼当时却颇为费解，一方面他怀疑自己没有天分，性格不够平和，难以成仙，另一方面则归于自己尚未完全抛却世间之事，“以世间事未败故也”。

与方士论内外丹①，喜曰：“白乐天作庐山草堂②，盖烧丹也。丹欲成，而炉鼎败③。明日忠州除书到④，乃知世间出世间事，不两立也⑤。仆有此志久矣，而终无成，亦以世间事未败故也。今日真败矣。《书》曰：‘民之所欲，天必从之⑥。’信而有征⑦，君辈为我志之。”

【注释】

①内外丹：道家的内丹、外丹之术。道家谓以自身的精气炼成的丹为内丹，以烧炼金石成丹为外丹。

②庐山草堂：白居易曾被贬到江州任司马，遂在庐山北香炉峰下，与东林寺毗邻的山中，筑起三间草堂炼丹，并作有《草堂诗》。

③炉鼎：炉灶与鼎，炼丹用具。

④忠州除书：拜授忠州刺史的文书。忠州，治今重庆忠县。除书，古代拜官授职的文书。

⑤两立：同时并存。

⑥民之所欲，天必从之：语出《尚书·泰誓》。意为上天会顺应民意。

⑦征：预兆，迹象。

【译文】

与方士谈论内外丹之事，我高兴地说："白居易在庐山修建草堂，是要炼丹。仙丹快成的时候，炉鼎坏了。第二天，任命他为忠州刺史的文书到了，才知道入世为官和出世炼丹是不能共存的。我有炼丹的想法很久了，始终没有达成，也是因为世间的事情没有完全失败的缘故。现在是真的失败了。《尚书》说：'百姓想要的，上天必定会保佑他。'这是真实而有依据的，你们为我记住这件事。"

亦败官而喜耳，丹则未可知也。

【译文】

也是做官失败而开心，至于炼丹是否能成则不可知。

巢由避禅[1]

【题解】

《巢由避禅》一文，苏轼主要是针对扬雄关于尧、舜禅让的观点进行批驳，体现了苏轼对这一问题的独到思考。

巢、由不受尧禅[①]，尧、舜不害为至德。夷、齐不食周粟[②]，汤、武不失为至仁。孔子不废是说，曰："《武》尽美矣，未尽善也[③]。"杨雄独何人[④]，乃敢废此[⑤]？曰："允喆尧禅舜，则不轻于由矣[⑥]。"陋哉斯言！使夷、齐不经孔子，雄亦且废之矣。世主诚知揖逊之水尚污牛腹[⑦]，则干戈之粟，岂能溷夷、齐之口乎[⑧]？于以知圣人以位为械，以天下为牢，庶乎其不骄士矣。

【注释】

①巢、由：巢父和许由，相传都是尧时的隐士。尧欲让位给他们，都不接受。禅：禅让。

②夷、齐：伯夷和叔齐。相传他们是孤竹国君的儿子，彼此让位。武王灭商后，他们耻食周粟，采薇而食，饿死于首阳山。

③《武》尽美矣，未尽善也：语出《论语·八佾》。《武》，相传是周武王时的乐曲名。

④杨雄：即扬雄，字子云。西汉学者、辞赋家。

⑤废：否定。

⑥允喆尧禅舜，则不轻于由也：出自扬雄所著《法言·问明》，原文为："允喆尧禅舜之重，则不轻于由矣。"意思是尧聪明睿智，知道禅位给舜是很难的，是不会轻易将天下让给许由的。允喆，聪明睿智。喆，同"哲"。

⑦揖逊之水尚污牛腹：据皇甫谧《高士传》记载：尧欲让天下给许由，许由不想听，于是便在颍水中洗耳。巢父当时正牵牛要饮水，便怪许由洗耳污染了水，会弄脏了牛口。揖逊之水，被禅让之语所污之水。揖逊，揖让，禅让。

⑧溷（hùn）：污染，弄脏。

【译文】

巢父和许由不接受尧禅让，并不妨碍尧、舜至高的道德。伯夷与叔齐不吃周朝的粮食，但商汤与周武王仍是至仁之君。孔子没有否定这种观点，只是说："《武》乐美极了，内容还不够完美。"扬雄是什么人，竟敢否定这种看法？说："尧禅让给舜是聪明睿智之举，怎能轻易将天下让给许由。"这话太浅陋了！假如伯夷、叔齐没有被孔子所赞扬，扬雄也必将否定他们。当世的君主如果知道辞让谦逊的言语会污染河水弄脏牛腹的话，则怎能不知武力夺来的粮食，会弄脏伯夷与叔齐的嘴呢？由此可知圣人把王位当作枷锁，把天下当作牢笼，并没有对士人傲慢啊。

张仪欺楚

【题解】

所谓"张仪欺楚"是指战国时张仪利用楚怀王想要收复商於的心理，先让楚国和齐国绝交，后又拒绝归还商於，成功破坏齐楚联盟的事件。不过，苏轼对于张仪的评价并非本文重点，他是借着此事来谈自己的历史观点，着力批判的是后世的所谓"欺君之臣"。

张仪欺楚王以商於之地六百里①，既而曰："臣有奉邑六里。"此与儿戏无异。天下莫不疾张子之诈，而笑楚王之愚也。夫六百里岂足道哉！而张子又非楚之臣，为秦谋耳，何足深过。若后世之臣欺其君者，曰："行吾言，天下举安，四夷毕服，礼乐兴而刑罚措。"其君之所欲得者，非特六百里也②，而卒无丝毫之获，岂惟无获，其所丧已不可胜言矣。则其所以事君者，乃不如张仪之事楚。因读《晁错传》，书此。

【注释】

①商於：古地区名。又名於中、于中。在今河南淅川西南。一说指“商”（今陕西商洛东南）、“於”（今河南西峡东）两邑及两邑间地，即今丹江中下游一带。

②特：仅仅，只是。

【译文】

张仪以商於之地六百里欺骗楚怀王，然后说：“臣只有六里之邑奉上。”这与儿戏没有两样。天下人没有不痛恨张仪狡诈，而嘲笑楚王愚笨的。六百里之地哪里值得一提呢！况且张仪又不是楚国大臣，是为秦国谋划罢了，哪里值得深责。像后世那些臣子蒙骗自己的君主，说：“照我的话去做，天下全能安定，四夷都会臣服，礼乐大兴，刑罚弃置不用。”他的君主想要的，不只是六百里啊，但最终却一点收获也没有，甚至岂止毫无所获，损失掉的已难以胜数。那么这些事奉君主的臣子，还不如张仪事楚呢！因为读到《晁错传》，写下此文。

按：先生《晁错论》曰[①]：“天下悲错之以忠而受祸，而不知错有以取之也。”“使错自将而击吴楚[②]，未必无功。惟欲自固其身[③]，而天子不悦，奸臣得以乘其隙[④]。错之所以自全者，乃其所以自祸与？”

【注释】

①《晁错论》：是苏轼围绕着晁错而撰写的评议文章。晁错是汉景帝时期的大臣，苏轼在文章中分析了晁错被杀的原因。

②吴楚：指吴楚七国之乱的叛军。

③欲自固其身：指晁错让汉景帝带兵出征讨伐七国之乱叛军，而自己留守长安。

④奸臣：这里指献计杀晁错讨好叛军的袁盎等人。隙：空隙，空子。

【译文】

按:先生《晁错论》说:“天下人都为晁错因尽忠而遭杀身之祸而痛心,却不明白其中部分原因却是晁错自己造成的。”“假如晁错自己亲自带兵去讨伐吴楚七国叛军,不一定就不会成功。只因他一心想保全自身,而惹得皇帝不高兴,奸臣正好趁此钻了空子。晁错企图保全自己的性命,正是他招致杀身之祸的原因吧?”

商君功罪

【题解】

商鞅是战国时有名的政治家,秦国经过他的改革开始国富兵强,但也因为严刑峻法而备受指责,最后他被诬谋反,被迫起兵自卫,兵败被杀,下场也很悲惨。苏轼对商鞅的看法是比较客观的,对其功、罪都进行了评述。当然,苏轼此文是否暗指大力推行新法的王安石,则是仁者见仁,智者见智了。

商君之法,使民务本力农①,勇于公战,怯于私斗,食足兵强,以成帝业。然其民见刑而不见德,知利而不知义,卒以此亡。故帝秦者商君也,亡秦者亦商君也。其生有南面之福②,既足以报其帝秦之功矣;而死有车裂之祸③,盖仅足以偿其亡秦之罚。理势自然,无足怪者。后之君子,有商君之罪,而无商君之功,飨商君之福,而未受其祸者,吾为之惧矣。元丰三年九月十五日,读《战国策》书。

【注释】

①务本力农:致力于农事。

②南面：古代以坐北朝南为尊位，故天子、诸侯见群臣，或卿大夫见僚属，皆面南而坐。这里指商鞅有着尊贵的地位。

③车裂之祸：秦孝公死后，商鞅被诬告谋反，商鞅被迫发商邑兵自保，《史记·商君列传》："秦发兵攻商君，杀之于郑黾池。秦惠王车裂商君以徇。"

【译文】

商鞅的法令，让人民致力于农业生产，为国家作战时奋勇争先，但害怕私人间互相争斗，粮食富足军队强大，以成就帝业。但秦国百姓只见到刑法却未见到德行，只知道利益而不知道义，最终秦因此而亡国。所以使秦国成就帝业的是商鞅，使秦国灭亡的也是商鞅。他活着时享有面南而坐的封君福禄，已经足以报答他使秦国成就帝业的功劳了；他死后被处以车裂之刑，大概也仅仅能够抵偿他使秦国灭亡所应遭受的惩罚。事理的发展趋势自然如此，没什么值得奇怪的。后世的君子，犯下了商鞅的罪行，却没有商鞅那样的功勋，享有同商鞅一样的福禄，却没有遭受同他一样的灾祸，我替他们感到恐惧。元丰三年九月十五日，读《战国策》时书写。

此论亦为荆公而设，然亦过甚矣。

【译文】

这种议论也是为王荆公所设，但是也太过分了。

颜蠋巧贫[①]

【题解】

生活中，许多人将"晚食当肉，安步当车"常挂在嘴边，作为养生的格言。不过，对于战国时颜蠋所说的这几句话，苏轼则有别样的看法，他认为这固然是值得肯定的，但颜蠋只不过是巧于居贫，其言语之中，仍然“有意于肉于车”，并未完全放下。

颜蠋与齐王游，食必太牢[②]，出必乘车，妻子衣服丽都[③]。蠋辞去，曰：“玉生于山，制则破焉，非不宝贵也，然而璞不完[④]。士生于鄙野，推选则禄焉，非不尊遂也[⑤]，然而形神不全。蠋愿得归，晚食以当肉，安步以当车，无罪以当贵，清净真正以自娱[⑥]。”嗟乎，战国之士未有如鲁连、颜蠋之贤者也[⑦]，然而未闻道也。晚食以当肉，安步以当车，是犹有意于肉于车也。晚食自美，安步自适，取其美与适足矣，何以当肉与车为哉！虽然，蠋可谓巧于居贫者也。未饥而食，虽八珍犹草木也；使草木如八珍，惟晚食为然。蠋固巧矣，然非我之久于贫，不能知蠋之巧也。

【注释】

①颜蠋（zhú）：战国时期齐国贤者。

②太牢：古代祭祀，牛、羊、豕三牲具备谓之“太牢”，这里泛指饮食奢华。

③丽都：华丽。

④璞：没有雕琢加工过的宝石。

⑤尊遂：尊贵显达。遂，成功。

⑥真正：纯正。苏轼文集通行本皆作“贞正”。

⑦鲁连：鲁仲连。战国时齐国策士，常周游各国，排难解纷。

【译文】

颜蠋与齐王交往，饭食一定以太牢奉养，外出一定坐车，妻子儿女也都衣着华丽。颜蠋告辞离去，说：“玉生于山中，若要加工成器物就要将璞打破，玉器不是不宝贵，只是璞就不完整了。名士生于粗鄙乡野，被举用就享有俸禄，并非不尊贵显达，只是形神就不完全了。我希望能回到乡里，饿了再吃饭当作吃肉，步子走得安稳当作乘车，无罪无灾当作显达，清静贞正而自娱自乐。”唉！战国士人中没有再比鲁连、颜蠋更贤达的了，但是他俩也没有领会大道。饿了再吃饭就当作吃肉，步子走得安稳些当作乘车，实际上还惦记着肉和车。饿了再吃饭就自觉甘美，步子走得安稳些就自觉舒适。有了这甘美、舒适便足够了，为何偏要想到当作吃肉、乘车呢？不过即便如此，颜蠋也称得上是巧于安贫的了。不饿的时候吃东西，即便是八珍这样的佳肴也味同草木；若要嚼木啃草也味同八珍，便一定要晚些吃饭。颜蠋固然心思奇巧，但若不是像我这样困厄已久的，不能知道他的巧妙。

蠋语已最妙，不翻不能更转一境也。

【译文】

颜蠋的话已经最妙，不翻转就没有办法换一种境界。

管子无后

【题解】

封建社会，不孝有三，无后为大，没有后代是非常严重的事情。苏轼在文中讨论这一问题时，将管仲无后归为与民争利的缘故，并且还列举了其他的一些类似的历史人物，这是传统的福报思想的体现，不足深究。当然，需要注意的是，苏轼所云“无后”，其实与常规理解不同，所谓没有后人，是指没有显达之辈罢了。也就是说，管子并非真的没有血脉延续，而只是其后人没有在齐国延续富贵而已。

左氏云[①]:“管仲之世祀也宜哉[②]!”谓其有礼也。而管仲之后,不复见于齐者[③]。余读其书,大抵以鱼盐富齐耳,余然后知管仲所以无后于齐者。孔子曰:“管仲相桓公,九合诸侯,一匡天下[④]。”“微管仲,吾其被发左衽矣[⑤]。”又曰:“桓公九合诸侯,不以兵车,管仲之力也。如其仁!如其仁[⑥]!”夫以孔子称其仁,丘明称其有礼,然不救其无后,利之不可与民争也如此。桑弘羊灭族[⑦],韦坚、王鉷、杨慎矜、王涯之徒[⑧],皆不免于祸,孔循诛死[⑨],有以也夫。

【注释】

①左氏:指左丘明。

②管仲之世祀也宜哉:语出《左传·僖公十二年》。世祀,世代祭祀。

③管仲之后,不复见于齐者:指管仲的后代再没有在齐国的记载中出现过。

④“管仲相桓公”几句:语出《论语·宪问》。一匡天下,指天子微弱,桓公帅诸侯以尊周室。匡,正。

⑤微管仲,吾其被发左衽矣:语出《论语·宪问》。意思是如果不是管仲,我们就要被蛮夷征服,变成蛮夷了。微,非。被发左衽,此为蛮夷装束。中原人束发右衽。

⑥“桓公九合诸侯”几句:语出《论语·宪问》。如其仁,何晏集解:“谁如管仲之仁!”

⑦桑弘羊:西汉大臣,出身商人家庭,十三岁时以精于心算入侍宫中。武帝时,任治粟都尉,领大司农。制订、推行盐铁酒类的官营专卖,设立平准、均输机构控制全国商品,增加了西汉政府的财政收入,使西汉将要崩溃的经济趋于稳定。昭帝年幼即位,他与霍光、金日磾共同辅政,官至御史大夫。后卷入谋反事件,被灭族。

⑧韦坚:字子金。唐朝大臣,任水陆转运使期间,主持开凿广运潭通漕运,后免官长流岭南,坐罪赐死。王𫟹:唐朝大臣。天宝年间,任御史大夫、京兆尹等职,厚敛剥下,岁进钱宝百万亿以供上用,深得玄宗欢心,威权日盛,后坐罪赐死。杨慎矜:本名杨谦,字慎矜。唐朝大臣。历任侍御史、御史中丞、陕郡太守、户部侍郎等,因得罪宰相李林甫,受诬而死。王涯:字广津。唐代大臣。文宗大和初入为太常卿,守左仆射,领盐铁转运使。官至宰相。后卷入朝廷斗争,王涯被腰斩,全家被诛灭。

⑨孔循:唐末五代时官员。冒姓赵,名殷衡。后事朱温,朱温使任宣徽北院副使。他和蒋玄晖等共同参与杀唐昭宗之事,继又谗杀玄晖。朱温即帝位,使任租庸使,始改姓名为孔循。明宗时,改任枢密使,始与安重诲相结,而暗中与之争权夺利。重诲觉之,乃出之为忠武节度使,移沧州。其后死于任上,但并非被诛杀。

【译文】

左丘明说:"管仲世代受到祭祀是恰当的啊。"认为管仲遵循礼制。但是管仲的后人,却没有再出现在齐国的史书中。我读管仲的书,大致是利用鱼盐之利使齐国富强,然后我知道管仲在齐国没有后代的原因了。孔子说过:"管仲辅佐齐桓公,多次会合诸侯,匡扶天下。假如没有管仲,我们都要披散头发、衣襟向左成为蛮夷了。"又说:"齐桓公多次主持诸侯间的盟会,没有使用武力,全都是管仲的作用。谁比管仲更有仁德啊,谁比管仲更有仁德啊!"孔子称赞管仲仁德,左丘明称赞其行为符合礼制,但这些并不能帮助他在齐国延续后代,这样看来真不能与百姓争夺利益啊!桑弘羊被诛灭全族,韦坚、王𫟹、杨慎矜、王涯这些谋利之人都未能免除灾祸,孔循被诛杀,都是有缘故的啊!

此等议论,俱先生细心指出。先生又云[①]:"无其实而窃其名者无后,杨雄是也。杨雄宜有后者也。""达贤者有后,张汤是也[2]。张汤宜无后者也。”知此可与论管仲之无后。

【注释】

①先生又云：以下两处引文都出自苏轼《晁君成诗集叙》。

②张汤：西汉时期酷吏，受到汉武帝宠幸，以严刑峻法而著称。但张汤之子张安世却为昭帝、宣帝时的名臣，其后人也在汉代享有富贵。

【译文】

这样的议论，都经先生细心指出。先生又说：“没有真才实学而窃取虚名的人不会有后，扬雄就是这样的人。扬雄本来是应该有后的。”“通达贤德之人一定会有后代，张汤就是这样的人。张汤本来是应该没有后代的。”了解了这个便可谈论管仲没有后代之事了。

穆生知几[1]

【题解】

所谓“知几”，就是有预见，能够看出事物发生变化的隐微征兆。其实历史上具有知几能力的人并不少，但是难在能够当机立断，舍弃诱惑，能够适时进退而已。文中的穆生可谓既能知几，又有决断力的高人，与之相比，申公与白生则可谓自取其辱了。

楚元王敬礼穆生，每置酒，常为穆生设醴[2]。及王戊即位[3]，常设，后忘设焉。穆生退，曰：“可以逝矣[4]。醴酒不设，王之意怠。楚人将钳我于市[5]。”称疾卧。申公与白生强起之，曰：“独不念先王之礼与？今王一旦失小礼，何足至此。”穆生曰：“君子见几而作，不俟终日。先王所以礼吾三人者，为道之存故也。今而忽之，是亡道也。亡道之人，胡可与久处？岂为区区之礼哉！”遂谢病去。申公、白生独留。王戊稍淫暴，与吴通谋[⑥]，二人谏不听，衣之赭衣[⑦]，使杵臼舂于市[⑧]。申公愧之，归鲁教授，不出门。已而赵绾、王臧言于武帝[⑨]，复以安车蒲轮召[⑩]，卒坐臧事，病免。穆生远引于未萌之前，而申公眷恋于既悔之后。谓祸福皆天不可避就者，未必然也。可书之座右，为士君子终身之戒。

【注释】

①穆生：汉代楚元王刘交的中大夫。

②醴（lǐ）：甜酒。

③王戊：即刘戊，是楚元王刘交的孙子，也是第三任楚王。

④逝：离开。

⑤钳：古代一种刑罚，用铁圈束颈、手、足等。

⑥与吴通谋：指与吴王刘濞串通谋反。

⑦赭衣：古代囚衣，多用赤土染成赭色。

⑧杵臼：杵与臼。泛指舂捣物品的器具。舂（chōng）：把东西放在石臼或乳钵里捣掉皮壳或捣碎。

⑨赵绾、王臧：《汉书·窦婴田蚡传》：“（窦）婴、（田）蚡俱好儒术，推毂赵绾为御史大夫，王臧为郎中令。”后二人欲议立明堂于长安城南以朝诸侯，不再禀事于窦太后，窦太后怒而使人侦得二人奸利事，下狱，二人自杀。

⑩安车蒲轮：乘坐着安车，轮子用蒲草包裹。安车是可以坐乘的小车，古代车多立乘，此为坐乘，故称安车，多用以迎送德高望重的人，表示优礼。

【译文】

楚元王刘交敬重穆生，每次置办酒宴，常常为穆生陈设甜酒。刘戊即楚王位后，开始经常为其陈设甜酒，后来就忘记了。穆生退下后说："可以离开这里了。不摆甜酒，楚王态度轻慢。不离开这儿，将来会在闹市对我施加钳刑了。"于是称病卧床不朝。申公与白生劝他，说："你难道就不想想先王的礼遇吗？现在的楚王只是一时小节上无礼，何致于此呢？"穆生说："君子发现事情有细微的变化，就会马上行动，不会整天等待。先王对我们三个以礼相待，是因为存有道义的缘故。今王不注意礼节，就是亡失道义。我们怎么能跟亡失道义的人长久相处呢？我难道仅是为了小小的礼节吗？"于是称病离开，申公与白生留了下来。刘戊果然渐渐地荒淫残暴，与吴王串通谋反。申公与白生加以劝谏，刘戊不听，反让二人穿着红色的囚服，在闹市用杵臼舂米。申公感到屈辱，就回到鲁国传授学业，闭门不出。后来赵绾与王臧向汉武帝举荐，于是被武帝安车蒲轮征召入京，最终因王臧而被株连获罪，由于病重被免官。穆生在灾祸还未萌生之前就能远远地避开，但申生却悔恨之后仍然留恋。说祸福都是难以躲避或寻求，未必正确啊。士君子可把上面这两句话抄在座右，作为终身的鉴戒。

读《朱晖传》①

【题解】

本文是苏轼读《后汉书·朱晖传》时所写读后感。朱晖是一个很有个性的士人，自小便与众不同，勇敢过人，长大后又以重信守义著称，《后汉书》中记载了他多项事迹。不过苏轼的角度与众不同，在文中主要讨论的是朱晖反对均输所引发的风波，尤其是大臣们面对皇帝生气以后的反应。其实，在封建社会君主专制的情况下，君主发怒，臣子们惶恐，不知如何应对才是常态，许多人所害怕的正是苏轼所言"以帝不悦后不甚进用为莫大之祸"，苏轼的断言可谓一针见血。

东汉肃宗时[②]，谷贵，经用不足。尚书张林请以布帛为租，官自煮盐，且行均输[③]。独朱晖文季以为不可。事既寝[④]，而陈事者复以为可行，帝颇然之。晖复独奏曰："王制，天子不言有无，诸侯不言多寡，食禄之家不与百姓争利。今均输之法，与贾贩无异。盐利归官，则下人穷怨。布帛为租，则吏多奸盗。皆非明主所当行。"帝方以林言为然，发怒，切责诸尚书。晖等皆自系狱[⑤]。三日，诏出之，曰："国家乐闻驳议[⑥]，黄发无愆[⑦]，诏书过也，何故自系？"晖等因称病笃。尚书令以下惶怖，谓晖曰："今林得谴，奈何称病，其祸不细！"晖曰："行年八十，蒙恩得在机密，当以死报。若心知不可，而顺指雷同[⑧]，负臣子之义。今耳目无所闻见，伏待死命。"遂闭口不复言。诸尚书不知所为，乃共劾奏晖等。帝意解，寝其事。后数日，诏使直事郎问晖起居状，太医视疾，太官赐食，晖乃起。元祐七年七月二十一日，偶读《后汉书·朱文季传》，感叹不已。肃宗号称长者，诏书既已引罪而谢文季矣，诸尚书何怖之甚也。文季于此时强立不足多贵，而诸尚书为可笑也。云"其祸不细"，不知以何等为祸，盖以帝不悦后不甚进用为莫大之祸也。悲夫！

【注释】

①朱晖：字文季。东汉章帝元和中，召为尚书仆射，迁泰山太守。因为反对均输之法，被坐罪下狱。

②肃宗：即东汉章帝刘炟，75—88年在位。肃宗是其庙号。

③均输：汉武帝时由桑弘羊推行的经济措施。在大司农属下置均输令、丞，统一征收、买卖和运输货物，调剂运输和平抑物价。

④寝：平息。

⑤自系狱：自己主动囚禁于牢狱。

⑥驳议：古时臣属向皇帝上书的名称之一。就他人所论而予以辩驳。也指异议。

⑦黄发：指年老，亦指老人。愆：罪过。

⑧顺指：顺从旨意。指，旨意，意向。雷同：随声附和。

【译文】

东汉肃宗时期，谷价昂贵，朝廷经费不足。尚书张林请求用布帛代替田赋，官府亲自经营煮盐专卖，并主张推行均输法。众臣中唯独朱晖反对。此事虽然暂时平息，但是主张此事的人还是认为可行，肃宗也很赞赏。朱晖又单独上奏说："按照王制，天子不说有无，诸侯不讲多寡，享受俸禄的官员们不和百姓争利。现在的均输法，使官府与商贩没有什么差别。盐利归官府，则百姓会因贫穷而产生怨恨。用布帛代替田租，官吏中会出现很多奸盗之事。这些都不是英明君主应当推行的。"肃宗正赞成张林的方案，因此大怒，严厉谴责各个尚书。朱晖等人于是都主动入狱听候定罪。三天后，肃宗下诏让他们出狱，说："国家喜欢听到不同意见，老人家没有罪过，是诏书错了。为什么要囚禁自己？"朱晖等人于是声称病重。尚书令以下的官员很害怕，对朱晖说："张林已经被皇上责备，你为什么还称病呢？祸事可不小啊！"朱晖说："我快八十岁了，承蒙皇恩才得以在机要部门工作，当以死来报答皇恩。如果心里知道不该做某事，却顺从皇上旨意随声附和，就是辜负臣子的道义。现在我已经耳聋眼花，跪伏着等待死亡的命运。"于是就闭嘴不再说话。尚书们不知道怎么办，竟然一起弹劾朱晖等人。肃宗的怒气消失了，平息了此事。几天后，肃宗命令直事郎去询问朱晖日常生活的情况，让太医去给他看病，派太官赐给他食物，朱晖这才上朝。元祐七年七月二十一日，我偶然读到《后汉书·朱文季传》，感叹不已。肃宗号称"长者"，诏书中已经承认错误而向朱晖道歉，尚书们为什么还那样害怕呢？朱晖在此时坚持不值得多称赞，但尚书们的做法却让人感到可笑。他们说“祸事不小”，不知道是把什么当作祸事，大概是把皇帝生气后不再重用他们当作最大的灾祸吧。可悲啊！

末数语将诸尚书怖状，轻轻描出。陈明卿曰[①]：“笑尽鄙夫。”

【注释】

①陈明卿：陈仁锡，字明卿。明代学者。学识渊博，精研经史之学，著述丰富。

【译文】

结尾数语将尚书们的害怕情状，轻轻描绘出来。陈明卿说：“嘲弄这些鄙夫到了极点。”

梁统议法[①]

【题解】

文章讨论的是严刑峻法的严肃问题，但是苏轼在文中用了一个非常形象的养生的比喻：“人年少时不节制酒色没什么事，老了以后即便节制也有病，因此便说酒色可以延年，可以这样吗？”其中的道理虽然浅显，几乎是不言而喻的事情，但确实值得思之再三。

汉仍秦法[②]，至重。高、惠固非虐主[③]，然习所见以为常，不知其重也，至孝文[④]，始罢肉刑与三夷之诛[⑤]。景帝复孥戮晁错[⑥]。武帝暴戾有增无损，宣帝治尚严，因武帝之旧。至王嘉为相[⑦]，始轻减法律。遂至东京[⑧]，因而不改。班固不记其事,事见《梁统传》,固可谓疏略矣[⑨]。嘉,贤相也,轻刑又其盛德之事,可不记乎?统乃言高、惠、文、景、武、宣以重法兴,哀、平以轻法衰,因上书乞增重法律,赖当时不从其议。此如人年少时不节酒色而安,老后虽节而病,见此便谓酒色可以延年,可乎?统亦东京名臣,然一出此言,遂获罪于天,其子松、竦皆以非命而死[⑩],冀卒灭族[⑪]。呜呼,悲夫,戒哉!疏而不漏,可不惧乎?

【注释】

①梁统:字仲宁。东汉初年武将。性刚毅而好法律。随刘秀征隗嚣,还朝拜太中大夫。在朝数陈策略,要求严刑重法,帝不纳。后出为九江太守,定封陵乡侯。在郡有治绩,吏民畏而爱之。

②仍:沿袭。

③高、惠:指汉高祖刘邦及其子汉惠帝刘盈。

④孝文:即汉文帝。

⑤肉刑:古时残害肉体的刑罚,指墨、劓、剕、宫、大辟等。三夷之诛:诛灭三族的酷刑。

⑥孥(nú)戮:杀戮及于子孙。

⑦王嘉:字公仲。汉哀帝时为丞相,封新甫侯。为人刚直严毅而有威重,曾数上奏荐贤匡救。《后汉书·梁统传》载梁统上书称他"丞相王嘉轻为穿凿,亏除先帝旧约成律"。

⑧东京:这里代指东汉。西汉以洛阳为东京,东汉定都洛阳,故云。

⑨疏略:疏忽。

⑩其子松、竦皆以非命而死:梁松,字伯孙。在光武帝时宠幸莫比。光武崩,受遗诏辅政。后数为私书请托郡县,发觉免官,遂怀怨望。明帝永平四年(61)冬,乃县飞书诽谤,下狱死。梁竦,字叔

敬。坐兄梁松事,徙九真(治今越南清化东山县北)。诏还本郡(安定乌氏,治今宁夏固原东南),郁郁不得意。章帝纳其二女,皆为贵人。小贵人生和帝,窦皇后养以为子,而竦家私相庆。后窦氏外戚闻之,恐梁氏得志,终为己害,乃诬陷梁竦谋逆,梁竦考死狱中。

⑪冀卒灭族:梁冀,字伯卓。梁统后人。两妹分别为汉顺帝、桓帝皇后。任大将军,参录尚书事,执政达二十余年,先后立冲、质、桓三帝。在任迫害刚直之士,独断朝政。桓帝延熹二年(159),帝与宦官单超等定计诛灭梁氏。

【译文】

汉朝沿袭秦朝的制度,法律极其严厉。高祖、惠帝固然不是酷虐之君,但都习以为常,不了解刑罚的严重程度,到了孝文帝,才废除肉刑和诛杀三族之刑。景帝却又诛杀晁错和他的妻儿。武帝的暴戾程度有增无减,汉宣帝崇尚严刑,因袭了武帝旧法。到王嘉担任宰相时,开始轻减刑法。这样持续到了东汉,沿袭而没有变化。班固没有记载王嘉这项事迹,事迹见于《后汉书·梁统传》,班固可说是疏忽了。王嘉是贤明的宰相,减轻刑法是彰显大德的事迹,难道可以不记载于史册吗?梁统竟然说高、惠、文、景、武、宣诸帝是因为实施严刑而使国家兴盛,哀、平诸帝因为减轻刑法而使国家衰落,于是上书乞求加重法律的力度,幸亏当时皇帝没有听从他的建议。这就好像人在少年时,对美酒与女色不加以节制但身体仍很健康,年纪大了虽然加以节制却仍免不了生病,于是便说美酒与女色可以延长寿命,难道可以这样说吗?梁统也是东汉的名臣,但一说出那样的话,就得罪了上天,他的儿子梁松、梁竦都死于非命,玄孙梁翼最终被灭族。唉!悲伤啊!警惕啊!天网恢恢,疏而不漏,难道可以不惧怕吗?

兵刑,皆天地之杀气也。然用之者,要以一念不好杀为主。至建言始，事更不可不慎。

【译文】

战争与刑罚，都是天地之间的杀气。但是使用它们的人，要以不好杀作为原则。到了建言的时候，事情更不能不慎重。

王韩论兵

【题解】

韩安国是西汉的一代名将，但是就是这样的军中热血男儿，在君主面前争论时却宁愿压抑自己的真实想法，却顺从君意，导致了严重的后果。其中的原因为何，确实值得深思。

王恢与韩安国论击匈奴上前[①]，至三反复。安国初持不可击甚坚，后乃云："意者有他谬巧[②]，可以禽之，则臣不可知也。"安国揣知上意所向，故自屈其议以信恢耳[③]。不然，安国所论，殆天下所以存亡者，岂计于谬巧耶？安国少贬其论，兵连祸结，至汉几亡，可以为后世君子之戒。

【注释】

①王恢：西汉大臣，燕国人。边吏出身，曾任大行令、将屯将军等，反对向匈奴和亲，力主兴兵击之。汉武帝元光二年（前133）献设伏马邑诱捕单于之计，被单于识破，汉军三十万徒劳无功，他以首谋不进，下狱自杀。韩安国：字长孺。西汉时名将。初为梁孝王中大夫。吴楚七国之乱时，击退吴兵，由此著名。武帝时任御史大夫，后为卫尉。提倡与匈奴和亲。元朔二年（前127），任材官将军，屯

戍渔阳。受匈奴俘虏供言匈奴远遁之骗罢军屯，不久匈奴大举入侵，汉军大败，被徙屯右北平，忧郁而死。上：这里指汉武帝。

②谬巧：诈术，巧计。

③信：通“伸”，伸张。这里指让王恢的意见得以伸张。

【译文】

王恢与韩安国在汉武帝面前议论攻打匈奴，进行了多次辩论。安国起初主张不能攻击匈奴，态度非常坚决，后来却说：“或许有其他妙计，可以把敌人擒获，那么臣就没法知道了。”韩安国揣测明白汉武帝的意图倾向于王恢的看法，所以放弃自己的意见让王恢占了上风。不然的话，韩安国所论述的，差不多是决定汉朝存亡的关键问题，哪里是对巧计的讨论呢？韩安国不能坚持自己的观点，导致战争连年灾祸无穷，致使汉朝几乎灭亡，可以被后世君子引以为戒。

言之不力，贻害遂深。所贵于有胆有识。

【译文】

辩论没有尽全力，遗留的祸害就深。可贵的是有胆有识。

晋武娶妇

【题解】

晋惠帝初因贾后专权，引起皇族互相残杀的“八王之乱”，并由此引发西晋王朝迅速衰亡，从这个角度上说贾后亡晋或许有一定道理，但是晋朝灭亡的最主要原因当然并不在此。

晋武帝欲为太子娶妇[①]，曰：“贾氏女有五不可[②]，青、黑、短、妒而无子[③]。”竟为群臣所誉，取之，卒以亡晋[④]。妇人黑白美恶，人人知之。而爱其子，欲为娶好妇，且使多子者，人人同也。然至惑于众口⑤，则颠倒错缪如此。俚语有曰："证龟成鳖⑥。"此未足怪也。以此观之，当谓"证龟成蛇"⑦。小人之移人也⑧，使龟蛇易位，而况邪正之在其心，利害之在岁月后者耶？

【注释】

①晋武帝：晋朝开国之君司马炎，字安世。晋宣帝司马懿之孙。太子：司马衷。后继位为晋惠帝。以糊涂弱智著称。

②贾氏女：西晋权臣贾充的女儿贾南风。

③妒而无子：爱妒忌，不能生育孩子。

④卒以亡晋：贾南风成为晋惠帝皇后之后，好妒专权，引发了朝政大动荡。

⑤惑：惑乱人心，迷惑。

⑥证龟成鳖：把乌龟说成是鳖。因为二者长相相似，容易弄混。

⑦证龟成蛇：把乌龟说成是蛇。龟与蛇长相相差甚远，硬把龟说成是蛇，便是蓄意歪曲，颠倒是非了。

⑧移人：蛊惑人。

【译文】

晋武帝想为太子娶媳妇，说："贾氏女有五个缺点：长得丑、皮肤黑、个子矮、善妒忌、不能生孩子。"可是最后还是因为群臣的称赞，娶贾氏做了太子妃，最终致使西晋亡国。妇人长得是黑是白，是美是丑，人人都知道；人们疼爱自己的孩子，想要娶个好媳妇，并且生很多孩子，人人都是如此。可是晋武帝竟至被众人蛊惑，颠倒错误到这个地步。俗话说："众口一词，就能把龟说成是鳖。"这并不足怪。由此看来，应该说是"把龟说成是蛇"。小人蛊惑别人，能让人分不清龟和蛇，更何况邪正在他的心里，利害要在后面的岁月中才能展现出来呢？

王述父子[①]

【题解】

历史上的王述以直率而著称，简文帝曾说他才干虽然不算突出，但凭借真诚直率便足以匹敌众人了。由于他的直率之名，所以桓温结亲不成，虽然王坦之列出了一大堆理由，但桓温立刻便判断是王述不同意，足见桓温也是聪明过人。

王坦之为桓温长史[②]，温欲为子求婚于坦之。及还家省父，而述爱之。虽长大，犹抱置膝上。坦之因言温意，述大怒，即排下[③]，曰："汝竟痴耶！讵可畏温面而以女妻兵也[④]。"坦之乃辞以他故。温曰："此尊君不肯耳。"乃止。若以辞婚得罪于温，以至狼狈，则见述痴。若以婚姻从桓温者，则见坦之之痴。王述年迫悬车[⑤]，犹上疏乞骸骨，曰："臣曾祖父魏司空昶白文皇帝曰[⑥]：'昔与南阳宗世林[⑦]，共为东宫官属。世林少得好名，州里瞻敬。及其年老汲汲自谋，遂见废弃，时人咸共笑之。若天假其寿，致仕之年，不为此公婆娑之事[⑧]。'其言慷慨，乃实训戒。"

【注释】

①王述：字怀祖。东晋官员，少孤，事母以孝闻。安贫守约，性沉静。少袭父爵为蓝田侯，人称王蓝田。司徒王导以门第辟为中兵属。行政清正严明，累迁尚书令、散骑常侍。谥号为简。

②王坦之：字文度。王述之子。弱冠有重名，为桓温长史。简文帝

病危,诏桓温摄政,他毁诏,改使如王导辅政。孝武帝即位,任中书令,与谢安同辅朝政。桓温:字元子。东晋权臣。明帝婿。灭成汉,后又攻前秦入关中,以军粮不足而退。曾收复洛阳。废晋废帝司马奕为海西公,立简文帝,以大司马镇姑孰(今安徽当涂),专擅朝政,意欲受禅,未成,病死。其子桓玄篡位称帝后,建立桓楚,追尊皇帝,庙号太祖。

③排下:推下去。

④讵(jù):难道。以女妻兵:将女儿嫁给老兵。兵,指桓温。桓温虽掌兵权,但出身门第不如王氏清贵,所以王述看不起他。

⑤悬车:古人一般至七十岁辞官家居,废车不用,故以悬车指代七十岁。

⑥魏司空昶:王昶,字文舒。有高名。初为曹丕太子文学。曾任兖州刺史。司马师专权时进为骠骑将军,都督地方。明帝时迁司空,封京陵侯。文皇帝:这里指魏文帝曹丕。

⑦宗世林:宗承,字世林。为人有气节,系三国时名士。坚决拒绝与曹操交好,曹操以其名贤,优礼之,使曹丕执弟子礼。

⑧婆娑之事:指为自家利益奔波劳碌。

【译文】

王坦之任桓温的长史,桓温想为儿子向王坦之的女儿求婚。王坦之回家探望父亲时,王述很喜爱儿子,虽然他已长大,仍旧把他抱着放在膝盖上。王坦之趁机告知桓温提亲的事,王述听后非常生气,立即把他推下去,说:"你竟然傻了吗!怎能因为惧怕桓温,就把女儿嫁到老兵家!"王坦之于是以其他原因拒绝了。桓温说:"这是由于您父亲不答应罢了。"于是便不再提此事。如果因拒绝桓温的求婚而得罪他,以至于落到狼狈的境地,那就可以看出王述很傻。如果同意了桓温的求婚,就让人感到王坦之是很傻的。王述年纪接近七十,向皇帝上疏请求辞官还乡,说:"我的曾祖父王昶对魏文帝说:'过去我与南阳人宗世林,同在太子的东宫任职。宗世林少时名声很好,州里人十分敬仰他。但他到了年老的时候却急切地为自己谋求私利，结果被朝廷废弃不用，时人都嘲笑他。如果老天能让我活得更长一些，那么到了辞官家居的时候，我决不做宗世林那种谋自家私利的事！'这些话很慷慨激昂，乃是切实的劝诫。"

郗嘉宾既死①，留其所与桓温密谋之书一箧，属其门生曰②："若吾家君眠食大减，即出此书。"方回见之③，曰："是儿死已晚矣。"乃不复念。予读而悲之曰："使郗氏父子能如坦之，吾无间然者矣。"先生自记。

【注释】

①郗嘉宾：郗超，字景兴，一字敬舆，小字嘉宾。郗超是桓温重要谋士，官至司徒左长史，曾劝说桓温废帝立威。

②属（zhǔ）：吩咐。

③方回：郗愔，字方回。郗超的父亲。

【译文】

郗嘉宾临终的时候，留下一箱和桓温密谋的书信，嘱咐门生说："如果我父亲吃不下睡不好，就拿出这些信给他看。"方回看了这些信以后，说："这个儿子死得太晚了。"于是不再思念他。我看了以后悲伤地感叹："假使郗氏父子能够如王坦之，我就没有什么可批评的了。"先生自记。

戴阮弹琴

【题解】

戴安道、阮千里二人都善于鼓琴，但个性完全不同。苏轼认为，戴安道的耿介虽然值得钦佩，但却不如阮千里的豁达。究其原因，或许苏轼也是一个具有豁达气质的人吧，更何况他的一生经历了太多的起起落落，早就看淡一切，又有什么能让他耿耿于怀的呢！

阮千里善弹琴[①],人闻其能,多往求听。不问贵贱长幼,皆为弹之,神气冲和,不知何人所在。内兄潘岳每命鼓琴,终日达夜无忤色[②],识者叹其恬澹,不可荣辱。戴安道亦善鼓琴[③],武陵王晞使人召之[④]。安道对使者破琴曰:“戴安道不为王门伶人[⑤]。”余以谓安道之介[⑥],不如千里之达。

【注释】

①阮千里:阮瞻,字千里。是“竹林七贤”中阮咸的儿子。

②终日达夜:意为从早到晚。忤色:怨怒之色。

③戴安道:戴逵,字安道。东晋隐士,终身不仕。其博学多才,善于鼓琴,工于绘画。

④武陵王晞:司马晞,字道叔。东晋元帝之子。为人无学术而有武干,以宗室重臣为桓温所忌,诬以谋反之罪,欲诛之,简文帝力保免死,徙新安郡(治今浙江淳安西),死于徙所。

⑤伶人:古代乐人之称。

⑥介:耿介。

【译文】

阮千里善于弹琴,人们听说他的才能后,很多人去求他弹琴。他不分贵贱长幼,都为他们弹,神情谦和,好像不知身旁是什么人。他的内兄潘岳常让他弹琴,他从早到晚都没有怨怒的表情,有见识的人叹服他的恬澹,不受荣辱的影响。戴安道也善鼓琴,武陵王司马晞派人召唤。安道对着使者把琴摔破,说:“戴安道不是王者门下的伶人。”我以为安道的耿介,不如千里的通达。

余谓破琴与鼓琴者俱自妙。

【译文】

我认为破琴与鼓琴者都各有妙处。

刘沈认履[①]

【题解】

刘凝之与沈麟士都有被误会的经历,也都不予争辩,但是二人的处事态度并不完全相同。相对而言,沈麟士无疑更具有宽容的心态,这也正是苏轼所提倡的:“处事当如麟士”。

《梁史》[②]:刘凝之为人认所着履,即与之。此人后得所失履,送还,不肯复取。又:沈麟士亦为邻人认所着履[③],麟士曰:“是卿履耶?”即与之。邻人得所失履,送还。麟士曰:“非卿履耶?”笑而受之。此虽小事,然处事当如麟士,不当如凝之也。

【注释】

①刘:指刘凝之,字志安,小名长年。南朝宋时隐士,性好山水。沈:沈麟士,字云祯。南朝齐时人,好学不倦,著述颇丰,曾隐居德清吴羌山讲授,学生门人众多。

②《梁史》:苏轼文集通行本作《南史》。按,本文所述及的刘凝之、沈麟士认履之事见《南史》卷七十五、七十六二人本传,且二人均非南朝梁时人,作《南史》更佳。译文从之。

③沈麟士:底本误作“沈士麟”,下文中作“士麟”者皆误。依史实改。

【译文】

《南史》记载:刘凝之穿着的鞋被旁人误认,便将鞋给了那人。后来此人找到了自己的鞋，又将刘凝之的鞋送了回来，但刘凝之却不再接受了。又记载：沈麟士穿的鞋也被邻居误认了，他笑着说：“是您的鞋吗？”便将鞋给了那人。后来邻居找到了弄丢的鞋，给沈麟士把鞋送了回来，沈麟士说：“不是您的鞋啦？”就又笑着收下了。这虽说是小事，但人处事应当学习沈麟士，而不应该仿效刘凝之。

与人见尽好动气，俱自己吃亏处。

【译文】

与人交往总是看到动气之事，都是自己吃亏。

听过读《南史》

【题解】

苏轼此文虽短，却很有哲理。“粪”本是污秽之物，但是与王僧虔沾边，则成为好的字眼，而与谄媚的胡广相关，则又成为污秽的代名词了。所谓近朱者赤，正是这个道理。

王僧虔居建康禁中里马粪巷①，子孙质直谦和，时人称马粪诸王为长者。《东汉》赞论李固云②：“视胡广、赵戒如粪土③。”粪之秽也，一经僧虔，便为佳号。而以比胡广，则粪有时而不幸。汝可不知乎！

【注释】

①王僧虔：南朝宋齐时期大臣，出身琅琊王氏，为官皆有清声。喜文史，善音律，擅长书法，是著名的书法家。

②《东汉》：指《后汉书》。李固：字子坚。东汉中期名臣，历任大司农、太尉，后遭权臣梁冀诬告杀害。

③视胡广、赵戒如粪土：语出《后汉书·李杜列传》赞语。胡广，与赵戒都是李固同时的大臣，为人谄媚，以奉行中庸之道著称。

【译文】

王僧虔住在建康禁中里马粪巷，子孙都质朴正直谦和，当时人称誉马粪巷王家的人都是长者。《后汉书》赞论李固说："看待胡广、赵戒如同粪土。"粪土本是污秽之物，但用在王僧虔身上，便是好的名号；用来比胡广，则是粪土的不幸了。你一定要知道这个道理啊！

快论解颐。

【译文】

快意的言论令人发笑。

鹪鹩赋[①]

【题解】

张华是西晋的文学家，其所创作的《鹪鹩赋》颇得庄子"齐物论"要旨，主张万物没有差别，亦无是非，充满了道家清静无为的气息。但他的人生并没有能够做到如此无欲无求，在贾南风当政时，张华被委以重任，从而卷入了朝廷之乱，后在"八王之乱"中被杀。

阮籍见张华《鹪鹩赋》，叹曰："此王佐才也！"观其意，独欲自全于祸福之间耳，何足为王佐乎？华不从刘卞言[②]，竟与贾氏之祸[③]，畏八王之难，而不免伦、秀之虐[④]。此正求全之祸，失《鹪鹩》之本意。

【注释】

①鹪鹩（jiāo liáo）：雀鸟名，体型较小。

②刘卞：字叔龙。本兵家子，为县小吏，后得入太学。累迁散骑侍郎，除并州刺史，入为左卫率。晋惠帝元康末，知贾后欲废太子，谏大臣张华废贾后，华不能用。言泄，恐为贾后所诛，饮药卒。

③贾氏：指贾南风，晋惠帝皇后，一度专权，是西晋时期“八王之乱”的罪魁祸首，后死于赵王司马伦之手。

④不免伦、秀之虐：指张华终被赵王司马伦和孙秀所杀。伦，赵王司马伦，字子彝，司马懿第九子。谄事贾后。用孙秀等谋，促贾后杀太子，因以匡复社稷为名，遣兵入宫灭贾氏，并杀大臣张华等。次年正月，篡取帝位。三月，齐王司马冏等连兵讨之，兵败，退位，被杀。秀，孙秀，初为小吏，后事赵王司马伦为亲信。永康元年（300）为伦设计诛贾后。他为中书令，威权振朝廷。司马伦夺帝位，他为谋主。齐王司马冏等兵起，与司马伦皆被杀。

【译文】

阮籍看到张华的《鹪鹩赋》，感叹说：“这是辅佐君王的人才啊！”看赋中要旨，是要在祸福之间来保全自己，怎么足以辅佐君王呢？张华不听刘卞的话，竟牵扯进贾氏之祸，畏惧八王之乱，最终不免被司马伦、孙秀所杀。这正是求全责备的祸患，也失去了《鹪鹩赋》中的本意。

从来欲避祸而反得祸者何限？

【译文】

向来想要避祸反而陷于祸患的人，哪里能数尽？

记医和语[①]

【题解】

医和是春秋时期的名医之一，他不仅医术高超，而且颇有理论水平，所提出的“六气”“六淫”等观点历来被后世医家所重视，是中医学发展史上的重要内容。医和论病之事见于《左传·昭公元年》。苏轼对于医学、养生颇为了解，故此读《左传》时，与常人将《左传》视为史书不同，而是将医和的这段名言进行了摘录和分析。

男子之生也覆[②]，女之生也仰，其死于水也亦然。男子内阳而外阴，女子反是。故《易》曰：“坤至柔，而动也刚[③]。”《书》曰：“沉潜刚克[④]。”古之达者，盖知此也。秦医和曰：“天有六气[④]，淫为六疾[⑥]：阳淫热疾，阴淫寒疾，风淫末疾，雨淫腹疾，晦淫惑疾[⑦]，明淫心疾[⑧]。夫女，阳物而晦时[⑨]，故淫则为内热蛊惑之疾。”女为蛊惑，世之知者众，其为阳物而内热，虽良医未之言也。五劳七伤[⑩]，皆热中而蒸[⑪]，晦淫者不为蛊则中风，皆热之所生也。医和之语，吾当表而出之[⑫]。读《左氏》，书此。

【注释】

①医和：春秋时秦国良医。医为职业，和是名字，在为晋平公治病时，他提出了“六淫致病”的观点。

②覆：伏。这里指面朝下，背朝上。

③坤至柔，而动也刚：语出《周易·坤·文言》。

④沉潜刚克：语出《尚书·洪范》，意为深沉而刚强。

⑤六气：指自然气候变化的六种气象，即阴、阳、风、雨、晦、明。

⑥淫：过度，失去节制。六疾：六种疾病，包括寒疾、热疾、末疾、腹疾、惑疾、心疾。

⑦晦淫惑疾：意为晚上不按时休息，就寝过晚，容易患心神惑乱的疾病。晦，指晚上。

⑧明淫心疾：白天思虑操劳过度，容易患心劳疲惫的疾病。明，指白昼。

⑨阳物而晦时：女阴男阳，女子随男子而成家室，生育子孙，所以是阳之物。男女同寝在夜里，所以说晦时。

⑩五劳：中医学名词。指久视、久卧、久坐、久立、久行五种过劳致病因素。一说指志劳、思劳、心劳、忧劳和疲劳。七伤：《诸病源候论》以大饱伤脾，大怒气逆伤肝，强力举重、久坐湿地伤肾，形寒饮冷伤肺，忧愁思虑伤心，风雨寒暑伤形，大怒恐惧不节伤志为七伤。

⑪热中而蒸：内里燥热而显现于外。

⑫表而出之：加以宣扬，使其公开。

【译文】

男子出生时面朝下、背朝上，女子出生时面朝上、背朝下，溺水而死的男女也像出生时一样。男子内阳而外阴，女子正好相反。所以《周易》说"坤性至柔，而其运动也刚强。"《尚书》说："深沉而刚强。"世上贤达之人，大概都知道这个道理吧。秦国的医和说："自然界有阴、阳、风、雨、晦、明六种气象，过度会导致六种疾病：阳气过度造成热性的疾病，阴气过度造成寒性的疾病，风气过度造成四肢的疾病，雨湿过度造成肠胃的疾病，夜晚过度操劳造成心志惑乱的疾病，白天操劳过度造成心力疲惫的疾病。女子，随附男性，夜晚才能交合，过度就会产生内热和心志惑乱的疾病。"女人易蛊惑人，世人知道这一点的不少，但其为阳物带来内热，就算是良医也没说清楚。五劳七伤，都是内里燥热而显现于外的缘故，夜晚过度劳累的人，不是心神不宁就是中风疾，这都是因为内热啊。医和的这些话，我应该加以宣扬，使其公开。读《左传》，写了这些话。

医家五运六气之说[1]，实本诸此。

【注释】

①五运六气：中医学名词，是运气学说的中心内容。古代医家根据金、木、水、火、土五行的运行和阴、阳、风、雨、晦、明（《素问·至真要大论》以风、热、湿、火、燥、寒为六气）六气的流转（即所谓“气运”），结合天干、地支，以推断气候变化与疾病发生的关系。

【译文】

医家的五运六气学说，实际上便是源于此。

书《淳于髡传》后

【题解】

淳于髡是战国时齐国的传奇人物，他貌不惊人，但才华出众，又能言善辩，每每在戏谑的言论背后隐藏着深意。关于“一斗亦醉，一石亦醉”，世人多半将其视为具有讽谏意味的滑稽之语，但苏轼却从中看出了不一样的深意，可谓淳于髡的千古知音。

淳于髡言“一斗亦醉，一石亦醉”[1]，至于“州闾之会，男女杂坐”[2]，几于劝矣，而何讽之有？以吾观之，盖有微意[3]，以多少之无常，知饮酒之非我[4]，观变识妄，而平生之嗜亦少衰矣。是以托于放荡之言，而能已荒主长夜之饮，未有识其趣者。元祐六年六月十三日，偶读《史记》书此。

【注释】

①淳于髡言“一斗既醉，一石亦醉”：事见《史记·滑稽列传》，淳于髡

劝齐威王不要纵饮淫乐。淳于髡，战国时齐国人。虽然为赘婿，且身长不满七尺，但博学多才、滑稽善辩，数使诸侯，未尝屈辱。

②州闾之会，男女杂坐：指淳于髡描述乡间集会饮酒时的情景："若乃州闾之会，男女杂坐，行酒稽留，六博投壶，相引为曹，握手无罚，目眙不禁，前有堕珥，后有遗簪，髡窃乐此，饮可八斗而醉二参。日暮酒阑，合尊促坐，男女同席，履舄交错，杯盘狼藉，堂上烛灭，主人留髡而送客，罗襦襟解，微闻芗泽，当此之时，髡心最欢，能饮一石。"州闾，州和闾的合称，泛指乡里。

③微意：隐藏之意。

④非我：失去自我。

【译文】

淳于髡说他"喝一斗酒会醉，喝一石酒也会醉"，至于"乡里聚会，男女交错坐在一起"之类的话，几乎是鼓励，哪里有讽谏之意呢？在我看来，他的话中确有隐藏的深意。以饮酒多少没有一定量，知道饮酒后会失去自我，通过观察变化了解这些虚妄，而平时的嗜好也会稍微节制一些。所以这些假托姿意放荡的言论，却能劝止荒淫之君通宵达旦饮酒的恶习，可惜没有了解其中真趣的人。元祐六年六月十三日，我偶然读了《史记·滑稽列传》，于是记下了这些。

看得好！

【译文】

看得好！

书《乐毅论》后[①]

【题解】

在苏轼看来，夏侯玄的文章并没有《魏氏春秋》所说的那么好。文章好坏姑且不论，《乐毅论》后来被大书法家王羲之抄写过，是书法史上的精品，褚遂良在《晋右军王羲之书目》列《乐毅论》为“王氏正书第一”。不过，《乐毅论》墨迹本今已不传，真迹则更不待言了，着实令人惋惜。

《魏氏春秋》云[②]：“夏侯玄著《乐毅》《张良》及《本无肉刑论》[③]，辞旨通远，传于世。”然以余观之，燕师之伐齐，犹未及桓文之举也，而以为几汤武，岂不过甚矣乎？初，玄好老、庄道德之言，与何晏等皆有盛名。然卒陷曹爽党中，玄亦不免李丰之祸[④]。晏目玄以《易》之所谓深者，而玄目晏以神。及其遇祸，深与神皆安在乎？群儿妄作名字，自相刻画，类皆如此，可以发千载之一笑。

【注释】

①《乐毅论》：夏侯玄撰写的文章，主要论述的是战国时燕国名将乐毅征讨各国之事。

②《魏氏春秋》：编年体史书，作者是东晋孙盛，主要记述三国时曹魏政权之事。

③夏侯玄：字泰初，一作太初。三国时期曹魏大臣，是大将军曹爽的表弟。夏侯玄少有名望，仪表出众，是早期的玄学领袖人物，与何晏等开创了魏晋玄学的先河。

④李丰之祸：嘉平六年（254），中书令李丰等密谋准备杀死大将军司马师，让夏侯玄辅政。后事情泄露被杀，夏侯玄也被诛灭三族。

【译文】

《魏氏春秋》说:“夏侯玄创作了《乐毅》《张良》以及《本无肉刑论》,辞旨通达旷远,广为流传。”但我看了以后以为,燕国军队征伐齐国,远不如齐桓公与晋文公的功绩,但夏侯玄却认为他几乎能跟商汤王和周武王媲美,难道不是太过分了吗?当初,夏侯玄喜好老子、庄子的学说,与何晏等在当时有很高的声望。但他后来却陷入曹爽集团之中,最终也未能免除李丰带来的祸害。何晏把夏侯玄看成《周易》所说的那种深远的人,夏侯玄则把何晏看成神一样的人物。等到遭遇灾祸,所谓深远与玄妙又在哪儿呢?一群小儿妄作名字,互相吹捧,其余也都这样,令千年以后的人也不禁感到可笑。

书相如《长门赋》后[①]

【题解】

《长门赋》是汉赋中的名篇,围绕着该赋,有诸多的趣闻轶事。不过,苏轼关注的则是司马相如与司马迁遭遇的对比,体现了苏轼观察事物的敏锐和行文的视角独特。

陈皇后废处长门宫[②],闻司马相如工为文,奉百金为相如、文君取酒。相如为作《长门赋》,以悟主上,皇后复得幸。予观汉武雄猜忍暴[③],而相如乃敢以微词亵慢及宫闱间[④]。太史公一说李陵事[⑤],以为意沮贰师[⑥],遂下蚕室[⑦]。陈皇后得罪,止坐卫子夫[⑧],子夫之爱,不减李夫人,岂区区贰师所能比乎?而于相如之赋,独不疑其有间于子夫者,岂非幸与不幸,固自有命与?世以祸福论工拙,而以太史公不能保身于明哲者,皆非通论也。

【注释】

①《长门赋》:据说是西汉文学家司马相如受失宠陈皇后所托而作的一篇骚体赋。

②陈皇后:汉武帝刘彻的第一任皇后,以“惑于巫祝”罪名废黜,退居长门宫。

③雄猜:多疑。忍暴:残忍暴虐。

④宫闱:后妃所居的深宫。

⑤太史公一说李陵事:汉武帝时,李陵与匈奴作战,战败被俘,司马迁为李陵进行辩护,惹怒汉武帝,被打入大牢处以宫刑。

⑥沮:败坏。贰师:指李广利,时任贰师将军。

⑦蚕室:施行宫刑的场所。

⑧卫子夫:汉武帝的第二任皇后,史称孝武卫皇后。后因卷入巫蛊之祸,自杀身亡。

【译文】

陈皇后被废处在长门宫,听说司马相如擅长写文章,便给司马相如和卓文君送百斤金买酒。司马相如为她写了《长门赋》,感动了汉武帝,陈皇后重新得到宠幸。我看汉武帝多疑而且残忍暴虐,而司马相如竟敢以微词谈论后宫之事。而司马迁只是为李陵的事稍加辩护,武帝认为他毁谤贰师将军,于是对他处以宫刑。陈皇后得罪,只因为嫉妒卫子夫,卫子夫得到的宠爱,丝毫不亚于李夫人,难道区区李广利能与她相比?而对于司马相如的辞赋,唯独不怀疑其非议卫子夫,幸运与不幸,难道本来就各有天命吗?世人用祸福的标准来判断工与拙,而将司马迁视为不能明智地保全自身的人,这些都不是通达之论。

可与《穆生知几》一则互看。

【译文】

可以和《穆生知几》一则对照着看。

书《东皋子传》后[①]

【题解】

苏轼喜欢饮酒，更喜欢自酿美酒招待客人，这种乐趣在本文中表现得一览无余。写作此文时，苏轼是在惠州贬谪期间，虽然历经坎坷，但是苏轼心态轻松，保持着宠辱不惊的乐观状态。文中将东皋子饮酒作乐和自己施酒作乐对照写来，苏轼好客、与人同乐的旷达胸怀一览无遗，比起东皋子，其胸襟可谓更胜一筹。

予饮酒终日，不过五合[②]，天下之不能饮，无在予下者。然喜人饮酒，见客举杯徐引，则予胸中为之浩浩焉，落落焉[③]，酣适之味，乃过于客。闲居未尝一日无客，客至，未尝不置酒。天下之好饮，亦无在予上者。常以为人之至乐，莫若身无病而心无忧。我则无是二者矣。然人之有是者，接于予前，则予安得全其乐乎？故所至，常蓄善药，有求者即与之，而尤喜酿酒以饮客。或曰："子无病而多蓄药，不饮而多酿酒，劳己以为人[④]，何也？"予笑曰："病者得药，吾为之体轻；饮者困于酒，吾为之酣适，盖专以自为也。"

【注释】

①东皋子：指唐初诗人王绩，字无功，号东皋子。个性简傲，嗜酒，撰有《酒经》《酒谱》等。

②合（gě）：古代的容量单位，十合为一升。

③落落焉：形容心胸开朗豁达的样子。

④劳己：辛苦自己。

【译文】

我整天喝酒，也不过五合，天下没有比我更不能喝酒的人了。但是我喜欢别人饮酒，看见客人举杯慢慢品酒，我心中就会感到无比坦荡，十分开朗，酣畅舒适的感觉甚至超过了客人。我闲居时不曾一天没有客人，客人来了，也没有不为客人设酒的。天下没有比我更喜欢喝酒的人了。常以为人最快乐的，莫过于身体没病与心里无忧。我既没病又无忧。但和身体有病、内心忧愁的人接触，如何能保全快乐呢？所以我每到一处，常常积蓄一些好药，有人跟我要，我就送给他，而且我尤其喜欢酿酒让客人喝。有人问我："你没什么病却积蓄许多药，自己不喝酒却酿许多酒，如此辛苦自己为了别人，到底是为什么呢？"我笑着回答："病人得到药，我就会感到身体轻松；喝酒的人没酒喝，我请他喝酒让其酣畅，自己会感到舒适，实际上是专门为自己才那样做的。"

东皋子待诏门下省[①]，日给酒三升。其弟静问曰："待诏乐乎？"曰："待诏何所乐？但美酝三升[②]，殊可恋耳。"今岭南法不禁酒，予既得自酿，月用米一斛，得酒六斗。而南雄、广、惠、循、梅五太守，间复以酒遗予。略计其所获，殆过于东皋子矣。然东皋子自谓"五斗先生"，则日给三升，救口不暇[③]，安能及客乎？若予者，乃日有二升五合，入野人、道士腹中矣。东皋子与仲长子光游[④]，好养性服食，豫刻死日[⑤]，自为墓志。予盖友其人于千载，或庶几焉。

【注释】

①待诏：待命供奉内廷的人。门下省：官署名。

②美酝：美酒。

③救口不暇：应付自己喝都不够。

④仲长子光：隋代唐初隐士，字不曜。善卜筮，自称“河渚先生”，与王绩友善。

⑤豫：预先。

【译文】

东皋子在门下省任待诏，每天供给三升酒。他的弟弟王静问他：“任待诏快乐吗?”他答道：“担任待诏有什么快乐？只有每天三升美酒，才特别留恋。”岭南不禁酒，我自己就在家里酿酒，每月一般用一斛米，可酿得六斗酒。南雄州、广州、惠州、循州、梅州五地的太守还经常赠我酒。大致获得的酒，已经超过东皋子的了。但东皋子自称“五斗先生”，那么官府只给他三升酒，应付自己喝都不够，又怎能请客人呢？而像我这样，每天都有二升五合酒，请农夫与道士喝掉。东皋子与仲长子光交游，喜欢养性服食，预先在石碑上刻下死亡日期，自己写了墓志铭。我或者能和他结成千载的好友吧。

一往神交，澹涵之味[①]，聊以自娱。

王无功有田十六顷，在河渚间，奴婢数人，自课种黍，春秋酿酒，养凫雁、莳药草自供[②]，与仲长子光服食养性。欲见兄弟，辄渡河还家，游北山。东皋著书，自号东皋子。

【注释】

①澹涵：恬淡涵蓄。

②莳（shì）：栽种。

【译文】

一往神交，恬淡涵蓄的滋味，可以用以自娱。

王无功在河渚间有十六顷田，几个奴婢，亲自种植黍，春秋酿酒，饲养凫雁、栽种药草自供，和仲长子光服食养性。想要见兄弟，就渡河回家，游北山。东皋著书，自称东皋子。

书《单道开传》后[①]

【题解】

葛洪、单道开都曾在罗浮山隐居，苏轼亦与罗浮山有缘，故此在读史书时，关注二人行踪也在情理之中。

葛稚川与单道开皆西晋人，而没于东晋，又皆隐于罗浮。使稚川见道开[②]，必有述焉。而《抱朴·内篇》皆不及道开[③]，岂稚川化时，道开尚未至罗浮也？稚川乞岣嵝令游南海，遂入罗浮。按本传[④]，在升平三年以后[⑤]，相去盖三十余年，必稚川先化也。绍圣元年九月，予始至罗浮，问山中人，则道开无复遗迹矣，亦不知石室所在。独书此《传》遗冲虚观道士邓守安，以备山中逸事。

【注释】

①单道开：少怀隐遁之志，曾居临漳昭德寺。晋穆帝升平三年（359），率徒南渡入建康，后至岭南罗浮山，独处茅茨，百余岁而终。

②使：假使。

③不及：没有涉及。

④本传：指《晋书·单道开传》。

⑤升平三年：公元359年。升平，晋穆帝司马聃的年号（357—361）。

【译文】

葛稚川与单道开都是西晋人，而死于东晋，又都曾在罗浮山隐居。假使葛稚川见过单道开，一定会有所记述。但《抱朴子·内篇》中没有提及单道开，难道是葛稚川死的时候，单道开还没有到罗浮山吗？葛稚川请求担任岣嵝令游南海，于是进入罗浮山。考察《单道开传》，他是升平三年后到罗浮山，相距大概三十多年，必定是葛稚川已经先去世了。绍圣元年九月，我刚到罗浮山，向山民询问，原来单道开并没有遗迹留下，也不知道他所居石室在哪里。只好写下这篇《单道开传》送给冲虚观的道士邓守安，作为山中的逸事。

书《管幼安传》[①]

【题解】

曹操生性好猜忌，许多曾为其效力的士人，都没有什么好下场。名士管宁则始终拒绝曹氏父子的征召，从而就避免了这种不幸命运。苏轼对于管宁的欣赏，其实何尝不是在表达自己内心的向往之情。

曹操既得志，士人靡然归之[②]。自荀文若盛名[③]，犹为之经营谋虑，一旦小异，便为谋杀。程昱、郭嘉之流[④]，不足数也。孔文举奇逸博闻，志大而才疏，每所论建，辄中操意，况肯为用，然终亦不免。桓温谓孟嘉曰[⑤]："人不可无势，我能驾驭卿。"夫温之才，百倍于嘉，所以云尔者，自知其阴贼险狼，不为高人胜士所比数耳。管幼安怀宝遁世[⑥]，就闲海表[⑦]，其视曹操父子，真穿窬斗筲而已[⑧]，终身不屈，既不得而杀，余以谓贤于文若、文举远矣。元丰三年十二月，与客饮，醉甚，归坐雪堂，面仆壁上。睡久惊觉，已三更矣。残烛耿然，偶取一册，视之，则《管幼安传》也。会有所感，不觉书此。眼花手软，不复成字。

【注释】

①管幼安：管宁，字幼安。汉末三国时期著名隐士，与华歆、邴原并称为"一龙"。

②靡然：草木顺风而倒貌。喻望风响应。

③荀文若：荀彧（yù），字文若。曹操手下的重要谋士，为其统一北方起到了重要作用。

④程昱：与郭嘉都是曹操手下的谋士。

⑤孟嘉：字万年。东晋名士，是陶渊明的外祖父，曾长期在桓温幕府任职。

⑥怀宝：指腹有才华。

⑦就闲：闲居。海表：犹海外，指僻远之地。

⑧穿窬（yú）：穿壁翻墙行窃。斗筲（shāo）：形容气量狭小。斗，量器，容十升。筲，竹器，容一斗二升。

【译文】

曹操得志以后，士人纷纷归附。荀文若尽管有很大名望，也仍为其献计设谋，一旦稍有异议，便被谋害。程昱、郭嘉这类人，都不值得一提。孔文举奇特超俗又博闻，志气大而才能低，但每次提出的建议，都符合曹操心意，况且愿意为曹操效力，但最终也未能免于灾祸。桓温对孟嘉说："人不能没有权力，我能驾驭你。"桓温的才能，超过孟嘉百倍，之所以这么说，是因为他知道自己阴险狠毒，高人胜士不愿跟他同列。管幼安怀才遁世，隐居在偏僻之地，他认为曹氏父子就是气量狭小的穿墙偷窃的小贼，终身都没有屈从，也没有被杀，我认为他远胜荀文若和孔文举。元丰三年十二月，与客人饮酒，醉得厉害，回来后坐在雪堂，脸贴在壁上。睡了好长时间惊醒过来，已是三更天了。残烛照明，随手取出一册书，一看,是《管幼安传》。正好有感触,不觉写下这些。眼花手软,写的不成样子。

子由作《幼安画赞》曰:“幼安之老,归自海东[①]。一亩之宫[②],闭不求通。白帽布裙,舞雩而风[③]。四时蒸尝[④],馈奠必躬。八十有四,蝉蜕而终。少非汉人,老非魏人。何以命之,天之逸民[⑤]。”

【注释】

①海东:这里指辽东。管宁曾前往辽东避乱。

②一亩之宫:寒士的简陋居处。《礼记·儒行》:“儒有一亩之宫,环堵之室,筚门圭窬,篷户瓮牖。”后因以“一亩宫”称寒士的简陋居处。

③舞雩(yú)而风:典出《论语·先进》:“浴乎沂,风乎舞雩。”这里形容安贫乐道的闲适生活。舞雩,古代设坛求雨祭天,命巫师舞蹈,故名。

④蒸尝:本指秋冬二祭。后泛指祭祀。

⑤逸民:古代称节行超逸、避世隐居的人。

【译文】

子由作《幼安画赞》说:“管幼安年老时,从海东归来。住在简陋的居所中闭门不出,不求闻达。戴着白帽穿着布裙,在舞雩台吹风。四时祭祀,必定亲自操持。八十四岁那年,安然离世。年少时不依附汉朝权贵,年老时不投靠曹魏高官。该如何称他呢?他是超脱于天地之间的逸民啊。”

书《南史·卢度传》

【题解】

卢度是历史上有名的隐士，苏东坡觉得自己和卢度的遭遇很相似，遂有感而发。

余少不喜杀生，然未能断也。近来始能不杀猪羊，然性嗜蟹蛤，故不免杀。自去年得罪下狱，始意不免，既而得脱[①]，遂自此不复杀一物。有见饷蟹蛤者，皆放之江中。虽知蛤在江水无活理，然犹庶几万一，便使不活，亦愈于煎烹也。非有所求觊[②]，但以亲经患难，不异鸡鸭之在庖厨，不忍复以口腹之故，使有生之类，受无量怖苦[③]。犹恨不能忘味，食自死物也。《南史·隐逸传》："始兴人卢度，字彦章。有道术。少随张永北侵魏，永败，魏人追急，淮水不得过。自誓若得免死，从今不复杀生。须臾见两楯流来[④]，接之，得过。后隐居庐陵西昌三顾山，鸟兽随之，夜有鹿触其壁。度曰：'汝坏我壁。'鹿应声去。屋前有池，养鱼，皆名呼之，次第取食。逆知死年月[⑤]，竟以寿终。"偶读此书，与余事粗相类，故并录之。

【注释】

①得脱：得以脱身。

②觊：希望得到。

③怖苦：恐怖苦楚。

④楯（shǔn）：横木。

⑤逆知：预测。

【译文】

我小的时候就不喜杀生，却一直未能停止。最近才能做到不杀猪羊，但由于我天生喜欢吃蟹蛤，所以还是免不了要干杀生的事儿。去年我获罪下狱，开始以为免不了一死，后来竟然逃脱厄运，于是下决心从此不再杀害任何动物。我把别人送给我的蟹蛤都放生到江水中。虽然知道蛤在江水中没有活下来的可能，但还是寄希望于万一，而且觉得即使它们存活不了，也总比被人煎烹要强得多。我并不想得到什么，只是因为自己亲身经历了患难，当时的处境与在厨房等待宰割的鸡鸭没有什么差别，所以就再也不忍心因为贪图口腹之欲的缘故，使得各类有生命的动物遭受无穷无尽的恐怖与苦难。还为自己未能忘记美味，食用自然死去的动物而感到遗憾。《南史·隐逸传》记载道："始兴人卢度，字彦章。会道术。年少时追随张永攻打北魏，张永兵败，魏人急速追赶卢度，他逃到淮河岸边，被河水挡住了去路。当时他发誓若能免去一死，从此不再杀生。不久，他看见河水中漂来两根横木，接住后渡过了河。后来他隐居在庐陵西昌的三顾山上，鸟兽都愿意跟随着他，有天晚上一头鹿碰撞他的墙壁。卢度说：'你碰坏我的墙壁了。'鹿听到后便离开了。他的屋前有一个池子，池中养有鱼，卢度给每条鱼都取了名字，他呼唤每条鱼的名字，让它们按次序取用食物。卢度还能预测死亡时日，最终以高寿辞世。"偶然读到此书，觉得卢度与我的经历大致相似，所以一并记录。

从自己生死处戒杀起，觉更亲切。

【译文】

从自己生死关头戒杀谈起，觉得更加亲切。

书徐则事

【题解】

《徐则传》是唐代魏徵所编书中的一篇传记，记述的是隋代隐士徐则的事迹。苏轼读书善于动脑，总能从常人忽视的地方找到问题，他认为太极真人的预言是徐则为了避祸而故意编造的。从常理而言，苏轼的分析是合情合理的，所谓太极真人云云，当然不会真有其事。

东海徐则，隐居天台，绝粒养性[①]。太极真人徐君降之，曰："汝年出八十[②]，当为王者师，然后得道。"晋王广闻其名[③]，往召之。则谓门人曰："吾年八十来召我，徐君之言信矣。"遂诣扬州。王请受道法，辞以时日不利。后数日而死，支体如生[④]。道路皆见其徒步归，云："得放还山。"至旧居，取经书分遗弟子，乃去。既而丧至。予以谓徐生高世之人，义不为炀帝所污，故辞不肯传其道而死。徐君之言，盖聊以避祸，岂所谓危行言逊者耶[⑤]？不然，炀帝之行，鬼所唾也，而太极真人肯置之齿牙哉[⑥]！

【注释】

①绝粒：断绝饮食。

②出：超过。

③晋王广：指杨广，即后来的隋炀帝，当时被封为晋王。

④支体：指整个身体。

⑤危行言逊：行为正直而言语谦卑。

⑥齿牙：称誉，说好话。

【译文】

东海徐则隐居在天台山，绝粒不食，颐养天性。太极真人徐君下到人间，对他说："你年过八十，当为王者之师，然后就会得道。"晋王杨广听到徐则的大名，派人前去召请。徐则对门人说："我年纪八十来召请我，徐君的话真准啊。"于是来到了扬州。晋王杨广请徐则传授道法，徐则以时日不吉利加以推辞。数日之后，徐则死去，身体如活着的时候一样。路上的人见到徐则徒步而归，说："得到准许放我还山。"徐则回到旧居后，拿出经书分给弟子们，就离开了。不久就传来丧讯。我认为徐则是高蹈尘世之人，持守义节，不想为隋炀帝效力而得污名，所以推辞不肯传其道法而死。至于徐君的话，大概是为了避祸而编造，难道是所谓危行言逊的人吗？不这样的话，以炀帝的所作所为，连鬼都唾弃，而太极真人岂肯赞誉？

陶贞白曰[①]："仙障有九[②]，名居其一。使吾不白日升天，盖三朝有浮名乎！"

【注释】

①陶贞白：即陶弘景，字通明，号华阳隐居，谥"贞白先生"。

②仙障：道教指人成仙的障碍。

【译文】

陶贞白说："仙障有九个，名是其中一个。如果我没有能白日升天，大概是因为在三朝都有浮名吧！"

书郭文语[①]

【题解】

郭文与温峤都是晋时的名士，但两人选择的人生道路完全不同。郭文喜欢山林之乐，隐居于深山无人之地多年。而温峤才干过人，为当世名将，仕途上可谓志得意满。两人的这段对话也颇为有名，表现了两人对于人生的思考，可谓充满了机锋。两人之中，苏轼显然更赞赏郭文，这与他此时的人生境遇有密切关系。写此文时，苏轼正处于岭外瘴疠之地，出世之心渐浓，而入世之心早已淡泊，其称赞郭文自然在情理之中。

温峤尝问郭文曰②："人皆有六亲相娱③，先生弃之，何乐？"文曰："本行学道，不谓遭世乱，欲归无路耳。"又问曰："饥思食，壮思室，自然之理，先生独无情乎？"曰："情由忆生，不忆故无情。"又曰："先生独处穷山，死则为乌鸢所食④，奈何？"曰："埋藏者食于蝼蚁，复何异？"又问曰："猛兽害人，先生独不畏耶？"曰："人无害兽心，则兽亦不害人。"又曰："世不宁则身不安，先生何不出以济世乎？"曰："此非野人之所知也⑤。"

【注释】

①郭文：字文举。晋朝隐士，隐居于吴兴余杭大辟山。《晋书》有传。

②温峤：字太真。博学孝悌，善于清谈，是当时的名士，有不少轶事趣闻流传。

③六亲：历来说法不一。一说指父、母、兄、弟、妻、子。

④乌鸢（yuān）：乌鸦和老鹰。均为贪食之鸟。

⑤野人：村野之人。这里为郭文自称。

【译文】

温峤问郭文："人都有六亲相娱，先生您舍弃亲情，还有什么快乐呢？"郭文说："本来是出游学道的，不想遭逢乱世，家是想回也回不去了。"温峤又问："饿了想吃饭，成年了想娶妻，这是人之常情，难道先生您就没有情吗?”郭文说:“情从思忆生,不思不忆便无情。”温峤又问:“先生独自住在这穷山恶水之中,死后为乌鸦老鹰啄食,怎么办?”郭文说:“埋在地下的人被蝼蚁所噬,又有什么不同呢?”温峤又问:“猛兽害人,先生难道不怕?”郭文说:“人不想着伤害野兽,野兽也就不会害人。”温峤又问:“世道不安定,人身便不安全,先生何不出仕济世?”郭文说:“济世之策,我等山野村夫并不知晓。”

予尝监钱塘郡,游余杭九锁山[①],访大涤洞天[②],即郭先生之旧隐也。洞天有巨壑,深不可测,盖尝有敕使投龙简云[③]。戊寅九月七日,东坡居士夜坐录此。

【注释】

①九锁山:位于余杭县西部。

②大涤洞天:指大涤山洞天,在余杭县西南十八里。洞天,道家隐居修炼之所。

③敕使:皇帝的使者。

【译文】

我曾主管钱塘郡,游览余杭九锁山,寻访大涤洞天,便是郭先生昔日隐居之所。洞中有大坑,深不可测,说是曾经有皇帝派出使者向其中投简求雨。戊寅九月七日,东坡居士夜坐记录下以上文字。

聆其绪论,知非空言无当者。

【译文】

聆听他的议论,知道不是空言无当的人。

书《陶淡传》[①]

【题解】

本文作于元符元年（1098）九月，苏轼当时正在读《晋书·隐逸传》，择其中陶淡、郭文、董京、鲍靓四人事，书而论之，写成四篇理趣盎然的小记。陶淡是陶侃之孙、陶渊明的叔父。陶侃诸子都很凶暴，但从孙辈起出现了陶淡和陶渊明等安贫乐道、志行高洁之人。

《晋史·隐逸传》：陶淡字处静，太尉侃之孙也[②]。父夏[③]，以无行被废[④]。淡幼孤，好导养之术[⑤]，谓仙道可祈。时年十五，便服食绝谷[⑥]。不娶。家累千金，僮客百数，淡了不营问[⑦]。好读《易》，善卜筮。于长沙临湘山中[⑧]，结庐居之。养一白鹿以自随。人有候之者，辄移渡涧水，莫得近。州举秀才，淡遂逃罗县埤山中[⑨]，不知所终。

【注释】

①陶淡：东晋时期名将陶侃之孙，陶夏之子，东晋大诗人陶渊明之叔父。

②侃：即陶侃，字士行。官累至太尉。《晋书》有传。

③夏：即陶夏。陶侃之子，因侃功受封都亭侯。后因杀其弟陶斌而废官爵。

④无行：品行不好。

⑤导养：摄生养性。

⑥绝谷：即辟谷，道家修炼术。

⑦了不：绝不，全不。

⑧临湘：县名。后汉置，故城在今湖南长沙南。

⑨罗县：古县名。在今湖南湘阴。

【译文】

《晋史·隐逸传》记载道:陶淡字处静,是太尉陶侃的孙子。他的父亲叫陶夏,因为行为不正而被黜废。陶淡幼年就成了孤儿,喜好导养之术,认为仙道是可以获得的。他十五岁时便服食辟谷。没有娶妻。家中的资财累计多达千金,有一百多名奴仆,但他对家业却看得非常轻,从不经营。他喜欢读《周易》,擅长占卜。在长沙的临湘山中结庐居住。养了一头白鹿陪伴。如果有人想去看望他,他总是越过山涧,迁徙住地,所以没有人能够接近他。州里推举陶淡当秀才,他知道后就逃避到罗县的埤山中,最后不知死在何处。

陶士行诸子皆凶暴,不独夏也,而诸孙中乃有淡,曾孙中乃有潜。潜集中乃有仲德、敬通之流①,皆隐约有行义,又皆贫困,何也?淡高逸如此,近类得道②,与潜近亲,而潜无一言及之,此又未喻也③。戊寅九月七日,阅《晋史》,偶录之以俟知者。儋州城南记。

【注释】

①仲德:陶仲德,系陶渊明堂弟,二人关系密切。陶渊明有悼诗《悲从弟仲德》。敬通:当为“敬远”。陶敬远既是陶渊明的堂弟,也是他的同道知己。敬远死后,陶渊明有《祭从弟敬远文》一文表达哀思。

②近类:接近。

③喻:明白。

【译文】

陶侃的几个儿子都凶残暴虐,不只陶夏如此,然而在他的几个孙子中竟然出了一个陶淡,曾孙中竟然出了一个陶潜。陶潜集子里提到的仲德、敬通一类人，都俭约有品行道义，又都过着贫困的生活，造成这种现象的原因何在呢？陶淡如此高逸，近似于得道，而且与陶潜还是近亲，但陶潜在作品中却没有提到过他，这是又一个让我弄不明白的地方。戊寅年九月七日，我阅读《晋史》，偶然记下这些，等待着知道详情的人来告诉我。记于儋州城南。

管幼安自越海及归，坐一木榻积五十余年，未尝箕股[①]，榻上当膝处皆穿。处静终日端拱[②]，绝不婚宦。居临湘山中，立小草屋，裁足容身。有时还家，设小床独坐，不与人共。

【注释】

①箕股：指伸开两腿，席地而坐。

②端拱：闲适自得。

【译文】

管宁长途跋涉从海东回来之后，坐在一个木榻上有五十多年，没有席地而坐过，榻上与膝盖接触的地方都磨穿了。陶处静整日里闲适，绝不肯成婚出仕。居住在临湘山中，建小草屋，刚刚能够容身。有时回到家里，专设小床独坐，不和人共用。

书董京诗[①]

【题解】

董京是晋代的一名道士，《晋书·隐逸传》和葛洪《抱朴子》中都有相关记录，从其行迹来看，不但文采出众，而且颇精通服食之道，并有养生方流传。当时任著作郎的孙楚惜其才华，多次劝其为官，董京遂写诗回应，表明自己不愿为官，志在归隐。原诗较长，苏轼在文中引用的只是其中一部分，却是含义深邃，最值得玩味的一段。苏轼称董京为得道之人,对董京显然持赞赏态度,他对董京诗句的解释,又何尝不是在表达自己的内心呢!

《晋史》[②]:"董京,字威辇,作诗答孙子荆[③],其略曰:'玄鸟纡幕[④],而不被害?鸣隼远巢[⑤],咸以欲死。眄彼梁鱼[⑥],逡巡倒尾[⑦]。沉吟不决,忽焉失水。嗟乎,鱼鸟相与,万世而不悟。以我观之,乃明其故。焉知不有达人,深穆其度[⑧],亦将窥我,颦蹙而去[⑨]。'"京之意盖曰:以鱼鸟自观,虽万世而不悟其非也。我所以能知鱼鸟之非者,以我不与鱼鸟同所恶也。彼达人者不与我同欲恶,则其观我之所为,亦欲如我之观鱼鸟矣。京,得道人也,哀世俗不晓其语,故粗为说之。戊寅九月八日。

【注释】

①董京:字威辇。东晋名士,擅诗,好吟咏,后隐遁于山中。

②《晋史》:董京事见于《晋书·隐逸传》。

③孙子荆:孙楚,字子荆。性狷傲,有才学。《晋书》有传。

④纡(yū):萦绕回旋。

⑤隼(sǔn):鹰中最小的一种。

⑥眄(miǎn):斜视。

⑦逡(qūn)巡倒尾:谓鱼在水中徘徊乱窜。

⑧穆:沉默。

⑨颦蹙(cù):皱眉。

【译文】

《晋史》上记载:"董京字威辇,作诗回复孙子荆,诗中大意是:'玄鸟纡幕,而不被害?鸣隼远巢,咸以欲死。眄彼梁鱼,逡巡倒尾。沉吟不决，忽焉失水。嗟乎！鱼鸟相与，万世而不悟。以我观之，乃明其故。焉知不有达人，深穆其度；亦将窥我，颦蹙而去。'”董京的深意大概是：鱼鸟之自观，即使经过万世也不会明白它们的过错。我所以能知道鱼鸟的过错，是因为我的好恶和鱼鸟不同。那些达人的好恶和我也不相同，那么他们看我的所作所为，也像我看鱼鸟一样啊。董京是得道之人，可惜世人不明白他的话，所以稍作阐释。戊寅年九月八日。

书《鲍靓传》[①]

【题解】

本文作于元符元年（1098）九月十一日。鲍靓其人其事，在各类记载中，可谓神乎其神，传言自然不可尽信，但其是真心好道之人则无可置疑。

鲍靓，字太玄，东海人[②]。五岁语父母云：“本曲阳李氏子，九岁堕井死。”父母以其言访之[③]，皆验。靓学兼内外，明天文河洛书[④]。为南海太守，行郡入海[⑤]，遇风，饥甚，煮白石食之。靓尝见仙人阴君[⑥]，受道诀，百余岁卒。阴真君，名长生。予尝游忠州酆都观[⑦]，则阴君与王方平上升处也[⑧]。古松柏数千株，皆百围，松脂如酥乳，不烦煮炼，正尔食之，滑甘不可言。二真君画像观中，极古雅。有西晋时殿宇尚存也。戊寅九月十一日夜坐书。

【注释】

①鲍靓：一作鲍静，自幼好道，据传曾向阴长生学习道术。后曾任南海太守，与葛洪相友善，相传于罗浮山得道仙去。

②东海：地名。在今山东郯城西南。

③访:寻访。

④河洛书:指河图和洛书。《周易·系辞上》:"河出图,洛出书,圣人则之。"

⑤行郡:巡行所属部域,考核政绩。

⑥阴君:指阴长生,后汉人。相传得道飞升而去。

⑦酆(fēng)都观:道教宫观,亦名仙都观、平都观、景德宫,后演变为"阴曹地府""鬼城"之所在,位于今重庆丰都东北。

⑧王方平:名远。官至中散大夫,后弃官得道。

【译文】

鲍靓字太玄,是东海人。他五岁时对父母说:"我本是曲阳一个姓李人家的儿子,九岁时落井而死。"他的父母根据他的话去查访,结果都得到了验证。鲍靓内典和外典无所不学,懂天文以及河图、洛书。他担任南海太守时,曾巡行入海,遇到大风,饿得很厉害,他就煮白石子儿吃。鲍靓曾遇见仙人阴君,学习道诀,一百多岁才死去。阴真君的名字叫长生。我曾游览过忠州的酆都观,那里就是阴君与王方平得道成仙的地方。观内有几千株古松柏,周长都达到百围,松树的油脂就像酥乳一样,不需要煮烧,直接进食,柔滑甘美妙不可言。观中有阴君与王方平的画像,看起来极为古雅。观中还存有西晋时期的殿宇。戊寅年九月十一日夜里闲坐时写。

葛稚川居罗浮,与南海太守鲍靓善。靓时时往来罗浮山中,或迎至郡,与言达旦[①]。夫人见其来,门无车马,独有双燕,怪而问之,则双履也。

【注释】

①达旦:直到次日凌晨。

【译文】

葛稚川居住在罗浮时，与南海太守鲍靓友善。鲍靓经常往来罗浮山中，或者将葛稚川接到郡里，和他通宵交谈。有人看到他来，但是门口没有车马，只有两只燕子，奇怪地询问，原来是一双鞋所变。

书阮籍语[①]

【题解】

对于魏晋风度代表性人物之一的阮籍，苏轼似乎情有独钟，在他的作品中多次提及。对于阮籍的纵酒放达，苏轼似乎略有批评之意，如“景山沉迷阮籍傲，毕卓盗窃刘伶颠。贪狂嗜怪无足取，世俗喜异矜其贤”（《谢苏自之惠酒》）。但对于阮籍狂放背后的心迹，苏轼则多持理解与赞赏态度，称“阮生古狂达，遁世默无言。犹余胸中气，长啸独轩轩”（《阮籍啸台》）。这篇《书阮籍语》，苏轼先引用阮籍《大人先生传》中抨击所谓庙堂君子们不过是“虱处裈中”的名句，称赞这些话体现了阮籍的“胸怀本趣”，但紧接着话锋一转，指出阮籍本人也需要司马氏的关照才能活下去，与所谓庙堂君子又有什么区别？似乎是在批评阮籍，但结合文末“为将来君子一笑”句，以及苏轼对于阮籍的综合态度来看，不妨理解为戏谑之言，更多的是对阮籍处境的同情罢了。

“世之所谓君子者，惟法是修，惟礼是克。手执圭璧[②]，足履绳墨。行欲为目前检，言欲为无穷则。少称乡党[③]，长闻邻国。上欲图三公[④]，下不失九州牧[⑤]。独不见夫群虱之处裈中乎[⑥]？逃乎深缝，匿乎败絮，自以为吉宅也。行不敢离缝际，动不敢出裈裆，自以为得绳墨也。然炎丘火流[⑦]，焦邑灭都，群虱处于裈中不能出也。君子之处域内，何异天虱之处裈中乎?”此阮籍之胸怀本趣也。籍未尝臧否人物,口不及世事,然礼法之士,疾之如仇雠[8],独赖司马景王保持之尔[9],其去死无几。以此论之,亦虱之出入往来于衣裈中间者也,安能笑裈中之藏乎?吾故书之,为将来君子一笑。戊寅冬至日。

【注释】

①阮籍:字嗣宗。曾官步兵校尉,世称阮步兵。魏晋名士,不拘礼法,为“竹林七贤”之一。

②圭璧:古代帝王、诸侯祭祀或朝聘时所用玉器。

③乡党:古代以五百家为党,一万二千五百家为乡,后泛指家乡、同乡。《论语·乡党》:“孔子之于乡党,恂恂如也,似不能言者。”

④三公:古代职位最高的大臣。周以太师、太傅、太保为三公,西汉为大司马、大司徒、大司空,东汉为太尉、司徒、司空。

⑤九州牧:九州的州牧。州牧,古代指一州之长。

⑥裈(kūn):指有裆的裤子。

⑦炎丘:南方炎热的山地。火流:形容酷热。

⑧仇雠(chóu):仇人。

⑨司马景王:司马师,字子元。三国曹魏权臣,死后追为景王。

【译文】

“世人称为君子的那些人,对礼法是亲身实践的,绝对用礼制来约束自己。手里拿着圭璧,笔直走路。他们要使其行为成为当世的榜样,要使其言语成为后代人的准则。年少时,他们为家乡地方人士所赞美,而年长以后,则闻名于邻国。其抱负是向上爬到三公的地位,起码也要做九州牧。他们难道没有看见过虱子处在裤中吗?虱子逃到裤子的深缝中,藏在坏了的棉絮中,自以为找到了风水吉利的住宅。行动不敢离开裤缝裤裆，而自以为做得很对。然而当南方炎土热气如火焰般袭来，都市城邑全被烤焦，那些虱子就只能死在裤子里而出不来了。那些君子活在世界上，和虱子活在裤子里又有什么不同！”这些话表明了阮籍心中本来的志趣所在。阮籍对当时的人物既不表扬也不否定，从不对时事发表意见，但是恪守礼法的人士，仍像恨仇人一样恨他，他处在死亡的边缘，唯独依赖司马景王保护扶持他。由此论之：阮籍也像虱子一样，是进出往来于衣裤中的人，怎能嘲笑藏在裤裆中的那些人呢？所以写下上述文字，以博后世君子一笑。戊寅年冬至日。

果在裈外，何恶乎裈中？果在裈中，又安知所处之为裈也哉。正言若反[①]，长公良有深感矣。

【注释】

①正言若反：把正话当成反话。语出《道德经》七十八章。

【译文】

若真在裤裆之外，又何必厌恶身处裤中？若本就在裤裆之内，又怎会意识到自己所处为裤裆中呢？正面的话好像在反说一样，东坡先生对此有很深的感触啊。

王景文受诏[①]

【题解】

王景文被宋明帝赐死无疑是一桩冤案，其从容就死的风度也每被后世所称许。苏轼更从王景文面对生死的表现，判断他并非是贪权窃国之人。不过王景文当时权高位重，纵然没有什么野心，但所谓“功高震主”，宋明帝忌惮他也在情理之中。

宋明帝诏答王景文[2]，其略曰："有心于避祸，不若无心于任运[3]。千仞之木，既摧于斧斤；一寸之草，亦悴于践蹋[4]。晋将毕万[5]，七战皆获，死于牖下；蜀将费祎，从容坐谈，毙于刺客。故甘心于履危，未必逢祸；从意于处安，未必全福。"此言近于达者。然明帝竟杀景文，哀哉！哀哉！景文之死也，诏言："朕不谓卿有罪，然吾不能独死，请子先之。"诏至，景文正与客棋。竟，敛子纳奁中[6]，徐谓客曰："有诏，见赐以死。"酒至，未饮，门生焦度在侧，取酒抵地，曰："丈夫安能坐受死，州中文武，可以一奋。"景文曰："知卿至心，若见念者，为我百口计。"乃谓客曰："此酒不可相劝。"乃仰饮之。苏子曰：死生亦大矣，而景文安之，岂贪权窃国者乎？明帝可谓不知人者矣。

【注释】

①王景文：王彧，字景文。出身琅邪王氏，深得宋文帝刘义隆器重。后被宋明帝坐罪赐死，谥号为"懿"。

②宋明帝：刘彧，字休炳。南朝宋皇帝。刘彧病重时，担心王景文外戚权重，自己死后不好掌控，于是派使者送去诏书和毒酒，命其自尽。

③任运：听凭命运安排。

④悴（cuì）：枯萎。

⑤毕万：春秋时期晋国大臣。因随晋献公消灭耿、霍、魏三国有功，晋献公将魏地赐封给毕万。

⑥奁（lián）：盛放器物的匣子。

【译文】

宋明帝下诏回答王景文，大意说："为躲避灾祸大动脑筋，倒不如漫不经心地听凭命运安排。高达千仞的树木，能被斧头砍断；一寸矮的小草，也会被践踏而枯萎。晋将毕万，七次交战都取胜，最终死在窗下；蜀将费祎，从容不迫地闲坐谈论，却被刺客杀死。所以心甘情愿去冒险的人，未必遇到祸事；在安全的地方任意过日子，也未必能保全幸福。”这些话是近乎通达了。但是宋明帝最终却杀死了王景文，可悲啊！可悲啊！对王景文之死，诏书说：“我不认为你有罪，但我不愿单独死去，请你先死。”诏书送到王景文家中时，他正与客人下棋。下完后，把棋子收到匣子里，慢慢对客人说道：“有诏书，将我赐死。”毒酒送来，王景文还没喝下去，他的门生焦度在旁，取酒放到地下，说：“大丈夫怎能白白接受死亡，州中的文臣武将都愿意为您一搏。”王景文说：“我知道你的至诚之心，如果惦念我，就多替我家里百口人着想吧。”对客人说：“我不能劝你喝这种酒。”说完就仰头饮下。苏子认为：死生对人来说是大事，但王景文却安之若素，他难道是贪婪权势、图谋篡位的人吗？明帝可说是不了解人啊。

明帝，忮主也[①]。而诏语大是造理之谈，故东坡录之。王圣俞

【注释】

①忮（zhì）主：刚愎的君主。

【译文】

宋明帝是刚愎自用的君主。而诏书中的话多合于事理，所以东坡抄录。王圣俞

书李若之事

【题解】

苏轼在本文中介绍了神奇的“布气”，也就是修习气功有成的人可以将“气”传给其他人，帮助治病祛疾。

《晋·方技传》有韦虚者[①]，父母使守稻，牛食之，虚见而不驱，牛去，乃理其残乱者。父母怒之，虚曰：“物各欲得食，牛方食，奈何驱之？”父母愈怒，曰：“即如此，何用理乱者为？”虚曰：“此稻又欲得生。”此言有理，虚固有道者耶？吕猗母足得痿痹病十余年[②]，虚疗之，去母数步坐，瞑目寂然。有顷，曰：“扶起夫人坐。”猗曰：“夫人得疾十年，岂可仓卒令起耶？”虚曰：“且试扶起。”两人夹扶而立。少顷，去扶者，遂能行。学道养气者，至足之余，能以气与人。都下道士李若之能之，谓之布气。吾中子迨少羸多疾[③]，若之相对坐为布气，迨闻腹中如初日所照，温温也。盖若之曾遇得道异人于华岳下云[④]。

【注释】

①韦虚：一作“幸灵”。

②痿痹：疾病名。肢体不能动作或丧失感觉。

③中子：第二个儿子。

④华岳：华山。

【译文】

《晋书·方技传》中记载，有一个叫韦虚的人，他的父母让他看稻子，牛吃稻子，他看见也不驱赶，等牛离开了，他才去收拾被践踏后的稻子。父母对他很生气，韦虚说："动物都想得到食物，牛正在吃稻子，怎么能驱赶它呢？"父母更加生气，说："既然如此，你为什么还要去收拾呢？"韦虚说："这稻子也想生存。"此话有理，韦虚是一位有道之人吧？吕猗的母亲足部患痿痹病十多年了，韦虚为她治疗时，瞑目坐在离她数步的地方，沉寂了一会儿说："扶夫人起身。"吕猗说："夫人得病十多年，哪能这样快就让她起身？"韦虚说："扶起试试。"于是让两人将夫人扶起站立。过了一会儿，又让搀扶的人离开，老人当时就能行走。学道养气的人，将气养得充足后，能将气传递给别人。京都道士李若之掌握此道，叫作布气。我的二儿子苏迨，从小身体虚弱多病，李若之与他对坐，给他布气，苏迨觉得腹中如朝阳照射暖融融的。李若之曾经在华山下遇到得道的奇人。

医方有需进气者，正使壮盛犹足相资，况有道者耶？

【译文】

医生遇到需要进气的患者，壮盛的人都可以帮助，何况有道者呢？

书杜羔事[①]

【题解】

苏轼与朱康叔相熟，朱康叔以孝行著称，故此苏轼在史书上看到与朱康叔事迹相近的杜羔的事迹，便颇为留心，将其记录下来寄给朱康叔。

今日偶读《国史》，见杜羔一事，颇与朱康叔相类[②]。嗟叹不足，因书以示康叔，幸勿示人。江令乃尔[③]，深可罪，然犹望公怜其才短不逮而已。昔杜羔有至性，其父河北一尉而卒。母非嫡，经乱不知所之。会堂兄兼为泽潞判官，尝鞫狱于私第④。有老妇辩对，见羔出入，窃语人曰："此年少状类吾夫。"讯之，乃羔母也。自此迎侍而归。又往访先人之墓，邑中故老已尽，不知所在。馆于佛寺，日夜悲泣。忽视屋柱煤烟之下，见数行字，拂而视之，乃父遗迹，云："我子孙若求吾墓，当于某村家问之。"羔哭而往。果有父老年八十余，指其丘陇⑤，因得归葬。羔以幼稚失父，依其兄，后官至工部尚书致仕。此出唐李肇《国史补》⑥。因书以遗康叔。时元丰三年九月二十五日记。

【注释】

①杜羔：唐代人，以孝行著称。贞元初中进士，后任振武节度使，以工部尚书致仕。

②朱康叔：即朱寿昌，字康叔。以孝义著称，曾有弃官千里寻母的感人事迹，被后人列入"二十四孝"之列。

③江令：江綖。时任武昌县令。

④鞫狱：审理案件。

⑤丘陇：指坟墓。

⑥《国史补》：唐代李肇所著史书，记载了唐代开元至长庆间事。

【译文】

今天偶然读《国史》，看到杜羔之事，与朱康叔颇为相似。叹息不止，因此写下来寄给康叔，但千万别让外人看。江令那样做，的确该怪罪，只是望您怜惜他才识短浅罢了。从前杜羔有至深情性，父亲官至河北的尉官去世。他的母亲不是正妻，战乱中不知流落何处。他的堂兄杜兼任泽潞判官，曾在私宅中断案。有位老妇人申辩对答，看到杜羔出入，就暗暗对人说："这位少年相貌与我的丈夫很像。"详细询问，原来正是杜羔之母。于是被杜羔迎回家奉养。杜羔又去寻访先人坟墓，但村里的老人已全部去世，无法得知坟墓位置。他住在佛寺中，日夜伤心地哭泣。有一天见屋柱上的煤烟下，有几行字，擦净细看，正是其父的字迹，说："我的子孙如果寻找我的墓地，应去询问村里某户人家。"杜羔哭着前往。真有一位八十多岁的老人，指出了杜父坟墓的位置，因此杜父才能归葬乡里。杜羔因为幼年丧父，靠其兄长抚育长大，后来官至工部尚书致仕。此事见于唐人李肇的《国史补》。因此写下来寄给康叔。元丰三年九月二十五日记。

朱寿昌郎中，少不知母所在，刺血写经求之五十年，去岁得之蜀中，以诗贺之。先生诗叙。

【译文】

朱寿昌郎中，从小不知母亲的下落，刺血写经寻求五十年，去年在蜀中找到了母亲，以诗祝贺他。先生诗叙。

外曾祖程公逸事

【题解】

在苏轼的成长过程中，其母程夫人扮演了极为重要的角色，不但在生活上抚育，而且言传身教，很注重孩子的良好品质的培养，是公认的贤母。事实上，程夫人自身的家风便极好，她出身富裕人家，受过良好的教育，父亲担任过大理寺丞，而祖父便是苏轼本文中的程仁霸，"以仁厚信于乡里"。按文中苏轼所言，程家的后人可谓"朱紫满门"，不但舅舅贵显，而且曾孙一辈"皆仕有声，同时为监司者三人"，其中便包括了苏轼的表兄程之才，后来苏轼在惠州穷困之时，曾经得到过程之才的不少帮助。

公讳仁霸，眉山人。以仁厚信于乡里。蜀平[①]，中朝士大夫惮远宦[②]，官阙，选土人有行义者摄[③]。公摄录参军。眉山尉有得盗芦菔根者[④]，实窃，而所持刃误中主人。尉幸赏，以劫闻。狱掾受赇[⑤]，掠成之。太守将虑囚[⑥]，囚坐庑下涕泣[⑦]，衣尽湿。公适过之，知其冤，咋谓盗曰："汝冤，盍自言，吾为汝直之。"盗果称冤，移狱，公既直其事，而尉、掾争不已，复移狱，竟杀盗。公坐逸囚罢归。不及月，尉、掾皆暴卒。

【注释】

①平：平定。

②惮远宦：害怕到远处做官。惮，害怕。

③摄：代理。

④芦菔：即萝卜。

⑤赇（qiú）：贿赂。

⑥虑囚：讯察记录囚犯的罪状。虑，通"录"，记载，抄写。

⑦庑（wǔ）：堂下周围的廊屋。

【译文】

我的外曾祖父程公叫程仁霸，眉山人。以仁德宽厚而被乡里人所信任。蜀地平定后，朝中的士大夫害怕到远方做官，缺少官员，于是选拔有仁义品行的当地人代理政务。程公代理录事参军。眉山县尉抓到了一个偷芦菔根的人，实际上是盗窃，却不当心持刀砍中了主人。县尉希望得到奖赏，就以抢劫上报。监狱小吏收了贿赂，便屈打成招。太守将要审讯之前，他坐在厢房里哭泣，把衣服都哭湿了。程公恰好路过那里，知道他冤枉，便大声对他说："如果你是冤枉的，何不自己去申诉呢？我会帮你澄清事实的。"小偷果然声称自己是冤枉的，翻供另审，程公替小偷澄清后，县尉与狱卒不断争辩，又重新审理，最终把小偷给杀了。程公被以释放囚犯的罪名罢官回家。不到一个月，县尉与狱卒都暴病而亡。

后三十余年，公昼日见盗拜庭下，曰："尉、掾未伏[①]，待公而决。前此地府欲召公暂对[②]，我扣头争之，曰：'不可以我故惊公。'是以至今。公寿尽今日，我为公荷担而往。暂对即生人天[③]，子孙寿禄，朱紫满门矣。"公具以语家人，沐浴衣冠，就寝而卒。轼幼时闻此语。已而外祖父寿九十，舅氏始贵显，寿八十五。曾孙皆仕有声，同时为监司者三人。玄孙宦学益盛[④]。而尉、掾之子孙微矣。或谓盗德公之深，不忍烦公，暂对可也，而狱久不决[⑤]，岂主者亦因以苦尉、掾也与？

【注释】

①伏：伏罪。

②前此：此前。

③人天：佛教语。六道轮回中的人道和天道。

④宦学：学习做官之事与六艺。

⑤狱：官司，罪案。

【译文】

三十多年以后，程公在白天看见这个盗贼拜于庭下，说："县尉与狱吏没有伏罪，要等您来定罪。此前地府想把您请来简短询问，我叩头争辩道：'不能因为我的缘故惊动程公。'一直到现在。您将在今天去世，我替您挑着担子前往地府。简短讯问后您就可转生人、天之道，您的子孙将寿禄双全，显贵满门。"程公把这些话都告诉了家里人，接着便沐浴更衣，躺到床上去世了。我小的时候就听人说过此事。后来外祖父活了九十岁，舅舅也开始显贵，活到了八十五岁。曾孙一辈都做官，并有好的声望，同时担任监司的就有三个人。玄孙中求学做官的就更多了。而县尉与狱吏的后代却都衰落了。有人说小偷感激程公，不忍麻烦他，简短的询问也就可以了，但官司很久也没有判决，难道是主事者也趁机想让县尉与狱吏多受点罪吗？

绍圣二年三月九日，轼在惠州，读陶潜所作外祖《孟嘉传》[①]，云："《凯风》寒泉之思，实钟厥心[②]。"意凄然悲之，乃记公之逸事以遗程氏，庶几渊明之心也。

【注释】

①《孟嘉传》：陶渊明为其外祖孟嘉所作传记，名为《晋故征西大将军长史孟府君传》。

②《凯风》寒泉之思，实钟厥心：意思为《凯风》所说的悼念母亲的沉痛心情，在我的心头凝聚。寒泉之思，指子女对母亲的思念之情。出自《诗经·邶风·凯风》。

【译文】

绍圣二年三月九日，我在惠州读到陶潜为他外祖父孟嘉创作的《孟嘉传》，其中说道："悼念母亲的沉痛心情确实在我的心头凝聚。"读到这里，我的感伤之情油然而生，于是我把外曾祖父的逸事记录下来送给程氏，用心跟陶渊明差不多是一样的。

案：狱者读此，可为凛凛。

【译文】

案：狱吏读此文，会感到敬畏。

题伯父谢启后

【题解】

苏轼的伯父苏涣也是一个大才子,善于写诗作文。苏涣高中进士后,在多地为官,历知祥符、衡州等,去世后累赠太中大夫。除了苏轼所写的这篇文字外,苏辙也写有《伯父墓表》,其中关于苏涣生平介绍十分详细。

天圣中[①],伯父中都公,始举进士于眉,年二十有三。时进士法宽[②],未有糊名也。试日,通判殿中丞蒋希鲁下堂,观进士程文[③]。见公所赋,叹其精妙绝伦,曰:"第一人无以易子。"公力自言年少学浅,有父兄在,决不敢当此选。希鲁大贤之,曰:"君子成人之美。"乃以为第三。明年登乙科。此则其亲书启事谢希鲁者也。公殁后十三年,得之宜兴人单君锡家,盖希鲁宜兴人也。又八年,乃躬自装褾[④],而归公之第二子子明兄,使宝之,以无忘公之盛德云。元丰五年七月十三日,第六侄责授黄州团练副使轼谨志。

【注释】

①天圣:宋仁宗的年号(1023—1032)。

②宽:宽松。

③程文:科考应试时,官方选定的以为范例的文章。

④装褾(piǎo):装裱。

【译文】

天圣年间,伯父中都公在眉山考中进士,那一年他二十三岁。当时进士考试的制度比较宽松,还没采用糊名的方法。考试那天,通判殿中丞蒋希鲁来到考场,阅读进士考试的程文。看到中都公所写的文章后,称赞他此文精妙绝伦,说:“第一名非你莫属。”中都公说自己年纪轻轻,学识浅薄,而且父兄也在,决不敢当第一名。蒋希鲁认为他非常贤良,说:“君子成人之美。”于是把他选为第三名。第二年中都公乙科考试得中。这就是他亲笔写给蒋希鲁以表示谢意的书信。中都公去世后十三年,我从宜兴人单君锡家里得到这封书函,原来蒋希鲁也是宜兴人。又过了八年,我亲自把这封书函加以装裱,然后归还给中都公的第二子子明兄,让他好好珍存,不要忘了中都公的大德。元丰五年七月十三日,第六任责授黄州团练副使轼谨记。

古人处功名之际,其退让不遑如此,令人生愧。

【译文】

古人在功名面前,这样的谦虚退让,真让人感到惭愧。

书狄武襄事[①]

【题解】

狄青是北宋名将,一生战功赫赫,惊人的事迹可谓数不胜数。苏轼此文不长,没有多加渲染,而是紧紧抓住狄青少年时的一件事详加描写,令人印象极为深刻,狄青不凡的气度、过人的胆识便跃然而出。

狄武襄公者,本农家子。年十六时,其兄素,与里人失其姓名号铁罗汉者,斗于水滨,至溺杀之。保伍方缚素[②],公适饷田[②],见之,曰:“杀罗汉者,我也。”人皆释素而缚公。公曰:“我不逃死。然待我救罗汉,庶几复活。若决死者,缚我未晚也。”众从之。公默祝曰：“我若贵，罗汉当苏。”乃举其尸，出水数斗而活。其后人无知者。公薨，其子谘、咏护丧归葬西河，父老为言此。元祐元年十二月五日，与咏同馆北客④，夜话及之。眉山苏轼记。

【注释】

①狄武襄：狄青，字汉臣。北宋时期名将。谥号武襄。

②保伍：古代民人五家为伍，又立保相统摄。这里指邻里居民。

③饷田：往地里送饭。

④与咏同馆北客：《春渚纪闻》卷六：“元祐三年，北国贺正使刘霄等入贺，公与狄咏馆伴。”

【译文】

狄武襄公，本是农家子弟。十六岁时，哥哥狄素与同乡一个忘记名姓、号称铁罗汉的人在水边打架，把铁罗汉弄到水里淹死了。邻里居民正要绑缚狄素时，狄武襄公碰巧往田里送饭，看见后，就对他们说道：“是我杀死了铁罗汉。”众人给狄素松绑，把狄武襄公给捆了起来。狄武襄公向众人请求道：“我不会逃避灾祸的。但请求大家等我一会儿，让我救救铁罗汉，也许是可以救活的。如果抢救不过来，再绑我也不迟。”众人答应了他的请求。狄武襄公默默祈祷道：“我今后如果能够显贵的话，铁罗汉就应该苏醒过来。”祈祷完就把铁罗汉的尸体抬起来，让他吐出了几斗水，结果真的复活了。他的后代没有人知道这件事。狄武襄公去世后，他的儿子狄谘、狄咏治理丧事，把他的灵柩送回老家西河，当地的年长者就把这件事讲给他们听。元祐元年十二月五日，我与狄咏一同陪伴北客，夜里谈话时说到此事。眉山人苏轼记。

凡名将相，虽笃生有自①，然少贱时其处心遇事，决与寻常不同。只此，便可想其器识。

【注释】

①笃生：生而得天独厚，天赋异禀。

【译文】

凡是有名的将相，虽然生来便天赋异禀，但是年少微贱时的处理事情的态度，绝对和常人不一样。只凭此，便可以想见其器量胆识。

记郭震诗

【题解】

本文中所述的郭震平日里游荡不羁，但在大义面前，则敢作敢当，极为果敢，堪称俊杰。

蜀人任介、郭震、李畋，皆博学能诗，晓音律。相与为莫逆之交，游荡不羁①。礼法之士鄙之，然皆才识过人。李顺之将乱②，震游成都东郊，忽赋诗曰："今日出东郊，东郊好春色。青青原上草，莫教征马食。"遂走京师上书，言蜀将乱，不报③。期年，其言乃效。震竟不仕，介为陕西一幕官而死。畋稍达④，仕至尚书郎。震将死，其友往问之，侧卧欹枕而言。其友曰："子且正身。"震笑曰："此行岂可复替名哉？"⑤虽平生谈谐之余习，然亦足以见其临死而不乱也。

【注释】

①不羁：不受拘束。

②李顺：淳化四年(993)，以王小波为首的农民在青城起义。王小

波阵亡后，众人推举其妻弟李顺为领袖，起义军攻占成都后，李顺自称“大蜀王”。

③不报：没有回音，指朝廷不重视。

④达：显达。

⑤“其友曰”几句：郭震与友人对答系双关含义。友人所云“正身”意含双关：既要郭震摆正姿势，又令其端正品行。而郭震则回说自己将死，这次远行不能像赴官者那样冒名顶替。

【译文】

蜀人任介、郭震和李畋，都很博学，会写诗，通晓音律。他们彼此为莫逆之交，游荡不受拘束。恪守礼法的人很鄙视他们，但他们都才识过人。李顺将要叛乱时，郭震在成都东郊游玩，忽然写下一首诗：“今日出东郊，东郊好春色。青青原上草，莫教征马食。”于是就奔赴京城上书，说蜀地将要发生叛乱，没有得到回音。一年后，他的话得到了验证。郭震最终没有做官，任介在陕西担任幕官死去。李畋仕途稍为通达，官至尚书郎。郭震临终时，朋友前去问候，他斜枕侧卧而谈。朋友说：“你暂且把身体挪正一下。”郭震笑着说：“这次远行怎么可以像当官一样冒名顶替？”这虽是郭震平生喜欢说笑的表现，但也足以看出他临死之际心性也没有迷乱。

才智豁达之士[①]，世不乏人[②]，然须根本不差[③]，才足与语。不然，且未论大用何如[④]，只临终时，未有不张皇失措者也。

【注释】

①豁达：通达，开通。

②乏：缺少。

③根本：这里指心性。

④大用：很大的用处。

【译文】

才智豁达之人，世上并不缺少，但是要心性不差，才值得交谈。不这样的话，先不说有没有大的用处，只是在临终时，没有不张皇失措的。

书刘廷式事[①]

【题解】

本文于元丰六年（1083）作于黄州。此前，苏轼做密州太守时，刘廷式任通判，二人关系很好。在《后杞菊赋》的《叙》中，苏轼曾经写道："日与通守刘君廷式循古城废圃求杞菊而食之，扪腹而笑。"于此，可见两人的情趣有相似之处。两人分别几年后，苏轼在黄州贬所听到有人谈起刘廷式的情况，便以饱含感情的笔墨，回顾了两人的交往，尤其突出了刘廷式的道德情操。文章文笔简炼，重点突出，叙述中插入人物对话，深入地表现了人物的内心世界和情感状态，使人物形象在着墨不多的情况下，却栩栩如生。

予昔为密州[②]，殿中丞刘廷式为通判。廷式，齐人也[③]。而子由为齐州掌书记[④]，得其乡间之言，以告予曰："廷式通礼学究[⑤]。未及第时，议娶其乡人之女，既约而未纳币也[⑥]。廷式及第，其女以疾，两目皆盲。女家躬耕，贫甚，不敢复言。或劝纳其幼女，廷式笑曰：'吾心已许之矣。虽盲，岂负吾初心哉！'卒娶盲女，与之偕老。"盲女死于密，廷式丧之[⑦]，逾年而哀不衰，不肯复娶。予偶问之："哀生于爱，爱生于色。子娶盲女，与之偕老，义也。爱从何生，哀何从出乎？"延式曰："吾知丧吾妻而已，有目亦吾妻也，无目亦吾妻也。吾若缘色而生爱，缘爱而生哀，色衰爱弛，吾哀亦忘。

则凡扬袂倚市[⑧]，目挑而心招者，皆可以为妻也耶？”予深感其言，曰：“子，功名富贵人也。”或笑予言之过，予曰：“不然，昔羊叔子娶夏侯霸女[⑨]，霸叛入蜀，亲友皆告绝，而叔子独安其室，恩礼有加焉。君子是以知叔子之贵也，其后卒为晋元臣。今廷式亦庶几焉，若不贵，必且得道。”时坐客皆怃然不信也[⑩]。昨日有人自庐山来，云：“廷式今在山中，监太平观[⑪]，面目奕奕有紫光，步上下峻坂[⑫]，往复六十里如飞，绝粒不食，已数年矣。此岂无得而然哉！”闻之喜甚，自以吾言之不妄也，乃书以寄密人赵杲卿。杲卿与廷式善，且皆尝闻予言者。廷式，字得之，今为朝请郎[⑬]。杲卿，字明叔，乡贡进士，亦有行义[⑭]。元丰六年七月十五日，东坡居士书。

【注释】

①刘廷式：字得之。举进士。曾以殿中丞通判密州，为苏轼副手。后为朝请郎，监庐山太平观。

②为密州：指任密州知州。

③齐：齐州，治今山东济南。

④掌书记：掌管文字工作的官员。

⑤学究：科举中的科目名。唐代明经一科有“学究一径”的科目，宋代简称“学究”，为礼部贡举十科之一。

⑥约：作动词，即订立婚约。纳币：亦称纳聘，即把聘礼送到女方家。

⑦丧之：为其服丧。古丧服制度，夫为妻服丧一年。

⑧扬袂（mèi）：举袖。倚市：谓靠着临街市的门。

⑨羊叔子：西晋大臣羊祜，字叔子。羊娶魏夏侯霸之女为妻，后夏侯霸降蜀，亲友均怕受牵连，而与夏侯一家断绝往来，但羊祜与妻子相处融洽，恩爱甚至超过以前。

⑩怃(wǔ)然:惊讶的样子。

⑪监太平观:监察太平观。宋制,大臣罢职或年老的闲散官员,就授予监察道教官观的衔,称监某某观,借以领取一份俸禄。

⑫峻坂(bǎn):陡坡。

⑬朝请郎:宋代文职散官官阶名称。

⑭行义:躬行仁义之事。

【译文】

我过去任密州知州时,殿中丞刘廷式担任密州通判。廷式是齐州人。子由在齐州任掌书记,从乡人那里听到和刘廷式有关的一些话,告诉我说:"廷式通礼学究。他还未中举时,准备迎娶当地一户人家的女儿,婚约已定,只是还没纳聘。廷式中选后,那个女子得病,两只眼睛全盲了。女方家是农户,家境十分清寒,不敢再向廷式提婚事。有人劝廷式娶这家的小女儿,他笑着答道:'我喜欢那个女子。她虽然眼睛看不见了,我难道就能违背当初的心意吗?'最终还是娶了那个盲女,与她一起白头偕老。"盲女后来在密州去世,廷式为其服丧,一年以后悲哀之情仍未减轻,不肯重新娶妻。我曾偶然问他:"感到悲哀是由于爱,之所以爱则是因为她容貌美丽。你娶盲女为妻,与她白头偕老,是合乎道义的行为。但是你对她的爱是从何产生的?出于什么原因而感到悲哀?"廷式回答:"我只知道我丧妻而已,眼睛不盲也是我的妻子,眼睛盲了也是我的妻子。我如果因为相貌好才爱她,因为爱她而在她死后产生悲哀之情,那么当她容颜衰老爱也就少了,我的悲哀之情也会淡了。那么凡是在临街门口举起袖子,眉目传情,用心神招引男子的女人,都可以做妻子吗?"我被他的话深深打动了,便说:"你是能获取功名富贵的人。"有人觉得我说得过了,我反驳道:"并非如此,当初羊叔子娶夏侯霸的女儿,夏侯霸后来背叛魏国,投到蜀国,亲戚朋友都与他断绝了关系,唯独羊叔子安抚妻子,而且恩礼有增无减。君子因此知道羊叔子必定会显贵起来,最终他成了晋朝的大功臣。如今廷式也差不多如此,即使不能显贵,也必将成为得道之人。”当时在座的客人都感到惊讶，并不相信我的话。昨天有人从庐山回来，告诉我：“现在廷式正在山中，监管太平观。他神采奕奕，脸上有紫光，往返六十里的陡峭山路，他能做到健步如飞。好几年来，他一直不吃任何食物。没有得道的人难道能做到像他这样吗？”我听了以后感到十分高兴，认为自己所说的并不虚妄，于是就把廷式的事迹写下来寄给密州人赵杲卿。杲卿与廷式交情很好，他也曾听我说过那一番话。廷式，字得之，现任朝请郎。杲卿，字明叔，为乡贡进士，也是躬行仁义之人。元丰六年七月十五日，东坡居士书。

此等识解，解说不出，然妙在实有其理，又实有其事。锺伯敬

【译文】

这样的见识，难以解说，但妙在确实有理，而且又确实有这件事存在。锺伯敬

第十二卷　志异

率子廉传

【题解】

本文记载了衡山的一个异人——率子廉。关于率子廉的行迹，宋代笔记中也不乏记载，如北宋张师正《括异志》卷六中便有“率子廉”条。苏轼认为，率子廉是一个道行极高而不张扬的至人，但凡人难以鉴识，只有王祐这样的慧眼独具之人才能察知，这与“千里马常有，而伯乐不常有”的意思接近。另外，本文可与苏轼《三槐堂记》一起参看，《三槐堂记》也有关于王祐事迹的介绍。

率子廉[①]，衡山农夫也[②]。愚朴不逊[③]，众谓之“率牛”。晚隶南岳观为道士。观西南七里，有紫虚阁，故魏夫人坛也[④]。道士以荒寂，莫肯居者，惟子廉乐之。端默而已[⑤]，人莫见其所为。然颇嗜酒，往往醉卧山林间，虽大风雨至不知，虎狼过其前，亦莫害也。

【注释】

①率子廉：一作“帅子连”。

②衡山：又名南岳、寿岳、南山。五岳之一，位于湖南中部。

③不逊：不谦虚，傲慢。

④魏夫人：即魏华存。晋代女道士。相传曾住衡山修道，道教奉为“南岳夫人”。

⑤端默：庄重静默。

【译文】

率子廉是衡山的一个农夫。为人朴实而傲慢，人们都叫他“率牛”。晚年在南岳观当了道士。南岳观往西南七里的地方，有个紫虚阁，是原来魏夫人的祭坛。道士们因为那里荒凉寂寥，没有愿意住在那里，只有子廉喜欢。整天静默而已，没有人见他做过什么事情。不过他非常喜欢喝酒，常常醉倒在山林间，即使大风大雨来了他也不知道，虎狼从他面前经过，也不伤害他。

故礼部侍郎王公祐出守长沙[①]，奉诏祷南岳，访魏夫人坛。子廉方醉不能起，直视公曰：“村道士爱酒，不能常得，得辄径醉，官人恕之[②]。”公察其异，载与俱归。居月余，落漠无所言。复送还山，曰：“尊师韬光内映[③]，老夫所不测也，当以诗奉赠。”既而忘之。一日昼寝，梦子廉来索诗，乃作二绝句，书板置阁上。众道士惊曰：“率牛何以得此？”太平兴国五年六月十七日，忽使谓观中人曰：“吾将有所适，阁不可无人，当速遣继我者。”众道士自得王公诗，稍异之矣。及是，惊曰：“天暑如此，率牛安往？”狼狈往视[④]，则死矣。众始大异之，曰：“率牛乃知死日耶？”葬之岳下。

【注释】

①王公祐：王祐，字景叔，一字叔子。北宋时期大臣。丞相王旦之父。

②官人：对有一定官位男子的敬称。

③韬光：收敛光芒。比喻人隐藏才华而不外露。内映：内敛。

④狼狈：急忙。

【译文】

原礼部侍郎王祐出守长沙，奉诏祭祀南岳，寻访魏夫人祭坛。子廉当时正好醉了不能起身，直视王公说："我这个村道士爱喝酒，不能经常喝到酒，一喝就直接醉了，请官人宽恕。"王公察觉他与众不同，用车载着他一起回去。过了一个多月，牵子廉神情落寞始终不怎么说话，于是又把子廉送回山里，说："尊师藏匿光芒，才华内敛，老夫无法估量，当写诗相赠。"不久王公就忘了此事。一天午觉时，王公梦到子廉来要诗，于是作了两首绝句，写在木板上，放在紫虚阁里。众道士惊讶地说："牵牛怎么得到的？"太平兴国五年六月十七日，子廉忽然让人对南岳观的道士说："我要去一个地方，紫虚阁不能没有人，要快点找人代替我。"众道士从牵牛得到王公诗，便略微感觉到他的不同了。到了这时，都吃惊地说："天气这么炎热，牵牛要去哪里？"急忙去探视，子廉已经死了。众人这才大感他与众不同，说："牵牛竟然知道自己的死期吗？"于是把子廉葬在了山下。

未几，有南台寺僧守澄[①]，自京师还，见子廉南薰门外[②]，神气清逸[③]。守澄问何故出山？笑曰："闲游耳。"寄书与山中人。澄归，乃知其死。验其书，则死日也。发其冢，杖屦而已[④]。

【注释】、

①南台寺：位于衡山瑞应峰下的寺庙。

②南薰门：北宋时开封的城门之一。

③清逸：清新脱俗。

④杖屦（jù）：手杖与鞋子。

【译文】

没过多久，有南台寺的僧人守澄，从京师回来，说在京师南薰门外见到子廉，神色清新脱俗。守澄问子廉为什么出山？子廉笑着说："闲游而已。"子廉还托守澄寄信给山中人。守澄回到山里，才知道子廉已死。查看子廉的书信，日期正是死的那天。打开他的坟墓，只有手杖和鞋子而已。

东坡居士曰："士中有所挟[①]，虽小技不轻出也[②]，况至人乎[③]？至人固不可得，识至人者岂易得哉！王公非得道，不能知率牛之异也。"居士尝作《三槐堂记》[④]，意谓公非独庆流其子孙[⑤]，庶几身得道者。及见率子廉事，益信其然。公诗不见全篇，书以遗其曾孙巩[⑥]，使求之家集而补之，或刻石置紫虚阁上。

【注释】

①挟：怀抱，怀有。

②小技：微不足道的技能。

③至人：指道家所称超凡脱俗、达到无我境界的人。《庄子·逍遥游》："至人无己，神人无功，圣人无名。"

④三槐堂：《三槐堂记》是苏轼为王巩（字定国）的家族堂号"三槐堂"所作的一篇记文。三槐堂，王祐曾在自家庭院种植三棵槐树，并预言："吾子孙必有为三公者。"后来其子王旦果然官至宰相，印证了王祐的预言。王氏家族因此以"三槐"为堂号，成为宋

代的世家大族。

⑤庆流：福泽祐及。

⑥巩：指王巩。字定国，自号清虚先生。为王祐的曾孙。善书法，工诗文，与苏轼交情笃厚。

【译文】

东坡居士说："士人怀才，即使是微不足道的技能也不会轻易展露，何况是至人呢！至人固然难以遇到，能赏识至人的人难道容易遇到吗？王公如果不是得道之人，也不能了解率牛的特异啊。"东坡居士曾作《三槐堂记》，大意是说王公不仅仅能福泽祐及子孙，或许他自己也是得道之人。等看到率子廉的事迹，更加确信如此了。王公所写的诗没有看到全篇，我写信给他的曾孙王巩，让他在家集中寻求补上，或许会刻在石碑上放在紫虚阁吧。

率牛亦爱诗耶？其于王公非偶然相值者。

【译文】

率牛也喜欢诗吗？他和王公不是偶然相遇的。

僧圆泽传

【题解】

此文虽然是以传记的形式出现，但内容虚虚实实，更像是一篇情节曲折离奇的传奇小说。王如锡将本文收录在《志异》卷中，确实允当。

洛师惠林寺①，故光禄卿李憕居第②。禄山陷东都③，憕以居守死之。子源，少时以贵游子豪侈善歌闻于时。及憕死，悲愤自誓，不仕不娶不食肉，居寺中五十余年。寺有僧圆泽，富而知音[④]，源与之游甚密，促膝交语竟日[⑤]，人莫能测。一日相约游蜀青城、峨嵋山，源欲自荆州溯峡[⑥]，泽欲取长安斜谷路[⑦]。源不可，曰："吾以绝世事[⑧]，岂可复道京师哉！"泽默然久之，曰："行止固不由人。"遂自荆州路。舟次南浦[⑨]，见妇人锦裆负罂而汲者。泽望而泣曰："吾不欲由此者，为是也。"源惊问之，泽曰："妇人姓王氏，吾当为之子，孕三岁矣。吾不来，故不得乳[⑩]。今既见，无可逃者。公当以符咒助我速生。三日浴儿时[⑪]，愿公临我，以笑为信。后十三年中秋月夜，杭州天竺寺外，当与公相见。"源悲悔，而为具沐浴易服。至暮，泽亡而妇乳。三日，往视之，儿见源果笑，具以语王氏，出家财葬泽山下。源遂不果行，反寺中，问其徒，则既有治命矣[⑫]！后十二年，自洛适吴，赴其约。至约所，闻葛洪川畔有牧童扣牛角而歌之，曰："三生石上旧精魂，赏月吟风不要论。惭愧情人远相访，此身虽异性长存。"呼问："泽公健否？"答曰："李公真信士，然俗缘未尽，慎勿相近。惟勤修不堕，乃复相见。"又歌曰："身前身后事茫茫，欲话因缘恐断肠。吴越山川寻已遍，却回烟棹上瞿塘。"遂去，不知所之。后二年，李德裕奏源忠臣子[⑬]，笃孝，拜谏议大夫。不就[⑭]，竟死寺中，年八十。

【注释】

①洛师：指洛阳。惠林寺：寺名。位于洛阳城北郊。

②光禄卿：本为掌宫廷宿卫及侍从的官职，唐以后专司膳。李憕：唐朝大臣。以明经中举，曾任光禄卿、东京留守。安禄山攻陷洛阳后遭杀害，追赠司徒公、太尉，谥号忠烈。

③禄山:指安禄山。东都:唐代以洛阳为东都。

④知音:通晓音乐。

⑤竟日:整天。

⑥溯:逆流而上。

⑦斜谷:山谷名。在陕西眉县。谷有南北二口,南面叫褒,北面叫斜,所以又叫褒斜谷。

⑧以:通"已"。

⑨次:驻扎和停留。

⑩乳:生子,生产。

⑪三日浴儿:宋代有出生小儿三日后进行沐浴的习俗,通常邀请亲友一起参加庆祝。

⑫治命:与"乱命"相对。人死前神志清醒时的遗嘱。后泛指生前遗言。《左传·宣公十五年》:"尔用先人之治命,余是以报。"

⑬李德裕:字文饶,小字台郎。宰相李吉甫之子。唐武宗时入朝为相,颇有政声。李商隐为其《会昌一品集》作序时,誉之为"万古良相"。

⑭不就:不接受任命。

【译文】

洛阳惠林寺,是已故光禄卿李憕的住所。安禄山攻陷洛阳时,李憕因守城而死。他的儿子李源,年轻时身为富家子弟,以奢侈善歌而闻名于时。等到李憕死后,李源悲愤交加,发誓今后不做官、不娶妻、不吃肉,住在惠林寺中五十多年。寺中有一个和尚叫圆泽,富贵而懂音乐,李源和他交往十分密切,整天坐在一起促膝交谈,没有人知道他们在谈什么。一天两人相约共游蜀中青城山和峨嵋山,李源想从荆州沿江逆流而上,圆泽却想取道长安斜谷。李源不同意,说:"我已经断绝世事,怎么可以再取道京师呢?"圆泽沉默了好久,说:"行止本来就不由人决定。"于是从荆州路出发。船停在南浦,看到一个穿锦制背心背着瓦罐到河边取水的妇人。圆泽望着那个妇人流泪说:“我不想从这条路入蜀,就是因为这个缘故!”李源吃惊地询问他,圆泽说:“这妇人姓王,我当做她的儿子,她怀孕三年了。我一直没有来,所以她不能分娩。现在已经见到了,不能再逃了。你应当用符咒助我速去投生。婴儿出生三天进行沐浴时,希望你来看我,以笑作为凭信。后十三年的中秋月夜,在杭州天竺寺外,我一定会和你再见面。”李源悲痛后悔,为其准备沐浴更衣。到黄昏时,圆泽去世而妇人分娩。三天后,李源去看婴儿,婴儿见到李源果然笑了,李源把一切都告诉了王氏,拿出钱财把圆泽埋葬在山下。李源于是不再前行,返回惠林寺中,寻问圆泽的徒弟,原来早就留下了遗嘱。十二年后,李源从洛阳到杭州,去赴圆泽的约会。到了约定的地方,忽然听到葛洪川畔传来牧童拍打牛角唱歌的声音:“三生石上旧精魂,赏月吟风不要论。惭愧情人远相访,此身虽异性长存。”李源喊道:“泽公还好吗?”牧童回答说:“李公真是一个守信的人,可是我的俗缘未了,千万不要靠近我。只有勤勉修行不懈怠,才会再相见。”又唱道:“身前身后事茫茫,欲话因缘恐断肠。吴越山川寻已遍,却回烟棹上瞿塘。”于是离开,不知道去了哪里。又过了两年,李德裕启奏李源是忠臣之子,非常孝顺,拜李源为谏议大夫。李源不肯就任,最后在惠林寺里死去,享年八十岁。

望而泣,见而笑,扣角而歌,此段因缘,政自难说。岂玉环所谓“只因此语,复堕人间者”耶[1]?陈眉公

【注释】

①玉环:指杨玉环。此处所引杨玉环的句子或化自唐人小说《长恨歌传》,其描述杨玉环死后,玄宗命道士作法四处寻找杨玉环,后在最高仙山中的“玉妃太真院”见到杨玉环,道士转述了玄宗的思念之情,杨玉环说:“由此一念,又不得居此,复堕下界,且结后缘。”

【译文】

望而泣,见而笑,扣着牛角唱歌,这段因缘,很难说清楚。难道这便是杨玉环所说的"只因此语,复堕人间者"吗? 陈眉公

昭灵侯庙碑

【题解】

元祐六年(1091),苏轼来到颍州担任知州。刚一来便遇上大旱,庄稼歉收,百姓生活困苦不堪。新官上任的苏轼储粮救灾,请求朝廷减赋,同时又按照风俗,向当地民众信仰的颍上张龙公祈雨。为此,苏轼特派人前去颍上迎接张龙公的蜕骨,并在颍州西湖边上建了行祠进行祈祷。因为祈雨很有效验,苏轼便重修颍上龙公祠,立碑刻作铭文,并写了这篇文章。

昭灵侯南阳张公[①],讳路斯,隋之初,家于颍上县仁社村[②]。年十六,中明经第。唐景龙中,为宣城令,以才能称。夫人石氏,生九子。自宣城罢归[③],常钓于焦氏台之阴[④]。一日,顾见钓处有宫室楼殿,遂入居之。自是夜出旦归,辄体寒而湿。夫人惊问之。公曰:"我,龙也。蓼人郑祥远者[⑤],亦龙也。与我争此居,明日当战,使九子助我。领有绛绡者我也[⑥],青绡者郑也。"明日,九子以弓矢射青绡者,中之,怒而去,公亦逐之,所过为溪谷,以达于淮。而青绡者,投于合肥之西山以死,为龙穴山。九子皆化为龙,而石氏葬关洲。公之兄为马步使者,子孙散居颍上,其墓皆存焉。事见于唐布衣赵耕之文,而传于淮颍间父老之口,载于欧阳文忠公之《集古录》云[⑦]。

【注释】

①南阳：地名。位于河南西南部、豫鄂陕三省交界地带，因地处伏牛山以南，汉水以北而得名。

②颍上：地名。位于今安徽阜阳颍上县。

③罢归：免官归乡里。

④阴：背面。

⑤蓼：地名。在今河南固始县。一说指春秋时古蓼国，亦在河南固始县一带。

⑥领：脖项。绛绡（xiāo）：红色绡绢。绡为生丝织成的薄纱、细绢。

⑦《集古录》：现存最早研究金石文字的著作之一，为欧阳修所著。

【译文】

昭灵侯南阳张公，名路斯，隋初时，住在颍上县仁社村。十六岁时，中明经进士第。唐景龙年间，担任宣城县令，因为有才能而受到称赞。他的夫人石氏，共生了九个儿子。张公从宣城县令罢归后，常在焦氏台背面垂钓。一天，他回头看到垂钓处出现了楼台殿宇，便进入里面居住。从此之后每天夜晚出门，清晨回家，回来后身体冰凉潮湿。夫人吃惊地问他怎么回事。张公说："我是龙。蓼人郑祥远也是龙。他在和我争夺那座居所，明天我将和他决一死战，让九个儿子为我助战。脖颈上有红色绞绡的那条龙就是我，有青色绞绡的就是郑祥远。"第二天，张公的九个儿子便用弓箭射青绡龙，青绡龙被射中，恼怒地离开，张公也前去追赶，经过的地方都是溪谷，一直抵达淮河岸边。而青绡龙撞在合肥西山上死掉了，此山后来就被称为龙穴山。张公的九个儿子也都化成了龙，他的夫人石氏埋葬在关洲。张公的哥哥是马步军使者，他的子孙后来就散居在颍上县，他的墓至今还保留在那里。此事在唐代百姓赵耕的文章里有记载，也在淮、颍一带父老口中流传，在欧阳修《集古录》中也有收录。

自景龙以来[1]，颍人世祠之于焦氏台。乾宁中，刺史王敬荛始大其庙。有宋乾德中，蔡州大旱，其刺史司超闻公之灵，筑祠于蔡。既雨，翰林学士承旨陶谷为记其事。盖自淮南至于蔡、许、陈、汝，皆奔走奉祠。景德中，谏议大夫张秉，奉诏益新颍上祠宇。而熙宁中，司封郎中张徽奏乞爵号，诏封公昭灵侯、石氏柔应夫人。庙有穴五，往往见变异，出云雨，或投器穴中，则见于池。而近岁有得蜕骨于池者[2]，金声玉质，轻重不常，今藏庙中。

【注释】

①景龙：唐中宗李显的年号。

②蜕骨：传说飞升成仙后的骸骨。

【译文】

自从唐景龙年以来，颍上一带的人世代都在焦氏台祭祀张公。乾宁年间，刺史王敬荛才开始扩建他的庙宇。宋太祖乾德年间，蔡州大旱，州刺史司超听说张公很有灵验，在蔡州也修建了张公祠求雨。下大雨后，翰林学士承旨陶谷将此事记录下来。从此以后，从淮南到蔡、许、陈、汝州的百姓，都赶来祭祀。真宗景德年间，谏议大夫张秉，奉朝廷圣旨再次修整翻新颍上县的张公祠庙。而神宗熙宁年间，司封郎中张徽又奏请为张公封赠爵位名号，朝廷下诏封张公为昭灵侯、夫人石氏为柔应夫人。张公庙中有五个洞穴，常常有异事发生，如从洞中冒出云雨，有时把器物扔进洞中，会看到此物出现在祠旁的池塘里。近年来常有人在池塘中发现仙人羽化后蜕下的骸骨，敲击声如同金玉，和正常的骨头轻重不一样，至今收藏在张公庙中。

元祐六年秋，旱甚，郡守龙图阁学士左朝奉郎苏轼，迎致其骨于西湖之行祠[①]，与吏民祷焉，其应如响[②]。乃益治其庙，作碑而铭之。铭曰：

维古至人，泠然乘风[③]。变化往来，不私其躬。道本于仁，仁故能勇。有杀有生，以仁为终。相彼幻身，何适不通。地行为人，天飞为龙。惠于有生，我则从之。淮颍之间，笃生张公。跨历隋唐，显于有宋。上帝宠之，先帝封之。昭于一方，万灵宗之。哀我颍民，处瘠而穷。地倾东南，潦水所钟[④]。忽焉归壑，千里一空。公居其间，拯溺吊凶。救疗疾疠，驱攘螟虫[⑤]。开阖抑扬，孰知其功。坎坎击鼓[⑥]，巫师老农。斗酒只鸡，四簋其饛[⑦]。度公之居，贝阙珠宫。揆公之食，琼醴玉饔[⑧]。何以称之，我愧于中。公之所飨，虽诚与恭。诚在乎格，无伤农工。恭不在外，洗濯厥胸。以此事神，神听则聪。敢有不然，上帝之恫。

【注释】

①迎致：迎请。行祠：临时的祠堂。

②其应如响：反应迅捷如回声相应。喻指所祷之事迅速灵验。语本《庄子·天下》："其动若水，其静若镜，其应若响。"

③泠然：形容超脱的样子。

④钟：集中，专一。这里指地势低洼，总会被水淹没。

⑤驱攘：驱除，扫荡。螟虫：泛指食禾的害虫。

⑥坎坎：击鼓的声音。

⑦簋(guǐ)：古代祭祀宴享时盛食物的器具。《诗经·秦风·权舆》："每食四簋。"饛(méng)：器皿装满东西的样子。

⑧醴：甜酒。玉饔(yōng)：玉食。

【译文】

元祐六年秋天，大旱，郡守龙图阁学士、左朝奉郎苏轼，将其骨奉迎到西湖的行祠中，与官吏百姓一起祈祷下雨，大雨如回声一样迅速灵验。于是扩建这座祠庙，并刻碑写下铭文。铭文说：

古代的至人，乘风而起。往来变化，不是为了自己。道本于仁爱，仁爱才勇敢。有杀也有生，但以仁爱为终。观察张公的神像，哪里不能去呢？在地为人，在天便化为飞龙。施惠于苍生，我愿意跟从。淮颍之间的百姓，笃信张公。跨历隋唐两代，又显灵于大宋。上天宠爱他，先帝封赐他。昭显于一方，万种生灵以他为宗。哀怜我颍州百姓，身处贫瘠之地而穷困。东南地势低洼，颍州正是积水汇集之地。忽然间洪水便汇集到这个坑谷，方圆千里为之一空。张公居住其间，拯救危难抚恤灾民。救治灾病与瘟疫，驱除危害庄稼的螟虫。张弛有度，谁知道他的功德？巫师和老农敲着鼓，发出坎坎的声音。一斗酒一只鸡，四簋器皿装满祭品。料想张公的住所，是贝壳珍珠所造。猜想张公的饮食，一定是琼浆玉食。我的祭品哪里比得上，心中实在惭愧。张公能享用的，只有诚心和恭敬。诚心在于遵循客观规律，不伤害百姓生计。恭敬不在外在形式，而是在于洗涤心胸。用诚恭来敬奉神灵，神灵保佑会使人睿智。如果胆敢违背，上天会降下严厉的惩罚。

读碑文，似涉怪异。读铭词，则理有可信事，乃不诬。

【译文】

读碑文，似乎涉及怪异之事。读铭词，则在情理上有可验证的事，才知道事情不假。

峻灵王庙碑

【题解】

本文作于苏轼贬谪海南之时，是苏轼为峻灵王庙所作的碑文。峻灵王是海南富有地方特色的民间海神，最初是由位于海南西部昌化岭上的一块约十米高的巨石而来。在古代，人们认为昌化大岭是海南岛的源头，因此有“神山”之称。而这块神山上的巨石也逐渐被神化，为当地民众顶礼膜拜，逐渐发展成一种在海南当地影响力很大的民间信仰。

古者，王室及大诸侯国皆有宝，周有琬琰太玉[①]，鲁有夏后氏之璜[②]，皆所以守其社稷，镇抚其人民也。唐代宗之世，有比丘尼若梦恍惚见上帝者[③]，得八宝。以献诸朝，且传帝命曰：“中原兵久不解，腥闻于天，故以此宝镇之。”则改元“宝应”，以是知天亦分宝以镇世也。

【注释】

①琬琰：琬圭和琰圭。琬圭上端为圆形，是天子派遣使臣所执的玉器。琰圭上端则为锐角，有锐不可当之意，多为天子派大臣征讨平叛时所拿。

②璜：半璧形的玉。

③比丘尼：佛教中对女子出家受具足戒者的通称。

【译文】

古代，王室和大诸侯国都有宝器，周王室有琬琰大玉，鲁国有夏后氏传下的璜璧，都用来守卫社稷，安抚民众。唐代宗时，有比丘尼好像在梦中恍惚见到上帝，得到八种印玺。她将其献给朝廷，并且传达天帝的旨意说：“中原战乱长久不结束，血腥之气天上都能闻到，所以用这些宝器来镇服。”就改元为“宝应”，由此知道上天也会分赠宝器来镇服人世。

自徐闻渡海[①]，历琼至儋，又西至昌化县。西北二十里有山，秀峙海上[②]。石峰巉然[③]，若巨人冠帽西南向而坐者[④]，俚人谓之“山胳膊”[⑤]。而伪汉之世封其山神为“镇海广德王”[⑥]。五代之末，南夷有知望气者曰[⑦]：“是山有宝气，上达于天。”舣舟其下[⑧]，斫山发石以求之。夜半大风，浪驾其舟空中，碎之石峰下，夷皆溺死。儋之父老犹有及见败舟山上者，今独有碇石存焉耳[⑨]。天地之宝，非人所得睥睨者[⑩]。晋张华使其客雷焕发丰城狱[⑪]，取宝剑佩之，华终以忠遇祸，坐此也。夫今此山之上，上帝赐宝以奠南极[⑫]，而贪冒无知之夷[⑬]，欲以力取而己有之，其诛死宜哉[⑭]！

【注释】

①徐闻：地名。即今广东湛江徐闻县，南临琼州海峡，与海南岛隔海相望。

②峙：耸立。

③巉然：高峻陡峭的样子。

④冠帽：本指帽子。此处活用为动词，戴着帽子。

⑤俚人：古代南方重要的少数民族群体。主要活跃于岭南一带。

⑥伪汉：五代十国之一，都城在广州。

⑦南夷：古代对南方少数民族的称呼。

⑧舣舟：停船。

⑨碇石：停船时沉入水底用来稳定船身不让其漂走的石块。

⑩睥睨：用眼睛斜着看，此处指觊觎得到宝物。

⑪张华：西晋文学家，官至司空。晋惠帝时爆发“八王之乱”，张华被赵王司马伦杀害，灭三族。雷焕：张华门客。传说雷焕为丰城县令时，得到一个剑匣，内装“龙泉”“太阿”雌雄双剑。他将一把

送给张华，一把留给自己。

⑫蓂：保护。

⑬贪冒：贪图财利。

⑭诛死：被诛杀而死。这里认为张华因贪图宝剑，据为已有，因此触怒神灵，所以才有如此结果。

【译文】

我从徐闻渡海，经过琼州府到儋州，又向西到达昌化。昌化西北二十里有一座山，耸立于大海之上。山上石峰峻峭，像一个巨人戴着帽子面向西南坐在那里，俚人称为“山胳膊”。而南汉时封此山的山神为“镇海广德王”。五代末年，南夷有懂望气的人说：“这座山有宝气，直冲到天上。”于是停船到山脚下，砍山挖石寻找宝物。这天半夜狂风大作，海浪把船掀到空中，摔碎在石峰下面，船上的人全都淹死。儋州父老还有人亲眼见过摔碎在山上的船的碎片，现在只有一块碇石残存在那里。天地之间的宝物，不是什么人都能占为己有的。晋代张华让门客雷焕挖掘丰城狱基，取出宝剑来佩带，张华最终因忠诚遭遇杀身之祸，就是因为这个缘故。现在这座山上，上帝赏赐宝物来保护南方极远之地，而贪图财利、愚昧无知的夷人，想凭着自己的力量将宝器取为己有，他们被诛杀而死也是应该的啊！

皇宋元丰五年七月，诏封山神为“峻灵王”，用部使者承议郎彭次云之请也[①]。绍圣四年七月，琼州别驾苏轼以罪谴于儋[②]，至元符三年五月，有诏徙廉州。自念谪居海南三岁，饮咸食腥，陵暴飓雾而得生还者[③]，山川之神实相之[④]。谨再拜稽首[⑤]，西向而辞焉。且书其事，碑而铭之[⑥]。山有石池，产紫鳞鱼[⑦]，民莫敢犯。石峰之侧多荔枝、黄柑，得就食，持去则有风雹之变。其铭曰：

【注释】

①彭次云:仁宗嘉祐二年进士。神宗元丰四年(1081),以秘书丞为广南西路提点刑狱,其上书请封便在任职期间。

②琼州别驾:苏东坡被贬为琼州别驾,此处是自称。琼州别驾本应是琼州知府的辅佐官员,是知府的副手,但苏东坡被贬为琼州别驾,不得签发文件,还不能住在琼州府。

③凌:侵犯,欺压。

④相:保佑。

⑤再拜稽首:拜两拜,并且头顶地,即叩了两个响头。这是古代比较庄重的礼节,叫"再拜礼"。

⑥碑而铭之:立碑并把铭文刻在碑上。

⑦紫鳞:指紫色鱼鳞的鱼。

【译文】

大宋元丰五年七月,皇上下诏封该山山神为"峻灵王",这是采纳部使者、承议郎彭次云的请求。绍圣四年七月,琼州别驾苏轼因罪被贬到儋州,到元符三年五月,朝廷下诏迁到廉州。自己想到贬居海南三年,喝的是咸水,吃的是腥食,遭受飓风浓雾的侵害却能得以生还,是受到山川之神的保佑。因此我恭敬地再拜叩首,面向西边而辞别。并写下来有关峻灵王的事情,立碑并作铭文上。山上有石头围成的水池,里面产紫色鳞鱼,百姓都不敢冒犯。石峰旁边长着许多荔枝和黄柑,可以摘来吃,但如果要带走就会风云变色。铭文如下:

琼崖千里块海中,民夷错居古相蒙[①]。方壶蓬莱此别宫[②],峻灵独立秀且雄。为帝守宝甚严恭,庇荫嘉谷岁屡丰。小大逍遥逐虾龙[③],鹓鹍安栖不避风[④]。我浮而西今复东,铭碑烨然照无穷[⑤]。

【注释】

①相蒙:相关联,相融合。

②方壶:传说中的神山名。位于渤海之东。

③虾龙:泛指水族。这里亦可指石池中的紫鳞鱼。

④鹣鹏:一种海鸟名。

⑤烨然:光亮、灿烂的样子。

【译文】

方圆千里的海南岛独处于大海之中,汉民和夷人自古就在这里杂居。方壶和蓬莱都不过是海南岛的别宫,峻灵山独立海中秀美雄奇。为天帝守护宝器严肃而恭敬,庇护庄稼年年都有好收成。水中生物不论大小逍遥地互相追逐,鹣鹏在这里安栖不用躲避大风。我当年坐船向西现在又要往东返回,铭碑散发着光芒普照无穷。

宝气烛天,海上自多珍异。文亦峻整。

【译文】

宝气照亮天空,海上自有很多珍异之物。文风也刚健严整。

子姑神记

【题解】

此文作于苏轼在黄州时,是一篇叙述子姑神来历的文章。子姑神,又叫紫姑神,俗称厕神。到了唐宋时期,子姑神附会的事迹更多,是当时非常有影响力的民间信仰。事实上,子姑神虽为厕神,但并不主厕事,而是代卜人事的吉凶。所以民间祭祀子姑神时,多是点烛焚香,迎祀于家中,来占卜诸事,求问祸福。

元丰三年正月朔日[①]，予始去京师来黄州。二月朔日至郡。至之明年，进士潘丙谓予曰："异哉！公之始受命，黄人未知也。有神降于州之侨人郭氏之第[②]，与人言如响，且善赋诗，曰：'苏公将至，而吾不及见也。'已而，公以是日至，而神以是日去。"其明年正月，丙又曰："神复降于郭氏。"予往观之，则衣草木为妇人[③]，而置箸手中[④]，二小童子扶焉，以箸书字曰："妾，寿阳人也[⑤]。姓何氏，名媚，字丽卿。自幼知读书属文，为伶人妇。唐垂拱中[⑥]，寿阳刺史害妾夫，纳妾为侍书，而其妻妒悍甚，见杀于厕。妾虽死不敢诉也，而天使见之，为直其冤[⑦]，且使有所职于人间。盖世所谓子姑神者其类甚众，然未有如妾之卓然者也[⑧]。公少留而为赋诗，且舞以娱公。"诗数十篇，敏捷立成，皆有妙思，杂以嘲笑。问神仙鬼佛变化之理，其答皆出于人意外。坐客抚掌，作道调梁州[⑨]，神起舞中节[⑩]。曲中再拜以请曰："公文名于天下，何惜方寸之纸，不使世人知有妾乎？"余观何氏之生，见掠于酷吏，而遇害于悍妻，其怨深矣。而终不指言刺史之姓名，似有礼者。客至逆知其平生，而终不言人之阴私与休咎[⑪]，可谓智矣。又知好文字而耻无闻于世，皆可贤者。粗为录之，答其意焉。

【注释】

①朔日：每月农历初一。

②降：指降神。侨人：寄居异地的人。第：家。

③衣草木：给草木披上衣服。

④箸：筷子。

⑤寿阳:地名。今山西寿阳县。

⑥垂拱:唐代武则天的年号,共四年。

⑦直:申雪,平反。

⑧卓然:卓越,突出。

⑨道调:此指曲名。唐高宗认为自己为李氏老子之后,命乐工所制。

⑩中节:音乐合于节拍。

⑪阴私:暗中所做的隐秘之事。休咎:吉与凶。

【译文】

元丰三年正月初一,我刚离开京城前往黄州。二月初一抵达黄州。到此地的第二年,进士潘丙对我说:“奇怪啊!你当初刚被任命,黄州人并不知道。有位神仙降临到州中侨民郭氏家,和人说话好像有回声,而且善于作诗,说:‘苏公快来了,而我来不及见到了。’不久,你在这一天到了黄州,而神仙也在这一天离开。”第二年正月,潘丙又对我说:“神仙又降到郭家了。”我前往郭家观看,原来是给草木穿上衣服扎成妇人的样子,把筷子放在她手里,两个小童搀扶着,用筷子写字说:“妾是寿阳人。姓何,名媚,字丽卿。从小懂得读书写文章,嫁给伶人为妻。唐代垂拱年间,寿阳刺史害死我的丈夫,纳妾为侍书,而他的妻子十分嫉妒凶悍,我被杀死在厕所中。妾虽然被害死但不敢申诉,后来上天让这件事被发现,为我申雪了冤屈,并让我管理人间的一些事情。世上被称为子姑神的很多,但没有像我这样与众不同的。苏公请稍留我将为您赋诗,并跳舞来为您娱乐。”妇人写了几十首诗,都不加思索随手而成,而且都构思奇妙,杂有嘲笑之语。向她询问神仙鬼佛变化之理,她的回答都出人意料。在座的人拍手叫绝,作道调梁州曲,妇人起舞与节拍相合。舞曲中妇人两次叩拜,并请求说:“苏公的文章名传天下,何必吝惜方寸之纸,不让世人知道有我呢?”我看何氏的一生,被酷吏掳掠,又被凶悍的妻子害死,她的怨愤可谓很深。然而始终不明言刺史的姓名,似乎是懂礼义的人。能预知客人的生平,却始终不说人的隐私和吉凶,可谓明智。又通晓好文章而耻于无闻于世，都值得赞颂。粗略地记录下来，答谢她的好意。

此亦好名之鬼也。今南中所称箕仙者，往往而是。或借之起厚赀，或居其业不能以自存。而士夫欲决休咎，取以当卜筮焉，则亦过矣。

【译文】

这也是好名的鬼。现在南中所称的箕仙，往往便是这样。有的借此赚钱，有的靠这个都无法生存。而士人想要决断吉凶，取来当作卜筮，也就过分了。

天篆记

【题解】

元丰三年，苏轼在黄州遇到当地祭祀子姑神，大感神奇，撰写了《子姑神记》。第二年又一次遇到降神，便有了这篇《天篆记》。从前后两篇相关的文章来看，苏轼对于这种民间巫术虽然不盲从，但也是抱着宁可信其有的态度的。在他看来，世人所闻所见是有限的，对于无法解释的事物没必要一概否定。在当时的历史条件下，苏轼的这一态度是较为客观理性的。

江淮间俗尚鬼。岁正月，必衣服箕帚为子姑神①，或能数数画字，惟黄州郭氏神最异，予去岁作何氏录以记之。今年黄人汪若谷家神尤奇②。以箸为口，置笔口中，与人问答如响③，曰："吾天人也④。名全，字德通，姓李氏。以若谷再世为人，吾是以降焉。"善篆字，笔势奇妙，而字不可识。

曰："此天篆也。"与余篆三十字，云是天蓬咒[⑤]。使以隶字释之，不可。见黄之进士张炳，曰："久阔无恙。"炳问安所识君，答曰："子独不记刘苞乎？吾即苞也。"因道炳昔与苞起居语言状甚详。炳大惊，告余曰："昔尝识苞京师，青巾布裘[⑥]，文身而嗜酒[⑦]，自言齐州人。今不知其所在。岂真天人乎？"或曰："天人岂肯附箕帚为子姑神，从汪若谷游哉？"余亦谓不然。全为鬼为仙，固不可知，然未可以其所托之陋疑之也[⑧]。彼诚有道，视王宫豕牢一也[⑨]。其字虽不可识，而意趣简古，非墟落间窃食愚鬼所能为者[⑩]。昔长陵女子以乳死，见神于先后宛若，民多往祠[⑪]。其后汉武帝亦祠之，谓之神君，震动天下。若疑其所托，又陋于全矣。世人所见常少，所不见常多，何必以区区耳目之所及，度量世外事乎？姑藏其书，以待知者。

【注释】

①箕帚：畚箕和扫帚。子姑神：见前文《子姑神记》。

②黄人：黄州人。

③问答如响：比喻对答迅速，反应极快。如响，如同回声。

④天人：仙人，神人。

⑤天蓬咒：道教符咒，主要流传于上清派教徒中。《道法会元》记载："夫天蓬神咒出自《北帝玄变真经》，古今修学上道，无不先当授行。盖驱伏魔试之上法，不死致仙之径路。"

⑥布裘：穿毛皮衣。

⑦文身：也作"刺青"，在身体皮肤上刺染各种图案。

⑧陋：鄙陋。指箕帚。

⑨豕牢：猪圈。

⑩墟落：废墟荒地。

⑪“昔长陵女子以乳死”几句：《汉书·郊祀志》：“神君者，长陵女子，以乳死，见神于先后宛若。宛若祠之其室，民多往祠。平原君亦往祠，其后子孙以尊显。及上即位，则厚礼置祠之内中。闻其言，不见其人云。”乳，生孩子。此处指难产。见神，“现神”，显灵。先后，兄弟妻称先后，指妯娌。

【译文】

江淮一带的民俗崇尚鬼神。每年正月，一定要给畚箕和扫帚披上衣服为子姑神，有的神能数数写字，黄州郭氏家的神最不寻常，我去年写过一篇何氏录以记录。今年黄州人汪若谷家的子姑神尤为奇异。用筷子扎成嘴，把笔放在他的嘴里，和人问答反应极快，说：“我是天人。姓李，名全，字德通。因为汪若谷转世为人，所以我降临他家。”擅长篆字，笔力奇妙，但这些字没法辨认。他又说：“这是天篆。”给我写了三十个篆字，说是天蓬神咒。我让他用隶书解释一下，他不答应。此神见到黄州进士张炳，对他说：“阔别已久，别来无恙。”张炳问他怎么认识自己，神回答说：“你难道不记得刘苞了吗？我就是刘苞。”于是很详细讲述张炳早年和刘苞的交游谈论。张炳听罢大惊，告诉我说：“从前在京师确实曾结识一个叫刘苞的人，此人头戴青巾身穿毛皮衣，纹身而爱喝酒，自称是齐州人。如今不知道他去了哪里。难道真是天人吗？”有人说：“天人怎么愿意附在畚箕扫帚上为子姑神，跟着汪若谷这样的人同游？”我却不以为然。李全究竟是鬼还是仙，固然没法知晓，但不可因为他托身在简陋的箕帚上就怀疑他。他如果真得了道，就会把王宫和猪圈看成一样的。他的字虽然不可识别，但是意趣古拙简明，不是废墟荒地里偷吃的愚鬼能写出来的。从前长陵女子因为难产而死，其神灵显现于妯娌宛若上身，百姓纷纷去祭祀。后来汉武帝也祭祀她，称她为神君，天下人都为之震动。如果怀疑她所托之处，恐怕比对李全更浅薄。世人能亲眼见到的东西常常很少，而看不到的东西往往很多，何必仅凭自己微少的见闻来揣度尘世以外的事呢？暂且收藏起这些篆字，来等待博学之人。

衡山道士弥明联句高吟[①]，使刘师服把笔诗就请，曰："先生称吾不解人间书，敢问解何书？"道士不应。余意天篆或道士所解书者耶。初意道士不解诗，乃竟不解道士书耶。

【注释】

①弥明：指韩愈所写《石鼎联句序》中的衡山道士轩辕弥明。他曾向侯喜、刘师服挑战，以联句咏石鼎，使二人折服。

【译文】

衡山道士弥明联句高吟，刘师服执笔写诗向他请求，说："先生说我不解人间书，请问通晓什么书？"道士没有回答。我猜想天篆可能便是道士所解的书。开始以为道士不解诗，才知道竟然是不解道士的书啊。

赵先生舍利记

【题解】

虽然本文名为《赵先生舍利记》，苏轼亦言其"异迹甚多"，不过遗憾的是，苏轼在文中介绍得较为简略，反倒是赵先生跟随的师父潘盎，苏轼介绍的虽不多，却给人留下的印象颇深。苏轼在《和何长官六言次韵五首》诗中也曾提及潘盎："学道未逢潘盎，草书犹似杨风。"

赵先生棠，本蜀人，孟氏节度使廷隐之后[①]，今为南海人，先生仕至幕职官南海。有潘冕者，阳狂不测[②]，人谓之"潘盎"。南海俚人谓心风为盎。盎常与京师僧法华偈颂往来[3]。僧云:"盎,日光佛化也。"先生弃官从盎游,以为尽得我道。盎既隐去,不知其所终,而先生亦坐化。焚其身,得舍利数升。轼与先生之子昶游[4],故得此舍利四十八粒。盎与先生异迹极多[5],张安道作先生墓志,具载其事。昶今为大理寺丞,知藤州[6]。元丰三年十一月十五日,以舍利授宝月大师之师孙悟清[7],使持归本院供养。赵郡苏轼记。

【注释】

①廷隐:即赵廷隐。唐末五代时期后蜀开国功臣,曾任保宁节度使,以勇武著称,谥号"忠武"。

②阳狂:也作"佯狂"。假装疯癫。不测:不能预料,指行事不同常人。

③偈颂:即佛经中的唱颂词。

④昶:即赵昶,字晦之。东坡守密州时,其为东武县令,元丰三年时为大理寺丞。

⑤异迹:神异的事迹。

⑥藤州:今广西藤县一带。

⑦宝月大师:指成都大慈寺僧人惟简,参见前文《宝月大师塔铭》。

【译文】

赵先生名棠,本来是蜀地人,是孟昶手下节度使赵廷隐的后代,现在为南海人,先生在南海担任州府中的幕僚。有个叫潘冕的人,举止癫狂无法预料,人们都叫他"潘盎"。南海俚人称心风为盎。潘盎常和京师僧人法华用偈颂交往。法华和尚说:"潘盎是日光佛的化身。"赵先生放弃官职跟着潘盎游历,潘盎称赞他深得道法之妙。潘盎隐去后,不知道到了何处,而赵棠先生也坐化而去。焚烧之后,得到几升舍利子。我和赵先生的儿子赵昶有交往,所以也得到这四十八颗舍利。潘盎和赵先生的神异事迹极多,张安道为赵先生写了墓志铭,详细记录他的事迹。赵昶现任大理寺丞，为藤州知州。元丰三年十一月十五日，我将舍利子交给宝月大师的师孙悟清，让他拿回寺院供养。赵郡苏轼记。

余在惠州，或示予以古舍利，状若覆盂，圆径五寸，高三寸，重一斤一两，外密而中疏，其理如芭蕉[①]。舍利生其中无数，五色具，意必真人大士之遗体。盖脑之在颅中，颅亡而脑存者。先生别记。

【注释】

①理：纹理。

【译文】

我在惠州时，有人向我展示古代的舍利，形状像倒扣的盂，圆径五寸，高三寸，重一斤一两，外密而中疏，纹理如同芭蕉。里面有无数的舍利，各种颜色的都有，我推测必定是真人大士的遗体。大概是脑在头颅中，头颅消失而脑保存了下来。先生别记。

陈昱再生

【题解】

本文是一则"死而复苏"之人描述阴间见闻的故事。此类故事在古代颇多，虽然具体细节或有差异，但主旨不外乎因果报应，劝人向善。

今年三月，有中书吏陈昱者暴死[①]，三日而苏。云：初见壁有孔，有人自孔掷一物，至地化为人，乃其亡姊也。携其手自孔中出，曰："冥吏追汝[②]，使我先。"见吏在傍，昏黑如夜，极望有明处，有桥，榜曰"会明"[③]，人皆用泥钱。桥极高,有行桥上者,姊曰:“此生天也。”昱行桥下,然犹有在下者,或为乌鹊所啅[4]。姊曰:“此捕网者也。”又见一桥,曰“阳明”,人皆用纸钱。至者,吏辄刻除之[5],如抽贯然[6]。已而见冥官,则陈襄述古也[7]。问昱何故杀乳母?曰:“无之。”呼乳母至,血被面,抱婴儿,熟视昱曰:“非此人也,乃闻下吏追陈周[8]。”官遂放昱还,曰:“路远,当给竹马[9]。”又使诸曹检己籍[10],曹示之,年六十九,官左班殿直。曰:“以平生不烧香,故不甚寿。”又曰:“吾辈更此一报,身即不同矣。”意谓当超也。昱还,道见追陈周往。既苏,周果死。

【注释】

①暴死:突然死亡。

②冥吏:阴间的官吏。

③榜:题署,题写。

④啅(zhuó):鸟啄食。

⑤至者,吏辄刻除之:据《永乐大典》,“至者”之前当补“有吏坐曹十余人以状及纸钱”。

⑥抽贯:在每贯钱中抽取若干文。

⑦陈襄:字述古,因居古灵,故号古灵先生。北宋时期的理学家。仁宗、神宗时期大臣。

⑧乃闻下吏追陈周:据《永乐大典》改为“乃门下吏陈周”。

⑨竹马:用竹篾扎成的马。

⑩诸曹:指阴间各部的官员。

【译文】

今年三月,有一个叫陈昱的中书吏突然死亡,三天后又醒了。陈昱说:开始看见墙上有个孔,有人从孔中扔进一样东西,落地后变成人,原来是去世的姐姐。姐姐拉着他的手从孔中出去,说:“冥间吏卒找你,让我先来。”看见有小吏在一旁,昏黑如夜,极远处明亮的地方,有一座桥,上面写着“会明”,这里的人都使用泥钱。桥非常高,有在桥上行走的,姐姐说:“这是投生在天界的人。”陈昱走在桥下面,但还有在更下面行走的人,有的还被乌鸦啄咬。姐姐说:“这是用网捕过鸟的人。”又看见一座桥,上面写着“阳明”,这里的人都用纸钱。有十几个吏役,如果有拿状子和纸钱来的,吏卒就除去名字,像抽出钱串一样。不久见到了冥官,原来是陈襄。他问陈昱为什么杀乳母?陈昱说:“我没有杀。”把乳母叫来,乳母血流满面,怀抱着婴儿,仔细看了看陈昱说:“不是这个人,是门下吏陈周。”冥官便放陈昱回去,说:“路远,应当给他竹马。”陈昱又让曹官查看自己的簿籍,曹官让他看,他应该寿至六十九岁,官至左班殿直。曹官说:“因你平生不烧香,所以不太长寿。”又说:“我们重新报一下,身份就不同了。”意思是应该会超过原来的寿数。陈昱回来时,路上看见追捕陈周的冥吏已出发。他苏醒后,陈周果然已经死了。

冥间果报,丝毫不爽。乃至误追同姓,则何也?意者偶借以指示人间耶。

【译文】

冥间的因果报应,丝毫不会错。至于误追同姓的人,是怎么回事呢?猜想是偶尔借此警示人间吧。

处子再生

【题解】

同前文《陈昱再生》一样,本文同样是记述死而复生的奇事。二者都是被“误抓”,同样描述阴间情形,但由于本文死而复生者是儋州人,因此阴间所见多与儋州阳间的情况相关。类似故事的宗旨还是劝人弃恶行善，在当时的认知水平下，此类故事也有着一定的积极意义。

戊寅十月，予在儋耳，闻城西民处子病死，两日复生[①]。予与进士何旻往见其父，问死生状[②]。云：初昏，若有人引去至官府[③]，帘下有言"此误追"。庭下一吏言："可且寄禁。"又一吏云："此无罪，当放还。"见狱在地窟中，隧而出入。系者皆儋人，僧居十六七[④]。有一妪，身皆黄毛，如驴马，械而坐[⑤]。处子识之，盖儋僧之室也。曰："吾坐用檀越钱物[⑥]，已三易毛矣。"又一僧，亦处子邻里，死二年矣。其家方大祥[⑦]，有人持盘飧及钱数千，云："付某僧。"僧得钱，分数百遗门者，乃持饭入。门者系者皆争取其饭，僧所食无几。又一僧至，见者擎跽作礼[⑧]。僧曰："此女可差人送还。"送者以手擘墙壁，使过。复见一河，有舟，便登之。送者以手推舟，舟跃，处子惊而寤。是僧岂所谓地藏菩萨者耶？书之以为世戒。

【注释】

①处子：未出嫁的女子。

②状：情况。

③官府：指阴曹中的官府。

④十六七：十分之六七，指比例高。

⑤械而坐：带着刑具坐着。

⑥檀越：指"施主"。即施与僧众衣食，或出资举行法会等之信众。

⑦大祥：古代的一种丧事礼仪。

⑧擎跽（jì）：意思是指拱手跪拜。《南史·隐逸传》："擎跽磬折，侯甸之恭。"

【译文】

戊寅十月，我在儋州时，听说城西百姓家一个未出嫁的女子病死，两天后又复活了。我和进士何旻去见她的父亲，询问她生死的情形。说：刚昏过去时，好像有人引领到了官府，帘幕下有人说"这人抓错了"。庭下一个小吏说："可以暂且监禁。"又一小吏说："这人无罪，应当放还。"看见监狱在地窟中，有地道出入。被抓的都是儋州人，其中僧人占十分之六七。有一个老妇人，满身都是黄毛，像驴马一样，带着刑具坐在那里。女子认识她，本是儋州一个僧人的妻室。她说："我犯了使用施主钱物的罪，身上已经三次换毛了。"还有一僧人，也是女子的邻居，已经死了二年了。他家中正在举办两周年的大祥祭，有人拿着成盘的食物和数千钱，说："交给某僧。"僧人拿到钱，分了数百给看门人，才拿着饭进去。看门的人和被抓的人都争着取饭，僧人吃的不多了。又一僧人来到，见到他的人都跪拜行礼。僧人说："这个女子可派人送回去。"送她的人用手分开墙壁，使她过去。又看见一条河，河中有船，便登上了船。送她的人用手推船，船跃起，该女子就惊醒了。这僧人难道就是所说的地藏菩萨吗？写下此文作为世人之戒。

近回生事传布人间者甚众，顷太仓有活阎罗事更详核，令人起信。刻凡数种，皆标评以醒世焉。

【译文】

最近死而复生的事流传人间的很多，前不久太仓有活阎罗的事更为详实，令人产生相信之心。刊刻共有数种，都标注评点用以警醒世人。

金光明经

【题解】

此文所描述的是从梦中得到感应，从而获得了想要的某年刊行的《金光明经》之事。《金光明经》又名《金光明最胜王经》，是大乘佛教中有着重要影响力的经典之一。

宣德郎、广陵郡王院大小学教授眉山任伯雨德公[①]，丧其母吕夫人之十四日，号擗稍间[②]，欲从事于佛。或劝诵《金光明经》，且言世所传本多误，唯咸平六年刊行者最为善本，又备载张居道再生事。德公欲访此本而不可得，苫寝柩前[③]，而外甥进士师续假寐其侧[④]。忽惊觉曰："吾梦至相国寺东门[⑤]，有鬻糟姜者云[⑥]：'有此经。'梦中问曰：'非咸平六年本乎？'曰：'然。'此大非梦也！"德翁大惊，即使续以梦求之，而获睹鬻糟姜者之状，则梦中所见也。德翁舟行扶柩[⑦]，归葬于蜀，某方贬岭外，遇予德翁楚、泗间，乃为记之。绍圣元年同郡苏某记。

【注释】

①大小学教授：官职名。主要教授官府子弟。《建炎以来朝野杂记》："宗子博士，诸王宫大、小学教授也。"任伯雨：字德翁。神宗元丰五年（1082）进士。曾知雍丘县。哲宗元符三年（1100）召为大宗正丞，旋擢左正言。崇宁初以党争之事编管通州，徙昌化军、道州。宣和初卒，追谥"忠敏"。

②号擗（pǐ）：悲伤痛哭。间：空隙，指悲伤稍微缓解。

③苫寝：古代丧礼，遇父母之丧，百日以内睡草垫，枕土块，故称守丧

为"在苫"。苫，草垫子。

④假寐：打瞌睡。

⑤相国寺：开封大相国寺。

⑥糟姜：腌渍的嫩姜。酱菜一类食品。

⑦扶柩：护送灵柩。

【译文】

宣德郎、广陵郡王院大、小学教授眉山人任伯雨德公，在母亲吕夫人去世十四日后，悲痛之情稍缓，便想要用佛法给亡者超度。有人劝他持诵《金光明经》，还说世上流传的版本大多是错误的，只有咸平六年刊刻的版本最好，上面详细记载了张居道重生的事情。德公想去寻找这本经书但一直没找到，就睡在草席上在灵柩前守孝，他的外甥进士师续也在一旁打盹。师续忽然惊醒说："我梦到相国寺的东门，有卖糟姜的人说：'有这本经书'。我梦中问他：'不会是咸平六年的版本吧？'回答说：'是。'"这一定不是梦。德翁非常惊讶，就让师续根据梦找到那本经书，而看到的那个卖糟姜之人的相貌，也是在梦中所见的。德翁坐船护送灵柩回家乡四川安葬母亲，那时我正要贬到岭外，在楚、泗间遇到了德翁，就帮他记下了这件事。绍圣元年同郡苏某记录。

破地狱偈

【题解】

所谓"破地狱"，是指从地狱中解脱之意。文中言这一偈文是"亡者"托梦丈夫要求寻找的，其实不过是宣扬佛法无边、渡劫脱难的手段罢了。虽然苏轼认为这一偈文得来颇为不易，实际上该偈文在《华严经》中便有收录。

"若人欲了知，三世一切佛，应观法界性，一切惟心造①。"

有人丧妻者，梦其妻求《破地狱偈》。觉而求之，无有也。问荐福古老[②]，云："此偈是也。"遂举家持诵。后见亡者宝衣天冠[③]，缥缈空中，称谢而去。轼闻之佛印禅师，佛印闻之范尧夫[④]。

【注释】

①"若人欲了知"几句：该偈文出自佛教经典《华严经》。三世，佛教称过去、现在、未来为三世。心造，为心所生。

②荐福古老：荐福寺的承古禅师。承古禅师，北宋高僧。《五灯会元》中记载："饶州荐福承古禅师，操行高洁，禀性虚明。"有《荐福承古语录》流传。

③宝衣：华美的衣服。天冠：宝冠。

④范尧夫：即范纯仁，字尧夫。范仲淹之子。反对变法，上书请罢王安石。

【译文】

"若人欲了知，三世一切佛，应观法界性，一切惟心造。"最近有个人妻子去世，梦见妻子向他求《破地狱偈》。醒来以后去找，没有找到。他问荐福寺的承古长老，长老说："这首偈子就是。"他于是就让全家持诵这首偈子。后来他们看见死者穿着缀有珠宝的衣服，戴着仙人所戴的帽子，隐约出现在高空中，向他们道谢后便离开了。这件事我是从佛印禅师那里听来的，佛印禅师是从范尧夫那里听来的。

只以至理开谕，地狱遂破。

【译文】

只需用至理开示，便能从地狱中解脱。

木客[1]

【题解】

本文或非苏轼所作，当出自宋代无名氏的《漫叟诗话》，两者内容基本一样，唯《漫叟诗话》末尾多一句“岂铉未尝见《十道四蕃志》邪”。

坡作《虔州八境》诗云[2]：“山中木客解吟诗。”《十道四蕃志》记虔州上洛山有木客鬼[3]，与人交甚信，未尝言能诗也。后得《续法帖》，记《木客诗》云[4]：“酒尽君莫沽，壶倾我当发。城市多嚣尘，还山弄明月。”方知得句之因。徐铉谓鄱阳山中有木客[5]，自言秦时造阿房宫采木者。

【注释】

①木客：对久居深山的野人之称。

②《虔州八境》：此处所引出自苏轼《虔州八境》其八：“回峰乱嶂郁参差，云外高人世得知。谁向空山弄明月，山中木客解吟诗。”

③《十道四蕃志》：简称《十道志》。唐代梁载言撰。地理学著作。主要介绍唐代全国地理的情况。上洛山：今江西兴国县西南。《舆地志》云：“虔州上洛山多木客，乃鬼类也。”

④《木客诗》：该诗作者一作中唐时传奇作家李公佐仆。

⑤徐铉：字鼎臣，五代至北宋初年诗人。好谈神怪，撰有《稽神录》，其中有“木客”条，记载鄱阳山中有木客，自称是秦时造阿房宫采木人，因为食木实，遂得不死。

【译文】

东坡《虔州八境》诗句云：“山中木客解吟诗。”《十道四蕃志》记载虔州的上洛山有木客鬼，和人交往很讲信用，但是没有提及木客能作诗。

后来看到《续法帖》，其中记有《木客诗》云："酒尽君莫沽，壶倾我当发。城市多嚣尘，还山弄明月。"这才知道东坡诗中言木客吟诗的原因。徐铉《稽神录》中说鄱阳山中有木客，自言是秦代造阿房宫时的采木人。

诗亦无尘气。

【译文】

诗也没有凡尘之气。

笔仙

【题解】

名为"笔仙"，实为隐士，所谓大隐隐于市。

石晋之末[①]，汝州有一士[②]，不知姓名，每夜作笔十管付其家。至晓，阖户而出。面街凿壁，实以竹筒，如引水者。有人置三十钱，则一笔跃出。以势力取之[③]，莫得也。笔尽，则取钱携一壶买酒，吟啸自若[④]。率尝如此，凡三十载，忽去，不知所在。又数十年，复有见之者，颜貌如故，人谓之笔仙。

【注释】

①石晋：即后晋，由石敬瑭灭后唐后所建，国号晋。

②汝州：地名。今河南汝州。

③势力：这里指强力、蛮力。

④吟啸：高声吟唱。

【译文】

后晋末年，汝州有一个士人，不知道他的姓名，每天晚上制作十管毛笔放在家里。到第二天早上，就关上门出去。在临街的墙上凿了一个洞，中间穿一个竹筒，就像引水的工具。有人放三十钱在竹筒内，则跳出一支笔。如果用强力去拿，则什么也得不到。毛笔卖光，士人就取钱携带一个壶去买酒，泰然自若地高声吟唱。大致这样的情况，共持续了三十年，士人忽然离开，不知去了哪里。又过了几十年，又有看到他的人，说他容貌像以前一样，人们称他为“笔仙”。

朱桃椎每织芒屩放路上[①]，见者为易米置本处，桃椎至夕取之。以视笔仙，未免呆气。

【注释】

①朱桃椎：隋末唐初的隐士。曾官至国子监祭酒，后辞官修道，结庐山中，人称“朱居士”。芒屩（juē）：草鞋。

【译文】

朱桃椎常织好草鞋放在路上，看到的人就换好米放在原来的地方，桃椎到傍晚来取。以此来看笔仙，未免有些呆气。

黄损仆射[①]

【题解】

黄损是五代时一位颇有传奇色彩的人物，他自幼便慷慨有大志，书房题额为“天衢吟啸”，其结交皆为当时名士，被誉为有王佐之才。从仕之后轻利重义，为百姓做了不少好事，曾任尚书左仆射之职，可谓权重一时。

虔州布衣赖仙芝言，连州有黄损仆射者，五代时人。仆射盖仕南汉官也[2]，未老退归。一日忽遁去[3]，莫知其所存亡。子孙画像事之，凡三十二年。复归，坐阼阶上[4]，呼家人。其子适不在[5]，孙出见之。索笔书壁上云："一别人间岁月多，归来事事已消磨。惟有门前鉴池水，春风不改旧时波。"投笔竟去，不可留。子归，问其状貌，孙云："甚似影堂老人也[6]。"连人相传如此。其后颇有禄仕者。

【注释】

①黄损：字益之，五代南汉时人。官至尚书左仆射。少有才，留有《桂香集》。

②南汉：五代十国之一。

③遁去：离开。

④阼阶：东阶。一般主人立此接待宾客。

⑤适：正好。

⑥影堂：奉祀祖先遗像的地方。

【译文】

虔州百姓赖仙芝说，连州有一位黄损仆射，是五代时人。仆射是他在南汉担任的官职，年纪还没有老便退职回家了。有一天忽然离开，没有人知道他的死活。他的子孙画像供奉他，共三十二年。他突然又回来了，坐在台阶上，喊家中人。他的儿子刚好不在家，孙子出来见他。黄损要了一支笔在墙上写道："一别人间岁月多，归来事事已消磨。惟有门前鉴池水，春风不改旧时波。"扔下笔径直离开，不可挽留。儿子回来，问他的形貌，孙子说："很像是影堂上的老人。"连州人都这样传说。黄损的后人有不少做官的。

茅山道士

【题解】

此文虽然主旨在志异，但读来也颇为解颐。文中的道士并非修道有成之人，却在茅山谈仙论道。值得称道的是，道士修养甚好，被人呵斥怒骂，不但不生气，反而道歉，并以“资用乏，不得不尔”坦诚相告。世上类似的“高人”并不少，但能如此坦诚者恐怕并不多见。

有道士讲经茅山，听者数百人。中讲[①]，有自外入者，长大肥黑[②]，大骂曰：“道士奴！天正热，聚众造妖何为[③]？”道士起谢曰[④]：“居山养徒，资用乏，不得不尔。”骂者怒少解[⑤]，曰：“须钱不难，何至作此！”乃取釜灶杵臼之类，得百余斤，以少药锻之，皆为银，乃去。后数年，道士复见此人，从一老道士，须发如雪，骑白驴，此人腰插一骡鞭从其后。道士遥望，叩头欲从之。此人指老道士，且摇手作惊畏状。去如飞，少顷即不见。

【注释】

①中讲：讲述之中。

②长大：身材高大。

③聚众造妖：妖言惑众之意。

④谢：道歉。

⑤少解：稍微缓解。

【译文】

有道士在茅山讲经，听讲的有数百人。正在讲的时候，有人从外面进来，身材高大，又胖又黑，大骂道：“道士奴才！天气正热，妖言惑众做什么？”道士站起来道歉说：“山居养徒，费用不足，不得不如此。”骂的人怒气稍解，说：“需要钱不难，何至于做这种事！”便取出锅灶杵臼之类的东西，共一百多斤，用一点药料煅烧，都变成了银子，这才离开。后来过了几年，道士又看到这个人，跟着一个老道士，老道士须发如雪，骑着白驴，这个人腰间插一骡鞭跟在他的后面。道士远远望见，便叩头想跟随他。这个人指着老道士，并且摇手作出惊畏的样子。飞一样离开，一会儿就不见了。

道士得前所锻金足矣，又何求？

【译文】

道士得到此前所锻的金子就够了，还想要什么呢？

华阴老妪[1]

【题解】

本文所记华阴老妪事，是旧时常见的所谓因果福报的故事，并无新意。不过有趣的是，宋筹听说孙抃的行为后，后悔不迭，返回来寻找老妇，却找不到了。抛开故事的背景，也难说宋筹不是因此事而有了心理暗示，觉得自己事事都不受上天福祐，从而一事无成。

眉之彭山进士有宋筹者[2]，与故参知政事孙抃梦得同赴举[3]。至华阴，大雪。天未明，过华山。下有牌堠云“毛女峰”者[4]，见一老妪坐堠下，鬓如雪而无寒色。时道上未有行者，不知其所从来，雪中亦无足迹。孙与宋相去数百步，宋先过之，亦怪其异，而莫之顾。孙独留连与语，有数百钱挂鞍[5]，尽以与之。既追及宋，道其事。宋悔，复还求之，已无所见。是岁，孙第三人及第，而宋老死无成。此事，蜀人多知之者。

【注释】

①老妪（yù）：年老的女人。

②眉之彭山：眉州彭山（今四川眉州彭山）。

③孙抃（biàn）：字梦得。举进士。历任开封府推官、尚书吏部郎中、右谏议大夫、权御史中丞。嘉祐五年（1060）官至参知政事（副宰相），谥文懿。

④牌堠（hòu）：古代标记里程的土堆。古代五里设置一堠。毛女峰：位于华山十八盘附近的一座山峰。毛女，传说中在华山得道的仙女。据《列仙传》载，毛女，字玉姜，秦始皇宫女。秦朝灭亡，流亡到华山避难，在此食松叶，饮山泉，体生绿毛，人称毛女。

⑤挂鞍：挂在马鞍上。

【译文】

眉州的彭山进士有个叫宋筹的人，和原参知政事孙抃一起去参加举人考试。到华阴的时候，下起了大雪。天还没亮，经过华山。山下有牌堠写着“毛女峰”的地方，看到一个老妇坐在牌堠下面，头发雪白而脸上没有寒冷的神色。当时路上没有行人，不知道她从哪里来，雪地上也没有足迹。孙抃和宋筹前后相距几百步，宋筹先路过老妇，也奇怪老妇异常，但没有回头看。而孙抃则停下和老妇交谈，有几百钱挂在马鞍上，全部给了老妇。孙抃赶上宋筹以后，告诉了他这件事。宋筹后悔不迭，又返回来找老妇，已经消失不见。这一年，孙抃第三名中举，而宋筹直到老死也没有成就。这件事，四川人大都知道。

第不第何与老姥事，然同过毛女峰，而或遇或不遇，夫人之功名亦若此矣。

【译文】

科举中第不中第和老妪有什么关系，但是同过毛女峰，有的能遇到有的遇不到，人的功名也是如此啊。

白石飞仙

【题解】

此文是苏轼在读《本草》时所记。尔朱道士的事迹在五代宋初流传甚广，不但人们口耳相传，《十国春秋》《五代史补》等相关史书上也有记载。作为眉山人，苏轼自然从小听了不少尔朱道士的事情，不过，或许是人们多以“尔朱道士”相称，其本名“尔朱洞”反不为一般人所知晓，因此苏轼方有“可恨”之叹。

尔朱道士晚客于眉山[①]，故蜀人多记其事。自言受记于师云：“汝后遇白石浮，当飞仙去。”尔朱虽以此语人，亦莫识所谓。后去眉山，乃客于涪州。爱其所产丹砂[②]，虽琐细，而皆矢镞状[③]，莹彻不杂土石。遂止炼丹数年，竟于涪州白石县仙去。乃知师所言不谬[④]。吾闻长老道其事甚多，然不记其名字，可恨也。《本草》言[⑤]：“丹砂出符陵谷。”陶隐居云：“符陵是涪州，今无复采者。”吾闻熟于涪者云：“采药者时复得之，但时方贵辰锦砂[⑥]，故此不甚采尔。”读《本草》偶记之。

【注释】

①尔朱道士：即尔朱洞，字通微。唐末五代间道士。人称“尔朱先生”。

②丹砂：矿物名。又称“朱砂”“辰砂”等。是方士炼丹的主要原料。葛洪《抱朴子·黄白》：“朱砂为金，服之升仙者，上士也。”

③矢镞：古代弓箭的箭头。

④所言不谬：涪州白石，“涪”音为“浮”，其在此仙去，正应其师之言。

⑤《本草》：此处当指《神农本草经》。陶弘景（陶隐居）曾整理该书，编为《本草经集注》。

⑥辰锦砂：古代产自辰州与锦州的朱砂。《溪蛮丛笑》记载：“辰锦砂最良，砂出万山之崖为最。”

【译文】

尔朱道士晚年客居于眉山，所以蜀地人记录了他的很多事迹。他自称师傅曾说过：“你以后遇到白石漂浮，就会成仙飞去。”尔朱虽然这样告诉别人，但自己也不懂其中的含义。后来他离开眉山，客居涪州。他喜爱那里出产的丹砂，丹砂虽然细碎，却都呈箭头的形状，晶莹透亮，不杂土石。于是他就停在那里炼丹数年，最后在涪州的白石县仙去。这才知道师傅所说的确实不错。我听长老们说了很多他的事，但都不记得他的名字，很遗憾。《神农本草经》中记载：“丹砂出产于符陵谷。”陶弘景说：“符陵是涪州，如今没有再来开采的人了。”我听熟悉涪州的人说：“采药的人偶尔还能采到，但当时正以辰州和锦州产的砂为佳，因此人们不怎么在这里采砂。”读《本草》时，偶然记下这些文字。

东岳寄书

【题解】

李士宁是北宋有名的道士，在京城与诸多权贵名士酬唱交往。王安石对其推崇备至，在《赠李士宁道人》中称其“杳杳人传多异事，冥冥谁识此高风”。苏轼兄弟也与其有交往，苏辙甚至在梦中还与李士宁谈论神怪之事（《正旦夜梦李士宁，过我谈说神怪久之，草草为具，仍以一小诗赠之》）。李士宁是否真有道术难以确知，但能游走于京城权贵之间，自有其过人之处。

章詧[①]，字隐之，本闽人，迁于成都数世矣。善属文，不仕。晚用太守王素荐[②]，赐号“冲退处士”。一日，梦有人寄书召之者，云东岳道士书也[③]。明日，与李士宁游青城[④]，濯足水中[⑤]。詧谓士宁曰：“脚踏西溪流去水。”士宁答曰：“手持东岳寄来书。”詧大惊，不知其所自来也。未几，詧果死。其子禩亦以逸民举[⑥]，仕一命乃死。士宁，蓬州人也，语默不常[⑦]，或以为得道者，百岁乃死。尝见予成都，曰：“子甚贵，当策举首。”已而果然。

【注释】

①章詧（chá）：本名童詧，字隐之。博通经学，尤长于《周易》。地方官多次以“逸民”荐举，都推辞不去。

②王素：字仲仪，宰相王旦之子。赐进士出身。曾出知成都府。

③东岳道士：或即东岳大帝，又被称为泰山神，具有主生死的法力。

④李士宁：道士。曾在青城山学道，有异术。后往京城开封，出入贵人间，与王安石、欧阳修等都有诗文唱酬。青城：即青城山。

⑤濯足：指洗脚。《孟子·离娄上》：“有孺子歌曰：‘沧浪之水清兮，可以濯我缨；沧浪之水浊兮，可以濯我足。’”

⑥逸民：古代称节行超逸、避世隐居的人。

⑦语默：谓说话或沉默。《周易·系辞上》：“君子之道，或出或处，或默或语。”

【译文】

章詧，字隐之，本为福建人，搬到成都已经好几代了。章詧善于写文章，不愿做官。晚年因为太守王素的举荐，被赐号“冲退处士”。一天，章詧梦见有人寄来书信召请他，说是东岳道士的信。第二天，他与李士宁一起游青城山，在水中濯足。章詧对李士宁说：“脚踏西溪流去水。”士宁答道：“手持东岳寄来书。”章詧大惊，不知李士宁从哪里知道的。不久，章詧果然死了。其子章禩也以逸民举荐，做了一任官就死了。李士宁，蓬州人，语默无常，有人认为他是得道之士，活了一百岁才死。他曾在成都见过我，对我说：“你很有富贵之命，参加策试当为第一。”不久果然如此。

蔡襄守闽中，李士宁经由闽谒襄。因告士宁，久患目疾不愈，昨夜梦龙树菩萨。士宁即于袖中出画本视之，一如梦中所见。

【译文】

蔡襄在闽中为官，李士宁经过闽中时拜见蔡襄。蔡襄趁机告诉士宁，患眼疾很长时间都没有痊愈，前一天夜里梦到龙树菩萨。士宁就从袖中拿出画本让他看，一切都如梦中所见。

高安丐者[①]

【题解】

此篇实际上为苏辙所写，原文叫《乞者赵生传》。此处收录时或据其他版本有删节，但大体情节保留。文中的赵生名为乞丐，实际上是位高人，其蓬头垢面，言语污秽，都只是面表面现象。当他遇到苏轼和苏辙这样的真名士，则展现出真正的风采。苏轼一见他，“喜其乐易”，居然留住半年之久，欣赏之情不言而喻。

高安丐者赵生，敝衣蓬发，未尝洗浴，好饮酒，醉辄殴骂其市人。虽有好事者时尝与语，生亦慢骂[2]，斥其过恶。故高安之人，皆谓之狂生。元丰三年，予谪高安，见之于途，亦畏其狂，不敢问。岁暮，生忽来见。矍然异其言[3]，知非特挟术，亦知道者也[4]。是时予兄子瞻谪居黄州，求书而往。一见，喜其乐易[5]，留半岁不去。及子瞻北归，从至兴国，知军杨绘见而留之[6]。生喜禽鸟六畜[7]，尝以一物自随，寝食与之同。无何为骏骡所伤而死[8]。绘具棺葬之，年百三十七矣。

【注释】

①高安：位于今江西高安。

②慢骂：骂，谩骂。

③矍然：形容惊讶的样子。

④知道：通晓道术。

⑤乐易：和乐平易，蔼然可亲。

⑥知军：官名。宋置，为知军事之省称，亦称军使。掌一军之百姓教化、劝课农桑、赈济水旱、安抚流亡、考察属吏及赋役、钱谷、狱讼诸事。多以带京朝官等寄禄官充任。

⑦六畜：指马、牛、羊、鸡、犬、豕，这里泛指家畜。

⑧骏骡：善于奔走、负重的骡子。

【译文】

高安乞丐赵生，衣服破旧头发蓬乱，不曾沐浴清洗，喜好饮酒，喝醉酒就殴打责骂街市上的人。即使有好事的人有时曾和他说话，赵生也谩骂人家，斥责人家的过错和恶行。所以高安的人，都称他是狂人。元丰三年，我被贬高安，有时在路上见到赵生，也害怕他的狂妄，不敢问候。岁末，赵生忽然来见我。我惊讶他的话与众不同，从此知道赵生不只持有方术，也是通晓道的人啊。这时我的兄长苏轼谪居黄州，赵生请求给苏轼写信想见面。苏轼一见到他，喜欢他的和乐平易，留了他半年不离开。等苏轼北归，他跟着一起途经兴国，兴国知军杨绘见到赵生就把他留了下来。赵生喜欢禽鸟家畜，曾经随身带着一个家畜，吃住都在一起。不久被一匹骡子所伤而死。知军杨绘准备棺材把他葬了，当时已经一百三十七岁了。

元祐元年，予兄弟皆召还京师。蜀僧法震来见，曰："震溯江将谒公黄州①，至云安酒家，见一丐者，曰：'吾姓赵，顷在黄州识苏公②，为我谢之③。'"予惊问其状，良是④。时知兴国军朱彦博在坐，归发其葬⑤，空无所有，惟一杖及两胫在⑥。予闻有道者，恶人知之，多以恶言秽行自晦⑦，然亦不能自掩，故德顺时见于外⑧。古书尸假之下者⑨，留脚一骨。生岂假者耶？

【注释】

①谒：拜见。

②顷：前不久。

③谢：致谢，问候。

④良：确实，果然。

⑤葬：指坟墓。

⑥胫：腿骨。

⑦晦：遮掩，掩蔽。

⑧德顺：即顺德，美德。

⑨尸假：即尸解，为道家用语。道家认为修道者死后遗弃形骸，魂魄散去成仙。

【译文】

元祐元年，我们兄弟两人都被召回京师。蜀地僧人法震前来拜访，说："我溯江而上去黄州拜访你时，到了云安的一个酒家，看到一个乞丐，乞丐说：'我姓赵，不久前在黄州与苏公相识，请代我问好致谢。'"我吃惊地询问乞丐的样子，确实是赵生。当时兴国知军朱彦博也在座，回到兴国后打开其坟墓，棺木中没有尸体，只有一个拐杖和两根腿骨。我听说有道的人，不喜欢别人了解他，所以多用恶言秽行来自我遮掩，但是也不能够完全掩蔽，所以美德会不时体现出来。古书上说飞升尸解之后，会留下一段脚骨。赵生难道是假的吗？

回山人诗

【题解】

"石榴皮题字"是与吕洞宾有关的故事。这一故事在北宋流传甚广，如赵令峙《侯鲭录》中便有记录，《云麓漫钞》则言吕仙以石榴皮自画其像。这自是虚无缥缈之事，但从苏轼两次和诗来看，他对这一传闻颇有兴趣，这倒并不奇怪，因为苏轼本就是好奇之人。

有道人过沈东老饮酒①，用石榴皮写绝句壁上，称回山人②。东老送出门，渡桥不知所往。或曰："此吕洞宾也。"仆见东老子偕道其事，为和此诗。后复与偕遇钱塘，更为书之。

回山人诗云："西邻已富忧不足，东老虽贫乐有余。白酒酿来缘好客，黄金散尽为收书。"东坡和云："世俗那知贫是病，神仙可学道之余。但知白酒留佳客，不问黄公觅素书[3]。”又云：“凄凉雨露三年后，仿佛尘埃数字余。至用榴皮缘底事，中书君岂不中书。”

【注释】

①沈东老：富而好道，与名士多有交游。其子沈偕，字君与，为北宋名士，与苏轼有交往。周密《齐东野语》云：沈偕“家饶于财。少游京师，入上庠，好狎游。”

②回山人：回由两个“口”组成，口口亦可为“吕”。据传，吕仙亦自称“回道人”，

③黄公：夏黄公，字少通，为秦汉之际著名隐士。与隐士绮里季、东园公、甪里先生并称为“商山四皓”。素书：相传为秦末黄石公作。民间视为奇书、天书。传说黄石公三试张良，而后把此书授予张良。张良凭借此书，帮助刘邦安定江山。

【译文】

有道人拜访沈东老一起饮酒，酒后用石榴皮在墙壁上题写了一首绝句，自称回山人。东老将其送出门，道人过了桥就不知道去了哪里。有人说：“这是吕洞宾。”我见到东老之子沈偕谈到这件事，并写了和诗。后来又在钱塘与沈偕再次相遇，又写了一首和诗。

回山人的诗句为：“西邻已富忧不足，东老虽贫乐有余。白酒酿来缘好客，黄金散尽为收书。”东坡的和诗为：“世俗那知贫是病，神仙可学道之余。但知白酒留佳客，不问黄公觅素书。”第二次和诗为：“凄凉雨露三年后，仿佛尘埃数字余。至用榴皮缘底事，中书君岂不中书。”

洞宾事迹，往往散现人间。顷降城西一家，踪迹颇异，人多往讯之，余欲去未果。

【译文】

吕洞宾的事迹，往往散布在人间，近来在城西一人家降临，踪迹颇为奇特，很多人前往问讯，我想去但没有去成。

徐问真

【题解】

苏轼笔下的徐问真无疑是一个奇人。除了种种不羁的言行外，最令人叹服的是其治病的本领，“以指为针，以土为药”，如此简单的治疗方法，却非常有效。所以，即便在医学史上，徐问真也被视为宋代名医。可惜关于其较为详细有效的医疗记载太少了。

道人徐问真，自言潍州人[①]，嗜酒狂肆[②]，能啖生葱鲜鱼[③]，以指为针[④]，以土为药，治病良有神验。欧阳文忠公为青州，问真来从公游，久之乃求去。闻公致仕[⑤]，复来汝南[⑥]，公尝馆之[⑦]，使伯和父兄弟为之主。公常有足疾，状少异，医莫能愈。问真教公吸引气血，自踵至顶[⑧]。公用其言，病辄已。忽一日，求去甚力[⑨]，公留之不可，曰：“我友罪我与公卿游，我不敢复留。”公使人送之，果有冠铁冠丈夫，长八尺许，立道周俟之[⑩]。问真出城，顾村童使持药笥[⑪]。行数里，童告之求去。问真于髻中出小瓢如枣大，再三覆之掌中，得酒满掬者二[⑫]，以饮童子，良酒也。自尔不复知其存亡，而童子径发狂，亦莫知其所终。轼过汝阴，公具言如此。其后余贬黄州，而黄冈县令周孝孙暴得重腿疾[⑬]，轼试以问真口诀授之，七日而愈。元祐六年十一月二日，与叔弼父、季默父夜坐话其事[14]。事复有甚异者，不欲尽书之，然问真要为异人也。

【注释】

①潍州：在今山东潍坊。

②狂肆：恣肆。

③啖（dàn）：吃。

④以指为针：以指头当针灸用。

⑤致仕：即辞官退休。

⑥汝南：郡名。汉高帝四年置。隋唐时改蔡州、豫州为汝南郡。在今河南驻马店一带。

⑦馆：接待宾客的房舍。此指留宿。

⑧踵：脚后跟。

⑨甚力：非常坚决。

⑩道周：路边。俟：等候。

⑪笥（sì）：一种盛饭或衣物的竹器。

⑫掬：两手捧。

⑬膇（zhuì）疾：脚肿的疾病。

⑭叔弼父：欧阳修之子欧阳棐，字叔弼。季默父：欧阳修之子欧阳辩，字季默。

【译文】

道人徐问真，自称是潍州人，嗜酒，行为狂放，能吃生葱、活鱼，以手指为针，以土为药，治病很有神效。欧阳修治理青州时，问真前来跟着欧公游历，过了很久才辞别而去。听说欧阳公退休，问真又来到汝南，欧阳公曾请他住在家里，让伯和父兄弟负责招待他。欧阳公曾有脚病，症状比较特殊，没有医生能治愈。问真教欧阳公吸引气血之法，从脚后跟运行到头顶。欧阳公按照他的话做，病很快就好了。忽然有一天，徐问珍非常坚决地要离开,欧阳公挽留不住,他说:“我朋友怪罪我和公卿来往,我不敢再逗留了。”欧阳公派人送他,果然见有戴铁帽子的男子,高八尺左右,站在路边等他。问真出城后,雇了一个村童让他拿药箱。走了几里,村童请求回去。问真从发髻中取出一只像枣一样大的小瓢,多次在掌中翻倒,两次把酒倒满,让童子喝,确是好酒。从此不知道问真的死活,而村童也直接疯了,也没人知道他去了哪里。我路过汝阴时,欧阳公详细地对我讲了这些情况。后来我被贬黄州,而黄冈县令周孝孙突然患上了严重的腿病,我试着把问真的口诀教给他,七天就好了。元祐六年十一月二日,与叔弼父、季默父一起夜坐,谈论徐问真的事情。还有更奇异的事,不想都记下来,但问真的确是个特异之人。

陈太初

【题解】

从文中所述来看,陈太初算是苏轼小学的同学,几百个学生里面,老师唯独称赞苏轼与陈太初两人,可见陈太初的才学亦早已显露。至于陈太初后来是否真的得道成仙,苏轼只是听人言说而已,但陈太初为好道之人自是无疑。苏轼一生对于仙道也颇感兴趣,看来也与环境有一定关系。苏轼的启蒙老师是道士,小学同学中又出了一个如此奇异的陈太初,其终生有慕道之心也就不足为奇了。

吾八岁入小学[①],以道士张易简为师[②]。童子几百人,师独称吾与陈太初者[③]。太初,眉山市井人子也。予稍长,学日益,遂第进士制策,而太初乃为郡小吏。其后予谪居黄州,有眉山道士陆惟忠自蜀来,云有得道者曰陈太初。问其详,则吾与同学者也。前年惟忠又见予于惠州,云:“太初已尸解矣。蜀人吴师道为汉州大守[④]，太初往客焉。正岁旦日[⑤]，见师道求衣食钱物，且告别，将所得尽与市人贫者，反坐于戟门下[⑥]，遂卒。师道使卒舁往野外焚之[⑦]，卒骂曰：'何物道士，使吾正旦舁死人！'太初微笑开目曰：'不复烦汝。'步自戟门至金雁桥下[⑧]，趺坐而逝[⑨]。焚之，举城人见烟焰上眇眇焉[⑩]，有一陈道人也。"

【注释】

①小学：开始接受文字学、训诂学的教育。

②张易简：眉山人。为苏轼、苏辙兄弟的启蒙老师，对二人影响颇大，苏轼在多篇作品中都提到张易简。

③称：称赞，赞许。

④吴师道：成都人。曾任汉州太守。元祐中，与朱光复、孙谕、梁宏、贾亨彦、张叔达同时挂冠归隐，吸纳布衣唐愈，结社集会，五日一集，饮酒赋诗，时号"元祐七老"。

⑤正岁旦：正月初一。

⑥戟门：古代帝王外出，多于宿处立戟为门。这里泛指显贵之家外面的戟门。

⑦舁：用手抬。

⑧金雁桥：位于汉州雒县（今四川广汉）东雁江之上，俗传此处曾有金雁，故名。

⑨趺坐：两脚盘腿打坐，亦称"吉祥坐"。

⑩眇眇：飘动的样子。

【译文】

我八岁时入小学，拜道士张易简为师。学童几百人，老师单单称赞我和陈太初。太初，是眉山市井人家的子弟。我渐渐长大，学问也日益进步，于是考中进士制策，而太初就做了郡中的小吏。后来我谪居黄州，眉山道士陆惟忠从蜀中来看我，说有一个得道的人叫陈太初。询问他的详细情况，原来就是与我同学的陈太初。前年惟忠又在惠州见到我，说："太初已经成仙了。蜀人吴师道任汉州太守，太初便去作客。正月初一，见了师道便要衣食钱物，然后告别，将所得之物都送给了市井中的贫民，回来坐在戟门下，就死了。师道派吏卒把尸体抬到野外烧掉。吏卒骂道：'这道士是什么东西，叫我大年初一抬死人！'太初微笑着睁开眼睛说：'不再麻烦你了。'便从戟门走到金雁桥下，盘腿坐着死去了。焚尸时，全城人都看见烟焰之上有一陈道人飘然而去。"

眉山生三苏，又生一太初，英灵所结聚，簇发固有余。

【译文】

眉山出了"三苏"，又出了一个陈太初，英才聚集之地，一起出现本来就有剩余。

幸思顺

【题解】

本文的写法很有特点，对幸思顺的直接描述只有寥寥数语，大部分篇幅都是通过官人遇盗贼而获免之事，来侧面烘托幸思顺的为人。虽未见其人，而一个结交广泛的异人形象已经呼之欲出。

幸思顺，金陵老儒也①。皇祐中②，沽酒江州③，人无贤愚，皆喜之。时劫江贼方炽④，有一官人，舣舟酒垆下⑤，偶与思顺往来相善，思顺以酒十壶饷之⑥。已而被劫于蕲黄间，群盗饮此酒，惊曰："此幸秀才酒耶？"官人识其意，即绐曰[7]："仆与幸秀才亲旧。"贼相顾，叹曰："吾俦何为劫幸老所亲哉[8]？"敛所劫还之[9]，且戒曰："见幸慎勿言。"思顺年七十二，日行二百里，盛夏曝日中，不渴，盖尝啖物而不饮水云。

【注释】

①金陵：今江苏南京。

②皇祐：宋仁宗赵祯的年号。

③沽酒：卖酒。

④炽：火旺的意思。这里指盗贼猖獗。

⑤舣（yǐ）：停舟，停船靠岸。

⑥饷：赠送。

⑦绐（dài）：欺骗，撒谎。

⑧俦（chóu）：等，辈。

⑨敛：收拢，聚集。

【译文】

幸思顺是金陵的饱学老儒。皇祐年间，他在江州卖酒，人们无论贤愚，都喜欢他。当时江上的盗贼猖獗，有一个官人，在酒垆下停船，偶然和思顺往来密切。思顺就送了他十壶酒。不久这位官人在蕲、黄二州的交界处被抢劫，强盗们喝了这酒，惊讶地说："这是幸秀才的酒吗？"官人明白了强盗的心思，就骗他们说："我与幸秀才是亲戚。"强盗们互相看看，感叹道："我们怎么能劫持幸老的亲戚呢！"把所抢的钱财都还给了官人，还告诫他说："您见了幸秀才，千万别提这事儿。"思顺七十二岁了，每天能走二百里，盛夏暴晒在太阳下，也不口渴，大概曾吃过什么仙药所以能够不喝水吧。

沽酒知名，可以御侮千里之外，此金陵何等人也？

【译文】

靠着卖酒知名，甚至可以在千里之外抵御欺侮，这是金陵什么样的人啊？

重辩师逸事

【题解】

南华长老重辩禅师是苏轼贬谪到岭南时方才认识的，在一起的时间并不长，等苏轼返回时其已经圆寂，但二人可谓一见如故。苏轼在多篇文章中均提到重辩禅师，就连苏辙也撰有《南华长老重辩师逸事》。这篇文章对于重辩禅师本人并未进行过多描述，主要记载了其圆寂后的一些异事，读来更令人感到禅师的高妙。

契嵩禅师尝嗔[①]，人未尝见其笑；海月慧辩师尝喜[②]，人未尝见其怒。予在钱塘，亲见二人皆趺坐而化。嵩既茶毗[③]，火不能坏，益薪炽火[④]，有终不坏者五。海月比葬，面如生，且微笑。乃知二人以嗔、喜作佛事也。世人视身如金玉，不旋踵为粪土[⑤]，至人反是。予以是知一切法，以爱故坏，以舍故常在。岂不然哉？

【注释】

①契嵩禅师：灵隐寺僧人。深得宋仁宗赏识，赐号“明教大师”。神宗熙宁五年（1072）圆寂。

②海月慧辩：当时为杭州都僧正，讲经说法二十五年，门下弟子几近

千人。

③荼毗:梵语音译。意为焚烧、火葬。专指出家人圆寂后火葬。

④益薪:添加薪柴。

⑤不旋踵:来不及转身。比喻时间极短。

【译文】

契嵩禅师常常生气,没有人见他笑过;海月慧辩禅师常常开心,没有人见他发过怒。我在钱塘时,亲眼看见两人都是趺坐而化。契嵩被焚化时,大火也不能把他烧化,增添薪柴让火烧得更旺,但连续五次都最终没有烧化。海月下葬的时候,面容如活着一样,并且带着微笑。我才知道他们两人分别是用嗔、喜来修佛法。世人把自己的身体看成金玉一般,但很快就会化为粪土,而至人却相反。我因此懂得一切法,因为吝惜所以会毁坏,因为舍弃所以就常存。难道不是这样吗?

予迁岭南,始识南华重辩长老[①],语终日,知其有道也。予自海南还,则辩已寂久矣[②]。过南华,吊其众[③],问塔墓所在。众曰:“我师昔作寿塔南华之东数里。有不悦师者,葬之别墓,既七百余日矣。今长老明公,独奋不顾,发而归之寿塔。改棺易衣,举体如生[④],衣皆鲜芳,众乃大服。”东坡居士曰:“辩视身为何物,弃之尸陀林以饲乌鸟何有[⑤]?安以寿塔为!明公知辩者,特欲以化服同异而已。”乃以茗果奠其塔,而书其事,以遗其上足南华塔主可兴师[⑥]。元符三年十二月十九日。

【注释】

①始:才,开始。

②寂:圆寂。

③吊:吊祭,慰问。

④举体:指整个身体。

⑤尸陀林:佛教中指弃尸的地方。尸陀为梵语音译。

⑥上足:敬称。指重辩长老的徒弟。

【译文】

我被贬到岭南后,才认识南华寺的重辩长老,和他长谈终日,知道他是有道之人。我从海南返回时,得知重辩已圆寂很长时间了。经过南华寺,向他的众徒吊祭,询问其塔墓的位置。众徒说:"师父过去在南华以东几里的地方建了寿塔。有不喜欢师父的人,却把他葬到别的塔墓,已经有七百多天。现在明公长老,独自一人奋不顾身,挖开塔墓,把他归葬到寿塔。当改换棺木和衣物时,他全身好像活着时一样,衣服都散发出新鲜香味,众人才大感赞叹佩服。"东坡居士说:"重辩长老把自己的身体当成什么东西,把尸首丢弃到尸陀林喂养乌鸟又有什么关系?他要寿塔干什么!明公了解重辩那样做,只是想感化那些不信佛教的人罢了。"我就用茶果祭奠重辩长老的寿塔,并把他的事迹记下来,赠给他的高足南华塔主可兴师。元符三年十二月十九日。

空冢弃儿

【题解】

古代有许多餐霞、吸露之类的传说,而传统养生功法中也确实有气功流传,但大多只是辅助性的作用,如果长时间完全不食五谷,人是难于存活的。这则故事中的小儿长久不食,居然还能"肥健愈于未弃时",现实中可以说是无法想象的。这则故事虽然是苏轼从儿科医生处听来,但其中颇多不合理处,只能以"志异"视之了。

富彦国在青社[①],河北大饥[②],民争归之。有夫妇襁负一子[3]，未几迫于饥困，不能皆全，弃之道左空冢中而去[4]。岁定归乡[5]，过此冢，欲收其骨，则儿尚活，肥健愈于未弃时。见父母，匍匐来就。视冢中空无有，惟有一窍滑易如蛇鼠出入。有大蟾蜍如车轮，气咻咻然[6]，出穴中。意儿在冢中常呼吸此气[7]，故能不食而健。自尔遂不食。年六七岁，肌肤如玉。其父抱儿来京师，以示小儿医张荆筐。张曰："物之有气者能蛰[8]，燕蛇、虾之类是也。能蛰则能不食，不食则寿，此千岁虾蟆也。法不当与药，若听其不食不娶，长必得道。"父喜，携去，今不知所在。张与余言，盖嘉祐六年也。

【注释】

①富彦国：富弼，字彦国，北宋名臣。曾出知郓州、青州等地，任内救助数十万灾民。至和二年拜相，后以司空、韩国公致仕。青社：这里借指富弼曾任过知州的青州（今山东北部一带）。梅尧臣《送张讽寺丞赴青州幕》诗："富公镇青社，有来咸鞠育。"

②大饥：大饥荒。或指庆历八年（1048）大水灾引发的饥荒。

③襁：襁褓。

④道左：道路旁边。

⑤岁定：指饥荒结束。

⑥咻咻：形容呼吸、喘气的声音。

⑦意：推测，揣测。

⑧蛰：指冬眠。

【译文】

富彦国在青州时，河北遇到大饥荒，灾民争先恐后地逃往青州。有一对夫妇，抱着襁褓中的儿子，不久为饥困所迫，不能都活下去，就把儿子丢弃到路边的空坟中离开了。饥荒结束回乡时，路过这个坟墓，想收拾儿子的尸骨，却发现儿子竟然还活着，比没丢弃时还肥胖健壮。看见父母，便爬了过来。再看坟墓中空无所有，只有一个洞穴很光滑，好像常有蛇鼠出入。有一只大蟾蜍像车轮一样，发出咻咻的呼气声，从洞穴中出来。想来儿子在坟中常呼吸此气，所以能不吃食物而壮健。从此以后这个小孩便不吃东西。长到六七岁时，肌肤纹理温润如玉。他的父亲抱着儿子来到京师，让儿科医生张荆筐诊治。张医生说："能呼吸的动物能够冬眠，燕蛇、虾蟆之类就是这种动物。能冬眠就能不吃食物，不吃食物就能长寿，这是一只千年虾蟆。按理不应该给他服药，如果任凭他不吃食物，也不娶妻，长大后必定得道。"父亲很高兴，就携儿离开，现在不知在哪里。张医生告诉我的时候，大概是嘉祐六年。

《诗》所称"平林""隘巷"[①]，于此益征。

【注释】

①《诗》：指《诗经·大雅·生民》，其中有"诞寘之隘巷，牛羊腓字之。诞寘之平林，会伐平林"的诗句。

【译文】

《诗经》中所说的"平林""隘巷"，在这里更加得到验证。

取矿诵经

【题解】

本文一名《金刚经报》，原文还有数语交代此文缘由："偶与慧上人夜话及此，因出纸求仆缮写是经，凡阅月而成。非谪居海外，安能种此福田也。"由此可见，此事是由僧人专门委托给苏轼的，而苏轼也把缮写《金刚经》当作行善积德、广播福田之事来对待，至于细节的真伪反倒不是最重要的了。

蒋仲甫闻之孙景修[1]：近岁有人凿山取银矿，至深处，闻有人诵经声。发之[2]，得一人，云："吾亦取矿者，以窟坏不能出，居此不知几年。平生诵《金刚经》，尝以经自随，每有饥渴之念，即若有人自腋下以饼饵遗之。殆此经变现也。"道家言守一[3]，若饥，一与之粮；若渴，一与之浆。此人于经中岂所谓得一者乎？

【注释】

①孙景修：真宗咸平间进士。官至太常少卿。晚年撰《贤母录》。

②发：指挖开。

③守一：道家修养之术。谓专一精思，不散乱。葛洪《抱朴子·地真》："守一存真，乃能通神。"

【译文】

蒋仲甫从孙景修那里听说：近年来有人开山挖银矿，挖到深处，听到有人念经的声音。挖开后，找到一人，那个人说："我也是开矿之人，因为矿洞塌方不能出去，困在这里不知道有几年了。平生诵《金刚经》，常把经带在身边，每当感觉饥渴时，就像有人从腋下把饼拿给我。恐怕这就是此经的现世报了。"道家讲究专一精思，如果饿了，专一就给他干粮；如果渴了，专一就给他浆水。此人难道从经中得到所谓一了吗？

凡有诵持能一心不散乱，即此便是圣谛[1]。

【注释】

①圣谛：神圣的真理。

【译文】

凡是诵持能专心不散乱，这便是根本教义。

神翁求字[①]

【题解】

徐神翁是北宋有名的道士,以善于占卜解字著称。宋代各类笔记小说中关于他的轶事不少。有趣的是,好学慕道的苏轼去找徐神翁时,请教学道的关键,徐神翁告诫他不要做官最好。不过,苏轼当时无法做到这一点。因此,后来再去请教徐神翁时,徐干脆不发一言,甚至面也不见。不知晚年的苏轼,回想起当初徐神翁的言语,会有何等感慨?

《神翁外传》云[②]:"内相苏子瞻,初起知登州[③],来求字,翁书'来王守'三字。又问学道之要,翁云'闲好[④]'。公见许道士,求解字。许曰:'《经》云赤书玉字敕,乃王命来,则王命将下矣。'果召为内翰,复出守扬州。公疑'闲好'之言,再遣人求字,翁不书。后谪惠州,再遣子过求字,翁不见。子由谓:'吾兄信其言而不能用也。'"

【注释】

①神翁:徐神翁,名守信。曾居于天庆观。日诵《度人经》,为人说祸福。发运使蒋之奇以经中有"神公受命"句,呼为"神公",人遂以神翁目之。徽宗时召至京师,赐号"虚静冲和先生"。赐大中大夫。

②《神翁外传》:此书情形未详。《道藏》中有《虚静冲和先生徐神翁语录》一书,其中收有本文,文字基本相同,或即指此书。

③初起:起初,一开始。

④闲好:闲人好。意为不要做官,做一个闲人。

【译文】

《神翁外传》记载："内相苏轼，当初去登州就任时，曾来求字，神翁写了'来王守'三字。苏轼又请教学道的关键，神翁说'闲好'。苏轼见许道士，求其解字。许道士说：'《经》书上说赤书玉字敕令，是王命要来，看来王命将要下达了。'果然苏轼被召为内翰，接着又出守扬州。苏轼对'闲好'之言有疑问，再派人求字，神翁没有写。后来苏轼被谪惠州，再派儿子苏过求字，神翁没有相见。子由说：'我兄长相信神翁的话，但是不能采纳啊。'"

不书不见，却有意味。

【译文】

不写字也不见面，却很有意味。

王翊

【题解】

在桃核中发现一块雄黄，已经够奇异，居然能够直接"嚼而吞之"，更是奇上加奇。

黄州岐亭有王翊者，家富而好善。梦于水边见一人为人所殴伤，几死[①]，见翊而号[②]，翊救之得免。明日偶至水边，见一鹿为猎人所得，已中几枪。翊发悟[③]，以数千赎之。鹿随翊，起居未尝一步舍翊。又翊所居后有茂林果木，一日，有村妇林中见一桃，过熟而绝大[④]，独在木杪[⑤]，乃取而食之。翊适见，大惊。妇人食已，弃其核，翊取而剖之，得雄黄一块如桃仁，及嚼而吞之，甚甘美。自是断荤肉，斋居一食，不复杀生，亦可谓异事也。

【注释】

①几死：快要死了。

②号：呼叫。

③发悟：有所感悟。

④过熟：熟透了。

⑤木杪：树梢。

【译文】

黄州岐亭有一个叫王翊的人，富有家财而好行善事。曾梦到在河边看见一个人被人打伤，几乎快死了，那个人看到王翊便大声呼叫，王翊就救了他。第二天他偶然到河边，看见一只鹿被猎人捕获，鹿身上已中了几枪。王翊有所感悟，便用数千钱赎买了鹿。从此这只鹿跟在王翊身边，生活起居未曾离开过王翊一步。另外，王翊所住的后面有茂密高大的果林。一天，有个村妇在果林中看见有一个桃子，不但熟透了而且极大，孤零零地挂在树梢上，村妇就把桃子摘了吃了。王翊正好看见，大吃一惊。妇女吃完后，把桃核扔了，王翊捡起来破开，发现里面有一块像桃仁那么大的雄黄，咀嚼后吞了，味道很甜美。从此以后王翊戒掉了荤肉，开始斋戒一天吃一顿饭，不再杀生，这也可以说是奇异的事啊。

自是一积善好人，桃仁或亦有神者贻之。

【译文】

自是一个积善的好人，桃仁或者也是神仙所赠。

苏佛儿

【题解】

苏轼在广西合浦所遇到的老人苏佛儿，不但高寿而且健康。其长生之道，从文中来看是“不饮酒食肉”，自十二岁起就“斋居修行”“持戒念道”。其实还有一点也不可忽视，那就是苏佛儿家三兄弟都很长寿，这说明或许遗传也是其长寿的重要因素。而苏轼在和苏佛儿谈话时所说的“众人难感易流”一语，更反映出苏轼对人性的深刻认识。

元符三年八月，予在合浦[①]。有老人苏佛儿来访，年八十二，不饮酒食肉，两目烂然[②]，盖童子也[③]。自言十二岁斋居修行，无妻子，有兄弟三人，皆持戒念道，长者九十二，次者九十。与论生死事，颇有所知。居州城东南六七里。佛儿尝卖菜之东城[④]，见老人言“即心是佛[⑤]，不在断肉”。予言：“勿作此念，众人难感易流。”老人大喜，曰：“如是！如是！”

【注释】

①合浦：地名。今广西合浦。苏轼离开海南后，曾在此地逗留过一段时间。

②灿然：明亮的样子。

③童子：指其眼睛像童子一样清澈。

④之：前往。

⑤即心是佛：修行无须他求，只要求之于内心，便可以悟道成佛。《景德传灯录》第七卷：“初参大寂，问如何是佛。大寂云：‘即心是佛。’师即大悟。”

【译文】

元符三年八月，我在广西合浦。有一个叫苏佛儿的老人来访，年龄已经八十二岁了，不饮酒不食肉，两眼明亮，像个儿童。他自己说十二岁时开始斋居修行，无妻无子，有兄弟三人，都持戒修道，老大九十二岁，老二九十岁。我和他谈论生死之事，他知道的很多。他住在州城东南六七里的地方。苏佛儿曾经前往城东卖菜，看见一位老人说“求之于内心便可成佛，不在于是否断肉”。我说：“不要这样想，众生难于感化但容易同流。”老人很高兴，说：“确实如此！确实如此！”

兄弟三人皆寿且康，如此便已去仙不远。

【译文】

兄弟三人都长寿而且健康，如此便已离成仙不远了。

张憨子

【题解】

张憨子是苏轼在黄州时遇到的异人，虽然名为憨子，但显然是一个大隐隐于市的高人。苏轼对其印象深刻，在不止一篇文章中提到此人。

黄州故县张憨子，行止如狂人[①]，见人辄骂云[②]：“放火贼！”稍知书[③]，见纸辄书郑谷雪诗[④]。人使力作，终日不辞。时从人乞，予之钱，不受。冬夏一布褐[⑤]，三十年不易，然近之不觉有垢秽气。其实如此，至于土人所言，则有甚异者，盖不可知也。

【注释】

①行止:行为举止。

②辄:就。

③稍:略微。

④郑谷:字守愚。唐末诗人。官都官郎中,人称郑都官。又以《鹧鸪诗》得名,人称郑鹧鸪。其诗多写景咏物之作,风格清新通俗,但流于浅率。雪诗:或指郑谷《雪中偶题》一诗:"乱飘僧舍茶烟湿,密洒歌楼酒力微。江上晚来堪画处,渔人披得一蓑归。"

⑤布褐:粗布衣服。

【译文】

黄州故县的张憨子,行为举止如同疯子,见人就骂道:"放火贼!"稍微读过一些书,看到纸就写郑谷的雪诗。别人让他干活,他整天都不休息。有时向人求乞,但给他钱,他又不要。无论冬夏都只穿一件粗布袍,三十年不换,但走近他也不感觉有污秽难闻的气味。他的实际情况就是这样,至于当地人所说的,还有更奇异的,但真伪却不可知。

张先生并叙,即张憨子

【题解】

此诗与上文《张憨子》主题相同,都是介绍黄州异人张憨子。

先生不知其名,黄州故县人。本姓卢,为张氏所养。阳狂垢污[①],寒暑不能侵[②],常独行市中,夜或不知其所止。往来者欲见之,多不能致。余试使人召之,欣然而来。既至,立而不言,与之言不应,使之坐不可,但俯仰熟视传舍堂中[③],久之而去。夫孰非传舍者,是中竟何有乎?然余以有思惟心追蹑其意[4]，盖未得也。

熟视空堂竟不言，故应知我未天全[5]。

肯来传舍人皆说，能致先生予亦贤。

脱屣不妨眠粪屋，流澌争看浴冰川[6]。

士廉岂识桃椎妙[7]，妄意称量未必然。

【注释】

①阳狂：也作"佯狂"。假装疯癫。

②侵：伤害。

③传舍堂：供行人休息住宿的处所。

④追蹑：跟踪追寻。

⑤天全：自然完满的境界。

⑥流澌：指江河解冻时流动的冰块。《楚辞·九歌·河伯》："与女游兮河之渚，流澌纷兮将来下。"

⑦桃椎：隋末唐初的隐士朱桃椎，结庐山中，人称朱居士。

【译文】

张先生不知道叫什么名字，是黄州故县人。本来姓卢，后被张氏所收养。平时装疯卖傻，满身污垢，但不受寒暑侵袭，他常独自走在街市中，晚上没有人知道他住在什么地方。来来往往很多人想要见他，但大多无法见到。我试着让人召他，他欣然而来。来了以后，他站着不说话，和他说话也不回答，请他坐下他也不坐，只是一会儿低头一会儿抬头，仔细盯着传舍堂中看，过了很久离开。难道这个传舍堂里竟然有什么东西吗？但是我费尽心思要探寻他的想法，并没能探寻到。

凝望空堂始终没说话，应该知道我还没达到自然完满。

愿意来到传舍人们都很高兴，能请到张先生我也算是贤人啊。

不妨脱鞋睡在粪屋里，江河解冻争着去看河里的冰川。

高士廉哪里领悟朱桃椎的高妙呢，妄加揣测未必是对的啊。

戊辰己巳，金陵有两异人。一曰了颠，持斋念佛，善愈人病。午日，同一僧浴于江，竟步入江中，不知所之。月余，自庐州致米灵谷[①]。一曰胡风子，举止绝似憨子，然嗜酒，喜与士人纵饮。问师证何果位[②]？忽堕泪，曰："葬身无地。"后醉卧钟楼上，夜半坠楼死。

【注释】

①灵谷：寺名。位于今江苏南京紫金山。本名开善寺，梁武帝时建。宋代名太平兴国寺，后为蒋山寺。明初以营建孝陵迁址，并改名灵谷寺。

②果位：佛教用语。指的是修佛所达到的境界。

【译文】

戊辰年己巳月，金陵有两个异人。一个叫了颠，持斋念佛，善于为人治疗疾病。午日，和一个僧人在江中洗浴，直接走入江中，不知去了哪里。过了一个多月，从庐州捎米到灵谷寺。一个叫胡风子，举止极像张憨子，但是嗜酒，喜欢与士人一起畅饮。有人问他证了什么果位？他忽然流泪，说："连葬身之地都没有。"后来醉卧在钟楼上，夜半时掉下楼摔死了。

三朵花并叙

【题解】

本文中被称为"三朵花"的异人，《夷坚志》中也有记载。其中提到房州异人"或云姓李氏，常戴纸花三朵"云云。这首诗有一个特点，便是运用的佛教典故较多，这可能和他这一时期与佛教中人来往较多有一定关系。

房州通判许安世以书遗余[①]，言：吾州有异人，常戴三朵花，莫知其姓名，郡人因以“三朵花”名之。能作诗，皆神仙意。又能自写真[②]，人有得之者。许欲以一本见惠[③]，乃为作此诗。

学道无成鬓已华，不劳千劫漫蒸砂[④]。
归来且看一宿觉[⑤]，未暇远寻三朵花。
两手欲遮瓶里雀[⑥]，四条深怕井中蛇。
画图要识先生面，试问房陵好事家。

【注释】

①许安世：字少张，诗文为欧阳修等所推重。入仕后，累官至尚书都官员外郎。

②写真：画肖像。

③见惠：谢人赠物的谦词。

④蒸砂：蒸砂不能成饭。比喻如果不在根本上用心，便是枉费心力。据《楞严经》记载：“若不断淫，修禅定者，如蒸砂石，欲其成饭，经百千劫，只是热砂。何以故？此非饭，本砂石成故。”

⑤一宿觉：佛家语。谓一个晚上就顿悟。《景德传灯录·温州永嘉玄觉禅师》记载，玄觉禅师初谒六祖慧能，问答投契，顿时得悟。因留住一宿，时谓一宿觉。后因以指神悟、顿悟。

⑥瓶里雀：与下句“井中蛇”皆为佛教语。

【译文】

房州通判许安世写信给我，信中说：我所在的房州有异人，经常戴三朵花，没有人知道他的姓名，州郡里的人于是叫他“三朵花”。此人能作诗，都有神仙意趣。又善于自己画肖像，有人曾经得到过。许安世想要送我一本，于是我为此写了这首诗。

学道无成鬓发已经斑白，不须劳烦历百千劫来蒸砂。
归来且看一晚上能否顿悟，无暇远寻三朵花这样的异人。
想用两只手去遮住瓶里的雀鸟，又深怕井中的四条蛇。
要想通过画像认识先生的容貌，问问房陵的好事之人吧。

佛经云：“人身如瓶，神识如雀[①]。五蕴既尽[②]，则神识自去。以手遮之且不可，况以罗谷遮之，可乎？”又云：“人有逃死者，入井则遇四蛇伤足而不能下，上树则逢二鼠咬藤而不能升。言四时日月迫促，大限无所逃耳。”

【注释】

①神识：精神意志。

②五蕴：佛教指色、受、想、行、识五蕴。认为众生都是由五蕴和合而成。

【译文】

佛经上说：“人的身体如同瓶子，神识如同麻雀。五蕴消失，那么神识自然离开。用手遮住尚且不行，何况用罗谷遮挡，能行吗？”又说：“有想要逃避死亡的人，藏到井里被四条蛇咬伤脚而不能下，上树就遇到两只老鼠咬断藤条而没办法爬上去。这是说四季岁月催促，死亡是没办法逃避的。”

书磨公诗后[①]并序

【题解】

此诗写于元丰三年（1080）正月，苏轼当时在被贬谪黄州的途中，正处于心情低落阶段。在这首写于旅途的诗中,他毫不掩饰自己对有“疯僧”之号的宝麐和尚的欣赏,直言“我来不及见,怅望空遗躅”,表达了不能亲见其人的遗憾之情。

过加禄镇南二十五里大许店,休马于逆旅祁宗祥家[②]。见壁上有幅纸题诗云:“满院秋光浓欲滴,老僧倚杖青松侧。只怪高声问不应,嗔余踏破苍苔色。”其后题云:“滏水僧宝麐[③]。”宗祥谓余:“此光黄间狂僧也[④]。年百三十,死于熙宁十年。既死,人有见之者。”宗祥言其异事甚多,作是诗以识之。麐公本名清戒,俗谓之“戒和尚”云。

【注释】

①麐(nún)公:指宝麐禅师,熙宁年间常来往于光州、黄州之间。

②逆旅:客舍。

③滏水:水名,源出今河北磁州,属于子牙河支流。

④光黄:光州和黄州,两地相邻接壤。

【译文】

过了加禄镇南二十五里的大许店,在祁宗祥家的旅舍休息。看见墙壁上有一幅题诗的纸张:“满院秋光浓欲滴,老僧倚杖青松侧。只怪高声同不应,嗔余踏破苍苔色。”诗后有题字:“滏水僧宝麐。”祁宗祥告诉我:“这是光州、黄州间的狂僧。活了一百三十岁,熙宁十年去世。死了以后,还有人见过他。”宗祥还说了他的不少异事,写这首诗来纪念。麐公本名叫清戒,俗称为“戒和尚”。

麐公昔未化[①],来往淮山曲。寿逾两甲子[②],气压诸尊宿。

但嗟浊恶世[③],不受龙象蹴[④]。我来不及见,怅望空遗躅[⑤]。

霜颅隐白毫[⑥]，锁骨埋青玉[⑦]。皆云似达摩，只履还天竺[⑧]。

壁间余清诗，字势颇拔俗。为吟五字偈，一洗凡眼肉[⑨]。

【注释】

①化：坐化。

②两甲子：一百二十。麐公据说活了一百三十岁，故有此说。

③浊恶世：佛教称人世为五浊恶世。所谓五浊包括劫浊、见浊、烦恼浊、众生浊、命浊。

④龙象蹴：佛教中以龙象喻勇猛有大能力者，这里指麐公。蹴，行走、奔跑之意。典出《维摩经·不思议品》："譬如迦叶，龙象蹴踏，非驴所堪。"

⑤遗躅：犹遗迹。

⑥霜颅：白头。白毫：佛陀三十二相之一，相传佛陀眉间有白色毫毛，形如真珠，向右不断旋转。

⑦锁骨：或指锁骨菩萨。唐代《续玄怪录·延州妇人》，记载一容貌秀美的延州妇人，以美色为引诱，旨在引导众生达到觉悟，死后其"遍身之骨，钩结如锁状"，被称为"锁骨菩萨"。这里喻指被称为"狂僧"的麐公如同锁骨菩萨一样，旨在度化众生。

⑧只履还天竺：手拿一只芒鞋返回天竺。典出《五灯会元》：在达摩坐化之后三年，"魏宋云奉使西域回，遇祖于葱岭。见手携只履，翩翩独逝。云问：'师何往？'祖曰：'西天去！'"

⑨凡眼肉：肉身之眼。佛家认为有天、肉、慧、法、佛五眼，肉眼为肉身之眼。

【译文】

从前麐公尚未坐化之时，常在淮山一带往来修行。他的寿命超过两甲子，气度威仪胜过许多高德大僧。

只是嗟叹这浊恶的人间，容纳不了这样的龙象高僧。我来得太晚没来得及遇见他，只能惆怅地空望着他留下的题壁诗。

白头上隐藏着白毫法相，骨如锁结似青玉深埋地下。世人都说他如同达摩一样，手拿一只芒鞋返回天竺。

墙壁上留下了清雅诗句，字体气势超凡脱俗。为他吟上五字偈语，涤净那凡人的肉眼。

芙蓉城诗并叙

【题解】

此诗作于元丰元年（1078）三月，当时苏轼正在徐州任上。王子高年少时遇仙子共宿，仙子带其游历芙蓉城的故事在北宋流传极广，特别是胡微之以“实录”笔法撰写了《王子高芙蓉城传》的传奇小说后，王子高的故事更是名动一时，甚至传到皇宫内院。据说宋仁宗都想把立嗣之事托付给王子高，让他前去芙蓉城向神仙问询。苏轼在徐州时，经介绍认识了王子高，亲自向其询问，王子高告诉他千真万确，于是他便写了这首《芙蓉城诗》。当然，经由苏轼这么一宣传，芙蓉城故事的影响更为广泛。此诗结合神话传说，表达了对世事的感慨，抒发了人生哲理。

世传王迥，字子高，与仙人周瑶英游芙蓉城。元丰元年三月，余始识子高，问之信然[①]，乃作此诗。极其情而归之正，亦变风止乎礼义之意也[②]。

芙蓉城中花冥冥，谁其主者石与丁[③]。
珠帘玉案翡翠屏，云舒霞卷千娉婷[④]。
中有一人长眉青，炯如微云淡疏星。
往来三世空练形，竟坐误读《黄庭经》。
天门夜开飞爽灵，无复白日乘云軿[⑤]。

俗缘千劫磨不尽，翠被冷落凄余馨。
因过缑山朝帝廷[6]，夜闻笙箫弭节听。
飘然而来谁使令，皎如明月入窗棂。
忽然而去不可执，寒衾虚幌风泠泠[7]。
仙宫洞房本不扃，梦中同蹑凤凰翎。
径度万里如奔霆，玉楼浮空耸亭亭。
天书云篆谁所铭，绕楼飞步高邻屏。
仙风锵然韵流铃，蘧蘧形开如酒醒[8]，芳卿寄谢空丁宁。
一朝覆水不返瓶，罗巾别泪空荧荧。
春风花开秋叶零，世间罗绮纷膻腥。
此生流浪随沧溟，偶然相值两浮萍。
愿君收视观三庭[9]，勿与嘉谷生蝗螟。
从渠一念三千龄，不作人间尹与邢[10]。

【注释】

①信然：确实如此。

②变风：指《诗经》"国风"中邶至豳等十三国的作品。《毛诗序》："故变风发乎情，止乎礼义。"

③石：指石延年，字曼卿，北宋大臣。工诗，善书法。欧阳修《六一诗话》记载石曼卿死后为鬼仙，主掌芙蓉城。丁：丁度，北宋大臣。曾为观文殿学士。相传死后为芙蓉馆主。

④俜停：即"娉婷"，美人。

⑤云軿（píng）：神仙所乘之车。

⑥缑山：缑氏山。位于今河南偃师。《列仙传·王子乔》记载，王子乔在此山飞升成仙。

⑦泠泠：形容清凉。

⑧蘧蘧：惊动的样子。《庄子·齐物论》："俄然觉，则蘧蘧然周也。"

⑨收视：收敛心神。三庭：道教"三丹田"。上丹田泥丸宫（脑），中丹田绛宫（心），下丹田气海（腹）。这里用以借指修持的核心。

⑩尹与邢：汉武帝宠妃尹夫人与邢夫人的并称。因二人同时被宠幸，汉武帝下诏二人不得相见（《史记·外戚世家》）。后世以尹邢之事来指彼此不再见面。

【译文】

世人传说王迥，字子高，和仙人周瑶英一起游芙蓉城。元丰元年三月，我刚认识王子高，问他确实有这件事，于是写了这首诗。充分表达人的情感而归于雅正，也符合国风发乎情，止乎礼义之意。

芙蓉城中的花云雾缭绕、幽深迷蒙，石曼卿和丁度谁是这里的主人？

珠帘低垂、玉案陈设、翡翠屏风掩映，上千仙女如云霞舒卷姿态万千。

其中有一个佳人眉毛又长又黑，眼睛明亮如同疏云映衬的星星。

往来三世白白修炼身形，竟然因为误读《黄庭经》滞留人间。

天门夜开仙人的灵魂飞升，不再用像白天一样乘着云軿车。

俗世的情缘历经千劫还没有消磨完，翠羽装饰的被子还残留着馨香。

经过缑氏山前往朝拜天庭，夜晚听到笙箫声不禁停车来听。

飘然而来是谁发出的命令，皎洁如同明月透过窗棂而入。

忽然离开不可挽留，只剩下寒冷的被子和空空的帷幔凄风清冷。

仙宫和洞府都不曾关闭，在梦中一同踏着凤凰翎飞升。

如同急速的雷霆飞度万里，玉楼凌空亭亭耸立。

天书和云篆不知是谁铭刻，快步绕楼疾速走过高耸的屏障。

仙风吹过发出锵然的声音，突然惊醒如同醉酒后醒来，女子不在只空留下叮咛。

覆水难收如情缘难续，罗巾上的离别泪痕徒然闪烁着微光。

春风中百花盛开到了秋天枯叶飘零，世间穿罗绮的美女终会衰老腐臭。

此生随着沧海之水流浪，偶然间相遇如同两个浮萍。

愿君收敛心神内观三丹田，不要让好庄稼生出蝗螟之虫。

任凭一念穿梭三千年，不要沦为人间争宠的尹夫人与邢夫人之流。

正是二夫人耳。谓彼自堕落，勿效尤也[1]。刘须溪

石延年，字曼卿。卒后，其故人有遇之者，曰："我今为鬼仙，所主芙蓉城。"呼故人往游不得，忿然骑一素骡[2]，去如飞。其后降于亳州一举子家，又呼举子去，不得，留诗一篇与之。

【注释】

①效尤：照样子去做，仿效。

②素骡：白色的骡子。

【译文】

正是这两位夫人。意思是她们自己堕落，不要仿效。刘须溪

石延年，字曼卿。去世后，有故人遇到他，他说："我现在是鬼仙，主掌芙蓉城。"招呼故人前去游玩，故人不肯去，于是气愤地骑着一头白色骡子，像飞一样离开。后来石曼卿又降到亳州一个举子家里，又叫举子去，又没有成功，于是留了一首诗给举子。

庆历中，有朝士冒晨赴起居[1]。至通衢[2]，见美妇三十余人，并马而行，若前导者。俄见丁观文度按辔，继之而去，有一人最后行。朝士问曰："观文将游何处？"曰："非也。诸女御迎芙蓉馆主耳。"时丁已在告[3]，顷之闻卒。

【注释】

①朝士:泛指朝廷中的官员。赴起居:向尊长问候,请安。这里指早朝。

②通衢:指四通八达的大道。

③在告:官吏在休假期间。告,古时官吏休假。

【译文】

庆历年间,有朝廷官员大清早前去朝拜。到了大路上,看见三十多个美妇人,并排骑马而行,好像是队伍的先导。稍后看到观文学士丁度控缰勒马而来,接着离开,还有一个人在最后面跟着。朝士问道:"观文学士将去哪里游赏?"回答:"不是去游赏。众女子来迎芙蓉馆主。"当时丁度已经告假在家,没多久就听说去世了。

记李太白诗

【题解】

此诗的作者存在争议,苏轼自言是听道人口诵而得,而道人说是"东华上清监清逸真人李太白作",但是此"李太白"是否是唐代大诗人李白,并无证据。宋代黄伯思在《东观余论》中认为其为李白所作,并题为《上清宝鼎诗》,后世遂沿袭这一观点。但现在一般认为此诗不是苏轼,也非李白,或是好事人托名。值得一提的是,虽然此诗作者成谜,但是苏轼手书此诗的真迹历经辗转后得以留存,目前藏于日本大阪市立美术馆。

人生烛上花,光灭巧妍尽。春风绕树头,日与化工进①。
惟知雨露贪,不念零落近②。昔我飞骨时③,惨见当涂坟④。
青松霭明霞,缥缈上下村。既死明月魄,无彼玻璃魂。
念此一脱洒⑤,长啸登昆仑。醉着鸾凤衣,星斗俯可扪⑥。

【注释】

①化工：自然造化而成。元稹《春蝉》诗："作诗怜化工，不遣春蝉生。"

②零落：指树叶枯落。

③飞骨：指灵肉相离飞升的状态。

④当涂：地名，位于今安徽当涂。传说李白死后葬于当涂。

⑤脱洒：超脱，洒脱。

⑥扪：摸。

【译文】

人生如同烛火上的灯花，火灭了精巧的灯花也随之消失。春风吹动树梢，每天都随着自然造化运行。

只知道贪恋雨露的滋润，没考虑树叶枯落的时刻日益临近。过去我魂灵离体飞升时，凄然看到了当涂的坟茔。

青松被云霞环绕，附近的村庄隐约可见。明月般皎洁的魂魄已然失去，再没有玻璃般透彻的魂灵。

想到这里一瞬间变得洒脱，在长啸声中登上昆仑山。带着醉意穿着绣有鸾凤的衣服，俯身便能触摸到星辰。

朝披云梦泽[①]，笠钓青茫茫。寻丝得双鲤[②]，中有三元章。篆字若丹蛇[③]，逸势如飞翔。归来问天老[④]，妙意不可量。金刀割青素，灵文烂煌煌[⑤]。燕服十二环[⑥]，想见仙人房。暮跨紫鳞去，海气侵肌凉。龙子喜变化，化作梅花妆[⑦]。遗我累累珠，靡靡明月光。劝我穿绛缕，系作裾间裆。揖余以辞去，谈笑闻余香。

【注释】

①云梦泽：古代位于楚地的大湖泊。《周礼·职方》："其泽薮曰云

梦。”

②双鲤：代指书信。典出古乐府《饮马长城窟行》：“客从远方来，遗我双鲤鱼。呼儿烹鲤鱼，中有尺素书。”

③丹蛇：赤色的长蛇，形容笔势曲折。

④天老：即天姥（mǔ），此指天姥山的神仙。天姥山位于今浙江新昌一带。李白《梦游天姥吟留别》诗：“越人语天姥，云霞明灭或可睹。”

⑤煌煌：光明的样子。

⑥燕服：此为吞服符文。燕，通“宴”，宴饮。十二环：道教术语。指咽喉。

⑦梅花妆：一种女子的妆容，多在额头上描画梅花之形。相传南朝宋寿阳公主白天卧睡在含章殿下，梅花落在公主额头上，挥拂不去，遂被后人效仿。

【译文】

清晨置身于云梦泽的浩渺烟波，戴着斗笠垂钓于碧波中。用钓线捕获了一双锦鲤，剖开鱼腹发现有三元经文。

篆字如同红色的蛇，笔势飘逸如同在飞翔。回来以后请教天姥的神仙，其中的妙意深不可测。

用金刀划开青色尺素，上面的经文璀璨生光。将符文吞入咽喉，突然就看到了仙人的住所。

黄昏时跨着紫鳞腾空而去，海上水气拂身十分清凉。龙女喜欢变化，换作梅花妆容。

赠送我成串的珠宝，如同明月一样发出光芒。劝我穿上红色的丝线，系住衣襟穿上合裆裤。向我作揖告辞而去，只能闻到谈笑间的余香。

余顷在京师，有道人相访，风骨甚异，语论不凡①。自云：“尝与物外诸公往还②。”口诵此二篇，云：“东华上清监清逸真人李太白作也。"

【注释】

①语论:谈吐。

②物外:世俗之外。

【译文】

我前不久在京师,有道人来访,风骨很特异,谈吐不凡。自称:"常与世外许多高人往来。"吟诵了这两篇诗,说:"东华上清监清逸真人李太白所写。"

"朝披云梦泽,笠钓青茫茫",此语亦非太白不能道也。先生自记。

【译文】

"朝披云梦泽,笠钓青茫茫",这样的句子不是李太白写不出来。先生自记。

洞仙歌①并叙

【题解】

《洞仙歌》作于元丰五年(1082),描写的是蜀主孟昶和花蕊夫人夏夜纳凉的故事。从词前小叙可知,这是一首苏轼发挥丰富想象力的补足之作,孟昶原作的词只留下开头两句,而且也不知道是何词牌,苏轼自己推断是洞仙歌,于是便按照洞仙歌将剩余的词补足。虽然是歌咏宫廷的情事,却不落俗套,也毫无脂粉气,反而颇为清新,营造出极富诗意的境界。再加上词尾对于岁月流逝的感慨,颇能启人深思,使这首词成为千古传唱的名篇。

仆七岁时，见眉山老尼，姓朱，忘其名，年九十余。自言尝随其师入蜀主孟昶宫中[2]。一日大热，蜀主与花蕊夫人夜起避暑摩诃池上[3]，作一词。朱具能记之。今四十年，朱已死矣，人无知此词者。独记其首两句，暇日寻味，岂洞仙歌令乎？乃为足之[4]。

【注释】

①洞仙歌：词牌名。又叫洞仙歌令、羽中仙、洞仙词、洞中仙等。

②孟昶：五代时后蜀国君。知音律，能填词。

③花蕊夫人：孟昶的贵妃，姓徐。身姿轻盈，别号“花蕊夫人”。摩诃池：隋代始建，后蜀时，纳入宫苑，并注入活水，改名为宣华池，环池修筑亭台楼阁，风景优美。

④足：补足，补完整。

【译文】

我七岁的时候，见到一个眉山的老尼姑，姓朱，忘记了她的名字，已经九十多岁了。自己说曾跟师父进入蜀主孟昶的宫中。一天特别热，蜀主和花蕊夫人晚上到摩诃池上避暑，写了一首词。姓朱的尼姑还能详细记得词的内容。现在又四十年了，姓朱的尼姑也已经死了，没有人知道这首词。我只记得开头两句，闲暇的日子寻思，难道是洞仙歌令吗？于是将其补充完整。

冰肌玉骨，自清凉无汗。水殿风来暗香满[1]。绣帘开，一点明月窥人，人未寝，欹枕钗横鬓乱[2]。

起来携素手，庭户无声，时见疏星渡河汉[3]。试问夜如何？夜已三更，金波淡[4]，玉绳低转[5]。但屈指，西风几时来？又不道，流年暗中偷换。

【注释】

①水殿:临水的宫殿。这里指筑在摩诃池上的宫殿。暗香:这里指花香。

②攲:斜靠。

③河汉:银河。又叫天河。

④金波:月光。《汉书·礼乐志》:"月穆穆以金波,日华耀以宣明。"

⑤玉绳:星名。位于北斗七星玉衡的北面。

【译文】

肌肤光洁如冰雪,体态脱俗如美玉,自然清凉没有汗。宫殿里清风徐来暗香弥漫。风儿吹开绣帘,一些月光照入室内,似乎在窥探佳人。佳人还没有入睡,斜靠着枕头发钗歪斜鬓发凌乱。

起身携着美人的素手漫步,庭院中静寂无声,不时能看见稀疏的星星渡过河汉。试问现在是夜里什么时辰?原来已经三更,月色变淡,玉绳星低转。只屈指计算,西风何时来?不知不觉,似水年华又要暗中变换。

老人卦影

【题解】

所谓"卦影",又叫"轨革",是一种用图书、诗文来预卜,借以显示吉凶祸福的占卜术。此术在宋代士人中颇为盛行,"士大夫无不作卦影"。一般认为此术是费孝先所创,而本文则记载了卦影的真正来历。虽然苏轼在文中没有交代此事从何得知,但是从故事发生地在眉山来看,或是苏轼听父老所言也未可知。

至和二年,成都人有费孝先者[①],始来眉山,云近游青城山,访老人村,坏其一竹床。孝先谢不敏[②],且欲偿其直。老人笑曰:"子视其下字云'此床以某年月日某造,至某年月日为费孝先所坏’。成坏自有数,子何以偿为!”孝先知其异,乃留师事之。老人授以《易》轨革卦影之术,前此未知有此学者。后五六年,孝先名闻天下,王公大人皆不远千里,以金钱求其卦影。孝先以致富。今死矣,然四方治其学者所在而有。皆自托于孝先,真伪不可知也。聊复记之,使后人知卦影之所自也。

【注释】

①费孝先:宋代易学家。善用卦影进行占卜,以此术闻名天下。

②不敏:不敏捷,笨拙。

【译文】

至和二年,成都人有个叫费孝先的,刚来眉山,说最近游青城山,寻访老人村,不小心毁坏了一张竹床。费孝先为自己的笨拙道歉,并且想要赔钱。老人笑着说:“你看竹床下刻字说‘此床在某年月日某造,至某年月日为费孝先所坏’。成坏都早有定数,你有什么可赔偿的!”孝先知道老人是神异之人,所以留下来拜其为师。老人传授《周易》中的轨革卦影之术给他,在此以前没听说有人会此术。五六年后,孝先以此卦术名闻天下,王公贵族都不远千里,拿金钱来求卦影。孝先得以致富。现在他已经死了,可是四面八方研究他学问的人到处都有。还都说自己是孝先的学生,真伪没办法知道。我姑且记下此事,让后人知道卦影术的由来。

《易》数不传者多矣。“卦影”二字甚可思。

【译文】

《周易》术数失传的很多。“卦影”二字很值得思考。

书潘谷墨[1]

【题解】

潘谷是北宋的制墨名家，技艺高超，为人也颇具名士风范，不可单以“墨工”视之。甚至就连其去世也不寻常，被罩上了一层神秘色彩。苏轼在诗中称其为“墨仙”，确非虚言。

卖墨者潘谷，余不识其人，然闻其所为，非市井人也。墨既精妙，而价不二。士或不持钱求墨，不计多少与之。此岂徒然者哉！余尝与诗云：“一朝入海寻李白，空看人间画墨仙。”一日，忽取欠墨钱券焚之。饮酒三日，发狂浪走[2]，遂赴井死。人下视之，盖趺坐井中，手尚持数珠也。见张元明，言如此。

【注释】

①潘谷：宋代制墨名家。所制墨在当时被誉为上品。苏轼在多篇诗文中对其墨都大加称赞。

②浪走：四处乱走。

【译文】

卖墨的潘谷，我不认识这个人，但听说他的所作所为，并非市井俗人。他制作的墨不但精妙，而且价格始终如一。有时士人来买墨没有带够钱，则不管多少都给。这难道是无缘无故的吗？我曾写诗赠他说：“一朝入海寻李白，空看人间画墨仙。”有一天，他忽然取来所有欠墨的钱券都烧了。连续喝了三天酒，发狂四处乱走，然后跳入井中死了。有人下井探看，看到潘谷趺坐在井中，手中还持着念珠在数。见到张元明，听他这样说。

神清洞

【题解】

本文记录苏辙女婿曹焕所遇到的异事。关于这件事,苏辙也写有《蔡州壶公观刘道士并引》来进行记录,内容相对更为详细一些,可以参看。

曹焕游嵩山[①],中途遇道士,盘礴石上[②]。揖曰:“汝非苏辙之婿曹焕乎?”顾其侣曰:“何人?”曰:“老刘道士寓此[③],未尝与人语。”道士曰:“苏轼,欧阳永叔门人也。汝以永叔为何等人?”焕曰:“文章忠义,为天下第一。”道士曰:“汝所知者,如是而已。我,永叔同年也。此袍得之永叔,盖尝敝而不补,未尝垢而洗也。近得书甚安。汝岂不知神清洞乎?汝与我以某年某月某日同集某处,我当以某年月日化于石上。”复坐,不复语,焕亦行入山。果如期化于石上。

【注释】

①曹焕:苏辙的女婿。

②盘礴:舒展两腿而作。意为随意而坐。

③老刘道士:道士名为刘道渊。生平不详。

【译文】

曹焕游嵩山,半路上遇到一个道士,很随便地坐在石头上。道士作揖说:“你不是苏辙的女婿曹焕吗?”曹焕回头看看他的同伴说:“这是什么人?”回答说:“老刘道士寄住在这里,还没有和人说过话。”这个道士又说:“苏轼,是欧阳永叔的门人。你认为永叔是什么样的人?”曹焕答道:“文章和忠义,都是天下第一。”道士说:“你所知道的,只是如此而已。我和永叔是同年。这件袍子就是从永叔处得到的，曾经破了而没有修补，未曾因污垢而洗过。近来收到欧阳公的信，知道他很好。你难道不知道神清洞吗？你和我于某年某月某日同聚于某处，我应当于某年月日在此石上坐化。”然后又坐下，不再说话，曹焕也走进山中。后来道士果然如期于石上坐化。

灵芝宫

【题解】

王安国梦到灵芝宫一事，在宋代流传很广。除了苏轼此文之外，许多笔记中都曾经收录，如《冷斋夜话》《墨客挥犀》《侯鲭录》等。

王平甫熙宁癸丑岁直宿崇文馆①。梦有人邀之至海上，见海水中宫殿甚盛，其中作乐，笙箫鼓吹之伎甚众。题其宫曰“灵芝宫”。邀平甫，欲与之俱往。有人在宫侧隔水止之曰：“时未至，且令去。他日当迎之至此。”恍然梦觉，时禁中已钟鸣。平甫颇自负，为诗记之曰：“万顷波涛木叶飞，笙箫宫殿号灵芝。挥毫不似人间世，长乐钟来梦觉时②。”

【注释】

①王平甫：即王安国，字平甫，官至大理寺丞。工诗善文，词作工丽曲折，近似婉约派，在当时颇负盛名。直宿：值夜。

②长乐钟：长乐宫的钟声。

【译文】

熙宁癸丑年，王安国在崇文馆值夜。梦到有人邀请他到海上，看见海水中宫殿很壮观，宫中正在奏乐，笙箫鼓吹的乐伎很多。宫殿上题着

“灵芝宫”。此人邀请平甫，要和他一起入宫。有人在宫殿旁隔着水阻止他说：“时间还没有到，姑且让他离开。将来会迎接他到这里的。”王安国恍然梦醒，此时宫中的钟正好敲响。王安国非常自负，写诗记录道：“万顷波涛木叶飞，笙箫宫殿号灵芝。挥毫不似人间世，长乐钟来梦觉时。”

后四年，平甫病卒。其家哭讯之曰[①]：“君尝梦往灵芝宫，信然乎？当以兆我[②]。”是夕暮奠，若有声音接于人者。其家复卜以钱，卜之曰：“往灵芝宫，其果然乎？”卜曰：“然。”昔有人至海上蓬莱，见楼台中有待乐天之室[③]，乐天自为诗以识其事，与平甫之梦实相似。盖二人者皆天才逸发，则其精神所寓，必有异者。物理盖有之而不可穷也。其家哭请书其事，故为之书，以慰其思。

【注释】

①讯：询问。

②兆：征兆，显现。

③待乐天之室：白居易《客有说》诗中云：“近有人从海上回，海山深处见楼台。中有仙龛虚一室，多传此待乐天来。”

【译文】

四年后，王安国病逝。家人在灵前哭着询问：“你曾经梦到前往灵芝宫，确实如此吗？请给我一些征兆。”这天晚上祭奠时，好像有声音和人在说话。他家人又用钱占卜，卜问道：“去了灵芝宫，确实如此吗？”回答说：“是的。”从前有人前往海上蓬莱，看见楼台中有留待白乐天的房间，白乐天自己也写了一首诗来记此事，和王安国的梦很相似。这两个人都天才逸发，那么他们的精神所寄，必定有不寻常之处。万物的法则或许存在但却无法穷究。他的家人哭着请我写下这件事，所以为他写了这篇文字，来抚慰他们的哀思。

精神所寓，此论微而正。

【译文】

精神所寄，这一结论精微而正大。

刘景文

【题解】

此文何薳《春渚纪闻》中题为《刘景文梦代晋文公》。洪迈《夷坚志》中也有“刘景文”条目，但主要记录刘景文和晋文公的“神交”过程，更为详细，称刘景文“每数日辄一谒晋文公祠，至必与神偶语，移时乃出。神亦时时入郡”。

东坡先生称：“刘景文博学能诗，凛凛有英气，如三国陈元龙之流①。”元祐五年，坡守钱塘，景文为东南将领②，佐公开治西湖，日由万松岭以至新堤。坡在颍州和景文诗，有“万松岭上黄千叶，载酒年年踏松雪。刘郎去后谁复来，花下有人愁断绝”，谓此。后坡荐景文得隰州以殁③。景文晚岁，尝梦与晋文公神交④。梦中酬唱甚多，家有编录。既至隰州，三日谒神祠，出东城，所历之地及拜瞻神像，晓然梦中往还文公及每至所在也。一日，梦文公云：“已受帝旨，得景文为代⑤。”月余，景文得疾。郡人有宿郊外者，见郡守严卫而入文公祠中。凌晨趋府，公已属纩矣⑥。

【注释】

①“刘景文博学能诗”几句：见苏轼《书刘景文诗后》：“景文有英伟气，如三国时士陈元龙之流。”陈元龙，陈登，字元龙。博学多才，自少就有扶世济民之志。后曾任广陵太守，颇有政声。时人评价其“湖海之士，豪气不除”。

②东南将领：当时刘景文为两浙兵马都监。

③隰州：地名。州治位于今山西隰县。

④晋文公：春秋时晋国国君。名重耳，春秋五霸之一。

⑤代：接替，代替。

⑥属纩（kuàng）：指病重将死时。人将死时，在口鼻处放丝绵以观察呼吸，称属纩。纩，絮衣服的新丝绵，质轻，遇气即动。

【译文】

东坡先生称：“刘景文博学而能作诗，凛凛有英气，如同三国时陈元龙一类人。”元祐五年，东坡为钱塘太守，景文为东南将领，帮助东坡治理西湖，每天由万松岭到新堤。东坡在颍州的和景文诗，有“万松岭上黄千叶，载酒年年踏松雪。刘郎去后谁复来，花下有人愁断绝”，便是说此事。后来东坡推荐景文担任隰州太守，在任上去世。景文晚年，曾梦到和晋文公神交。梦里有很多酬唱诗文，家人有编录。景文到了隰州，三日后拜谒晋文公神祠，从东城出去，所经过的地方以及拜瞻的神像，清楚地发现都和梦中往返拜访文公时所到之处一样。一日，梦到晋文公说：“已接到天帝旨意，让景文代替。”一个多月后，景文患病。有住在郊外的郡人，看见郡守护卫森严进入了晋文公祠中。凌晨赶到府中，景文已经临终了。

文与可

【题解】

文中所记轶事听起来神乎其神，亦见于《宋史·文同传》。

文与可既死，崔公度于建康城中[①]，忽见与可。曰："吾闻人不妄语者[②]，舌可过鼻。"即吐其舌，三叠如饼，引至眉间[③]。公度大惊。然则与可已得不妄语菩萨道，出广长舌[④]，普覆十方世界[⑤]，如《金光明经》所云矣。

【注释】

①崔公度：字伯易。北宋大臣。曾知颍、润、宣、通等州，官至朝散大夫。著有《曲辕集》《诗赋百咏》等。建康：即今江苏南京。

②不妄语：佛教用语。即不说虚妄不实的假话。

③引：伸。

④广长舌：据说佛舌广而长，能伸到发际。《大智度论》记载："佛出广长舌，覆面上至发际，语婆罗门言：'汝见经书，颇有如此舌人而作妄语不？'"

⑤十方世界：泛指无量无边的世界。十方，指东、南、西、北、东南、西南、东北、西北、上、下。

【译文】

文与可死了以后，崔公度在建康城中，忽然见到了他。崔公度说："我听说不妄语的人，舌头能够伸过鼻子。"文与可就吐出他的舌头，三次叠起像饼一样，伸到眉毛中间。崔公度大为吃惊。既然这样，与可已经修成不妄语菩萨道，能够伸广长舌，普度十方世界，就如《金光明经》所说的那样。

徐仲车

【题解】

徐积的确堪称宋代的一个奇人。不论是家世品行，还是求学经历，都留有许多异事。不但笔记中颇多记载，《宋史》中也有传，《宋元学案》中亦有详细的记录。苏轼在这里只是择要而记，选取在徐积身上有反差的两种行为来进行对比。事实上，关于徐积诗的评价，不但苏轼说其“怪而放”，明代的王士禛更直言徐积“诗尤多笑柄”（《跋徐节孝集》）。

徐积，字仲车，古之独行也，於陵仲子不能过①。然其诗文则怪而放，如玉川子②。此一反也。耳聩甚③，画地为字，乃始通语。终日面壁坐，不与人接，而四方事无不周知其详，虽新且密，无不先知。此二反也。

【注释】

①於陵仲子：战国时齐国隐士。本名陈仲子，居住在於陵，故自谓於陵仲子。

②玉川子：卢仝，唐代诗人。初唐四杰卢照邻之孙，自号玉川子。博览经史，工诗精文，不愿仕进。其诗刻意求险，语言晦涩。

③耳聩（kuì）：耳聋。

【译文】

徐积，字仲车，是古代特立独行的人，於陵仲子也比不过他。但他的诗文则怪诞而不羁，如同卢仝。这是第一个反差。徐积耳聋得厉害，画地为字，才能交流。他整天面壁而坐，也不和人交流，但四方的事都知道得很详尽，即便是新的秘密的事，也没有不先知道的。这是第二个反差。

东坡将别，乞言于徐仲车，曰："自古皆有功，独称大禹之功；皆有才，独称周公之才。有德以将之故耳。"

【译文】

东坡告别前，请徐仲车赠言，仲车说："自古以来有功劳的人很多，但独称颂大禹的功老；有才干的人很多，却独称周公的才干。这是因为在道德上引领的缘故。"

李颀

【题解】

从文中来看，李颀不仅是一个淡泊名利的道人，而且也是一个喜好结交朋友的有情之人。他早闻苏轼的名声，但无缘结识，便主动出击，派樵夫将自己的书画投给苏轼，从而激发起了苏轼的好奇之心。有了这样的缘分，后来的见面、酬唱自然在情理之中了。

李颀，字粹老，不知何许人[①]。少举进士，当得官，弃去。乌巾布裘，为道人，遍历湖、湘间。晚乐吴中山水之胜，遂隐于临安大涤洞天[②]，往来苕溪之上，遇名人胜士，必与周旋。素善丹青，而间作小诗。东坡倅钱塘日[③]，粹老以幅绢作春山横轴，且书一诗其后，不通姓名。付樵者，令俟坡之出投之。坡展视诗画，盖已奇之矣。及问樵者："谁遣汝也？"曰："我负薪出市，始经公门。有一道人，与我百钱，令我至此，实不知何人也！"坡益惊异之，即散问西湖名僧辈，云是粹老。久之，偶会于湖山僧居，相得甚喜。坡因和其诗，云"诗句对君难出手，云泉劝我早抽身"是也[④]。

【注释】

①何许：哪里。

②大涤洞天：即大涤山，位于今杭州余杭。《咸淳临安志·大涤山洞天》云："此山清幽，大可洗涤尘心，故名。"

③倅：副，辅助的。这里指东坡担任钱塘通判，相当于知州副手。

④诗句对君难出手，云泉劝我早抽身：出自苏轼《李颀秀才善画山以两轴见寄仍有诗次韵答之》。

【译文】

李颀，字粹老，不知道是哪里人。少年举进士，本应得官，但放弃了官位。从此乌巾布裘，成为道人，遍游湖、湘一带。晚年喜欢吴中的山水胜景，便隐居在临安大涤山，往来于苕溪之上，遇到名人胜士，必定和他结交。他素来善于绘画，偶尔也写些小诗。东坡任钱塘通判时，粹老用一幅绢画了春山横轴，并且在后面写了一首诗，不告知姓名。将画交给樵夫，让他等东坡外出时投给他。东坡打开看到诗画，已经觉得很奇怪了。等到问樵夫："谁派你来的？"樵夫说："我背着柴在集市上卖，刚经过您家大门。有一位道人，给我一百钱，让我送到这里，实在不知道是什么人。"东坡更惊讶了，就四处询问西湖的名僧们，名僧们说是粹老。过了很久，两人偶然相会于湖山僧居，十分投机开心。东坡于是唱和李颀的诗，云"诗句对君难出手，云泉劝我早抽身"。

眉山隐士

【题解】

本文出自宋代钱功所写的笔记类著作《澹山杂识》，原书已失传，只有部分资料保存于《说郛》等书中。作者钱功生平亦不详，只推断其是眉山人，其父亲与苏轼有交往。

某年十三岁时，见东坡过先君，具言世有豪侠之士，隐而不见于世者。吾乡隐居君子，失其姓名，世居眉山之中。坡即葬时，会期日已迫[①]，而墓砖未足，谋之于人。皆曰当往见此君，则力可办也。但多游猎，又所居山林迥绝[②]，未易见，试往图之。东坡凡两日，始得至其居，又俟至日暮。吾伏于道左，方见其从数骑归，乃华整少年也[③]。既下马，始通谒。少年易服出，乃于门外执礼无违[④]。坐询所以，东坡具以告。少年曰："易事耳。已具饭，且宿于此，当令如期办所须。"少顷，数青衣童跪进盘餐，皆今日所击之鲜也。进酒数大白[⑤]，饮啖傍若无人，食兼数人。饮毕，始从容就榻。翌日，遣仆马送坡下山。三日无耗[⑥]，明日且下手破土。坡甚叹悔，欲罪元告者。是夕至晓，砖犹无一口至。明日晓，视其墓地之侧，则五万口斩斩然罗列矣。众皆惊叹。事毕，再往谒谢，卒不得见。送所直，亦不得入。

【注释】

①期日：约定的时日。

②迥绝：远远隔绝。形容偏远。

③华整：华丽整齐，指神采焕发。

④执礼无违：指没有违反礼法。

⑤大白：大酒杯。刘向《说苑·善说》："魏文侯与大夫饮酒，使公乘不仁为觞政，曰：'饮不嚼者，浮以大白。'"

⑥耗：音信。

【译文】

我十三岁时，看到东坡来拜访先君，详说世上有豪侠之士，隐居起来不被世人所了解。我家乡有个隐居的君子，忘了他的姓名，世代居住在眉山中。东坡办理丧葬时，赶上约定的日子快到了，但是墓砖不够，就和别人商量。其他人都说应该去见这个隐居君子，他肯定可以办到。只是他经常游猎，而且居所位于偏远山林，不容易见到，可以去试试。东坡走了两天，才来到此人的住所，又等到日暮时分。我偷偷藏在路边，正好看见他带着数骑回来，是神采焕发的少年。他下马以后，东坡才通报请求谒见。少年换了衣服出来，就在门外行礼，没有失礼之处。坐下询问来的原因，东坡详细告知。少年说："这事很容易。已经准备好饭，暂且住在这里，当会如期办好您所需要的东西。"过了一会儿，几个青衣童仆跪着端进饭食，都是当天的新鲜食物。喝了几大杯酒，吃喝起来旁若无人，食量相当于好几个人。吃完饭，才从容就寝。第二天，派仆人骑马送东坡下山。三天后还没有消息，第二天就要开始破土。东坡很后悔，想要怪罪告诉他这个消息的人。这天晚上，还没有一块砖送到。但第二天早上，看到墓地的旁边，已经整整齐齐放好了五万块墓砖。众人都很惊叹。事情结束后，苏轼再次前往拜谒道谢，最终也没有见到。想送墓砖的钱，也没能进去。

醴泉观真靖崇教大师真赞[①]

【题解】

此文约作于元祐年间，当时苏轼正在京城为官。真靖崇教大师是当时有名的道士，不止精通道教学问，对老庄之学浸淫颇深，而且能诗善画，是京城许多名门权贵的座上宾。真靖大师与苏轼也多有交游，苏轼不止一次在诗文中提及，后来他辞归庐山时，苏轼亦曾写诗相赠。

北方有神君[②]，出内罔与冥[③]。被发拊剑驭两灵[④]，国之东南福其庭。注然天醪涌其泠[⑤]，汰选妙士守龠扃[⑥]，翛然真靖有典刑。眉间三出杳而清[7]，何必控鲤浮南溟[8]。

【注释】

①醴泉观：原名祥源观，位于汴京城东南，观中有涌泉，正殿供奉真武像。真靖崇教大师：道号碧虚子。北宋著名道士，道教隐宗妙真道宗师，宋神宗赐号“真靖大师”。曾在醴泉观居住，以讲《南华》《道德》闻名，后归居于庐山。

②神君：即醴泉观中供奉的真武大帝，又称佑圣真君、玄武大帝等，是道教中的尊神，位居北方。《楚辞·远游》注：“玄武，北方神名。”

③出内：即出入。罔：罔象，传说中的水怪。《庄子·达生》：“水有罔象。”冥：即婴冥，传说中的北方幽都。《后汉书·冯衍传》：“神雀翔於鸿崖兮，玄武潜于婴冥。”按，真武神为北方之神，又为水神，这里指其可在罔象之地与幽都之所任意出入。

④两灵：指龟和蛇，道家将其视为灵物。相传真武大帝收服龟蛇二魔，故此常以脚踏龟蛇、披发仗剑的形象出现。按，醴泉观前身为真武祠，其始建就是因为有人在该处看到了龟蛇。

⑤天醪：上天酿造的美酒，喻指醴泉观中的涌泉。泠：清凉的样子。

⑥妙士：才德佳妙之士。此指真靖崇教大师。龠扃：锁钥，关锁。

⑦眉间三出：道教有一气化三清之说，三清指玉清境、上清境、太清境的三位尊神，因此道教神像画中常在眉间画缭绕之气上升分为三清境。这里喻指真靖大师如同三清境中的神仙人物。

⑧控鲤浮南溟：指成仙飞升。控鲤，指战国仙人琴高乘赤鲤成仙事。刘向《列仙传·琴高》记载，战国时赵人琴高曾入涿水取龙子，并与弟子约定归期。后果然乘赤鲤而出。南溟：南海。《庄子·逍遥游》：“南冥者，天池也。”

【译文】

真武神君主掌北方，出入于缥缈虚无的罔象之地与幽都之所。披散头发，手握宝剑，驾驭龟蛇，护佑着国都东南的神庭醴泉观。观中的清凉甘泉涌现如同上天酿造的美酒，挑选才德佳妙之士来把守门户，洒脱无拘的真靖大师有法度。眉宇间深邃清朗如同神仙人物，又何需要乘着赤鲤前往南溟求仙呢？

即在醴泉上发论。

【译文】

就围绕着醴泉观发表议论。

葆光法师真赞

【题解】

葆光法师在苏轼的诗文集中出现的次数颇多。这首赞文，不仅描述了葆光法师的外形，而且通过对其行迹的描绘，突出了其淡泊名利、孤高自傲的个性。

嗟夫！法师行年四十有四[①]，而不知牝牡之欲[②]。身居京邑，而不营利欲之私。体无威容，口无文词，头如蓬荜[③]，性如鹿麋[④]。意之所向，虽金石莫隔，而鬼神莫逆。此所以陟降天门[⑤]，睥睨帝所[⑥]，而终莫能疑者乎？

【注释】

①行年：年龄。《庄子·达生》："行年七十，而犹有婴儿之色。"

②牝牡之欲：指男女房事。

③蓬荜：形容头发散乱，如同飞蓬一般。

④鹿麋：形容性格温和，如同麋鹿一样。

⑤陟（zhì）降：升降。引申为出入。

⑥睥睨（pì nì）：斜着眼睛看人。表示傲然轻视或不服气的意思。

【译文】

嗟夫！葆光法师年龄四十四岁了，仍然不知男女之事。身居京城，却从不谋取丝毫的私利。身体没有威严之色，说话也不讲文采修饰，头发像杂乱的蓬草，心性像山野的麋鹿。凡是他想要追求的目标，即便金石也阻挡不住，纵然是鬼神也不能改变。这就是他出入君主之门，睥睨皇城，始终不受物欲诱惑的原因吗？

集中葆光凡屡见，想于其时大有因缘者。

【译文】

苏轼文集中葆光法师多次出现，推想在当时是和苏轼特别有因缘的人。

寄邓道士并引

【题解】

文中所说的罗浮山野人，通常认为是葛洪的弟子黄野人，他成为地行仙后，在罗浮山一带时常幻化为各种形象出现，有很多神迹流传。苏轼以此为切入点，表达了对友人邓道士的仰慕，寄托了对隐逸生活的向往。

罗浮山有野人[①]，相传葛稚川之隶也[②]。邓道士守安，山中有道者也，尝于庵前见其足迹，长二尺许。绍圣二年正月十日，予偶读韦苏州《寄全椒山中道士》诗[③]，云“今朝郡斋冷，忽念山中客。涧底束荆薪，归来煮白石。遥持一樽酒，远慰风雨夕。落叶满空山，何处寻行迹。”乃以酒一壶，仍依苏州韵，作诗寄之云：

一杯罗浮春[④]，远饷采薇客[⑤]。遥知独酌罢，醉卧松下石。

幽人不可见，清啸闻月夕。聊戏庵中人，空飞本无迹。

【注释】

①野人：即黄野人，相传为葛洪弟子。葛洪仙去后，野人服食了丹药，化为地行仙，住在罗浮山。

②葛稚川：晋代炼丹道士葛洪，曾居罗浮山炼丹。

③韦苏州：韦应物。唐代文学家、诗人。

④罗浮春：酒名。是苏东坡在惠州期间酿制的酒。

⑤采薇客：指隐士。《史记·伯夷列传》载，周武王灭殷之后，“伯夷、叔齐耻之，义不食周粟，隐于首阳山，采薇而食之。”后以“采薇”指归隐或隐遁生活。

【译文】

罗浮山有野人，相传是葛洪的仆人。邓守安道士，也是山中的有道之人，他曾在庵前见过野人的足迹，有二尺多长。绍圣二年正月十日，我偶然读到韦苏州的《寄全椒山中道士》诗，说：“今朝郡斋冷，忽念山中客。涧底束荆薪，归来煮白石。遥持一樽酒，远慰风雨夕。落叶满空山，何处寻行迹。”于是用一壶酒，仍依韦苏州诗韵，作诗寄给邓道士：

用一杯罗浮春美酒，赠给远方的高隐之士。遥想你独自饮酒尽兴，醉卧在松下石头上。

幽隐之人见不到，只能在晚上听闻清啸声。姑且戏弄庵中之人，在空中飞行本来就无迹可寻。

绍圣三年八月六日，夜风雨，旦视院东南有巨人迹五。是月九日，苏轼与男过来观。题栖禅院。

【译文】

绍圣三年八月六日，夜里刮风下雨，早晨发现院东南有五个巨人足迹。这个月九日，苏轼与儿子苏过来观览。题栖禅院。

赠李道士

【题解】

与苏轼同时的多位画家都为苏轼画过像，如李公麟、程怀立、何充、僧妙善等，文中的李得柔道士也曾为苏轼画像，可惜这些画像都已散佚。这篇《赠李道士》应当是李道士为苏轼画像之后苏轼的赠诗。序中交代了李道士离奇的前世今生，烘托出其画技之高超，但在诗中并未开门见山地赞扬其画技，而是借赞扬大画家顾恺之的事迹，来侧面映衬李道士的绘画水平。

驾部员外郎李君宗固①，景祐中良吏也，守汉州。有道士尹可元，精练善画，以遗火得罪当死②。君缓其狱，会赦获免③。时可元年八十一，自誓且死必为李氏子以报。可元既死二十余年，而君子世昌之妇，梦可元入其室，生子曰得柔，少名蜀孙。幼而善画，既长，读庄、老，喜之，遂为道士，赐号妙应，事母以孝谨闻。其写真④，盖妙绝一时云。

【注释】

①驾部员外郎：宋尚书省兵部驾部司员外郎的简称。元丰前期为文

臣所迁官阶，属前行员外郎阶，不治本司事。元丰新制，驾部司员外郎始归本司为副司长，佐郎中掌本司事，其本官阶易为朝请郎。

②遗火：失火。

③会赦：遇到大赦。

④写真：指肖像画。

【译文】

驾部员外郎李宗固，是景祐年间的贤能官吏，担任汉州太守。有一个叫尹可元的道士，精通绘画，因为失火获罪应当处死。李宗固减缓了他的刑罚，正好遇到大赦得以获免。当时尹可元八十一岁，发誓死后一定要做李氏的子孙来报答。可元死了二十多年后，李宗固儿子李世昌的妻子，梦到可元进入腹中，后来生了一个儿子叫得柔，小名蜀孙。得柔从小就善于画画，长大以后，读庄、老之书，喜欢他们，就做了道士，赐号"妙应"，侍奉母亲以孝谨闻名。他画的肖像画，妙绝一时。

世人只数曹将军[①]，谁知虎头非痴人[②]。
腰间大羽何足道[③]，颊上三毛自有神[④]。
平生狎侮诸公子[⑤]，戏著幼舆岩石里[⑥]。
故教世世作黄冠，布袜青鞋弄云水。
千年鼻祖守关门[⑦]，一念还为李耳孙[⑧]。
香火旧缘何日尽，丹青余习至今存。
五十之年初过二，衰颜记我今如此。
他时要指集贤人，知是香山老居士[⑨]。

【注释】

①曹将军：曹霸，唐代著名画家。三国魏高贵乡公曹髦后裔。曾奉诏画御马，修补凌烟阁功臣图，官至左武卫将军。

②虎头：即大画家顾恺之，字长康，小字虎头，时人号之为“顾虎头”。

③腰间大羽：腰上的大羽箭。杜甫《丹青引赠曹将军霸》诗中有“良相头上进贤冠，猛将腰间大羽箭”句，指曹霸在画武将时，腰间画上大羽箭，增加了武将的威猛之气。

④颊上三毛：顾恺之为裴楷画像时，在其面颊上加了三根毛。有人问其缘由，顾恺之说：“裴楷俊逸爽朗，有才识，这些正能表现他的神韵。”

⑤狎侮：轻慢，戏弄。

⑥幼舆：谢鲲，字幼舆。晋朝时期名士。《世说新语》云：“顾长康画谢幼舆在岩石里，人问其所以。顾曰：‘谢云一丘一壑，自谓过之，此子宜置丘壑中。’”

⑦鼻祖：创始人之意。这里指曾任函谷关令的尹喜。

⑧李耳：老聃。

⑨香山老居士：指白居易。晚年隐居香山，号香山居士。白居易《香山居士写真诗》云：“昔作少学士，图形入集贤。今为老居士，写貌寄香山。”

【译文】

世人只知道推崇曹将军的画，有谁知道顾恺之也并非痴人。
腰上画上大羽箭有什么值得称道的，裴叔则脸颊上的三根毛自有神韵。
平生时常戏弄各个公子，甚至将谢幼舆画在了岩石之中。
所以愿世代做一名逍遥道士，穿着布袜青鞋行走于云水之间。
千年始祖尹喜把守函谷关门，一念清净还作李耳传后人。
香火旧缘什么时候是尽头呢？绘画的习惯至今仍然留存。
今年已经五十有二，记住我现在如此衰老的容颜。
将来要辨识集贤院的人物，知道这就是香山老居士。

乐天为翰林院学士，奉诏写真集贤院。

【译文】

白乐天是翰林院学士，曾奉诏在集贤院写真。

赠梁道人[1]

【题解】

此诗一般认为是元丰七年（1084）苏轼过泗州时遇到梁道人所作。孔凡礼《苏轼年谱》中认为梁道人或指梁冲，苏轼在黄州时与其相识。李廌《师友谈记》中记云："冲以吐纳医药为术，东坡贬时识之。"可见梁道人精通医药养生之术，因此这首诗化用了很多古代方士和神仙的典故相戏，可见苏轼与其关系较为熟稔。典故虽多，但用得自然而不着痕迹，字里行间洋溢着通达欢快的气氛。

采药壶公处处过[2]，笑看金狄手摩挲[3]。
老人大父识君久[4]，造物小儿如子何[5]。
寒尽山中无历日，雨斜江上一渔蓑[6]。
神仙护短多官府[7]，未厌人间醉踏歌[8]。

【注释】

①梁道人：或即梁冲道人，苏轼在黄州时与其相识。

②壶公：又名玄壶子，悬壶翁。为东汉时的卖药人。传说他常悬一壶于市肆中卖药。卖完药便跳入壶中，一般人看不到。事见《后汉书·费长房传》。

③金狄：铜铸的人。

④老人大父识君久：汉武帝时，方士李少君参加宴会，坐中有九十多岁的老人，李少君说自己与其祖父一起交游，当时老人还是小孩

子，所以认识。大父，祖父。

⑤造物小儿：戏谑语。指造物主。

⑥渔蓑：渔人蓑衣。

⑦护短：为缺点或过失辩护。

⑧踏歌：指行吟，边走边歌。

【译文】

你像壶公一样到处采药，笑看那铜人伸手摩挲岁月的痕迹。

百岁老人的祖父都认识你很久了，造物小儿又能拿你如何呢？

山中寒冷结束也不知是何年月，斜风细雨打在江上渔人的蓑衣上。

神仙护短还多过官府，还不如在人间醉后踏歌行吟。

李少君从武安侯饮，坐中有年九十余老人。少君乃言与其大父游射处，老人为儿时从其大父行，识其处。一坐尽惊。

【译文】

李少君参加武安侯的宴会，座中有位九十多岁的老人。李少君竟然说到自己和老人的祖父一起游射的地方，老人是小孩子时曾跟着祖父去过，所以知道那个地方。满座的人都很吃惊。

留别蹇道士拱辰①

【题解】

本文作于元祐六年（1091）苏轼自杭赴京途中。苏轼一生与方外之人结交甚多，蹇道士便是其中一个。正如苏轼所言："屡接方外士，早知俗缘轻。"虽有慕道之心，却最终未走上避世之路，而是在仕途的起伏中备尝生活的艰辛。对于苏轼而言，这未尝不是幸事，辉耀千古的东坡居士就是这样磨炼出来的。

黑月在浊水[②]，何曾不清明。一田满荆棘[③]，梨枣无从生[④]。何时反吾真，岁月今峥嵘[⑤]。屡接方外士，早知俗缘轻[⑥]。庚桑记鸡鹄[⑦]，未肯化南荣[⑧]。晚识此道师，似有宿世情。笑指北山云，诃我不归耕。仙人汉阴马[⑨]，微服方地行。咫尺不往见，烦子通姓名。愿持空手去，独控横江鲸。

【注释】

①蹇道士：名拱辰。曾居庐山修道，尝到京师，与苏轼、苏辙、秦观、贺铸、李龙眠等名士皆有交往。

②黑月：指十五日以后的月亮。《云笈七签》卷六三："经曰：十五日前为白月，阳符火木用事；后十五日为黑月，阴符金水用事。"

③一田：心田。心居于胸中方寸之地，故称心田。

④梨枣：交梨火枣，道家所说的仙果。

⑤峥嵘：不平凡，不寻常。

⑥俗缘：与俗世之缘分。

⑦庚桑：庚桑楚，传为老聃之弟子，得老聃之道。《庄子·庚桑楚》云："庚桑子曰：'奔蜂不能化藿蠋，越鸡不能伏鹄卵，鲁鸡固能矣。鸡之与鸡，其德非不同也，有能与不能者，其才固有巨小也。今吾才小不足以化子，子胡不南见老子？'"

⑧南荣：南荣趎，庚桑楚的弟子。

⑨阴马：汉代方士阴长生和马明生的并称。

【译文】

黑月在混浊水中，哪里会清澈明亮？心田里布满荆棘，仙果无处生长。

什么时候能够返归本性，现在的岁月很不寻常。屡屡与方外高人交往，早就知道俗世的缘分很浅。

庚桑楚知道越鸡不能伏鹄卵，所以不肯点化南荣趎。虽然很晚才认识蹇道士，但似乎有着前世的情分。

笑指北山的浮云，呵斥我不早些归耕。汉代仙人阴长生、马明生，隐藏身份成为地行仙。

近在咫尺却不能前去拜见，麻烦您帮我通报一声。愿意空手前往，独自操控那横江的鲸鱼。

阴长生事马明生十余年，教之合丹。丹成，不乐升天，但服半剂为地仙，故言地行也。

【译文】

阴长生服侍马明生十几年，教他炼丹。丹成之后，不想升天成仙，只服了半剂成为地仙，所以说“地行”。

陆道士墓志铭[1]

【题解】

陆道士与苏轼是同乡，他与巢谷相似，在苏轼落难之日，不远千里赶到黄州、惠州等地探望，但在苏轼官运亨通之时，他却没有主动去找苏轼。这样一位热心仁厚的方外之交，却在五十岁时便辞世而去。这篇墓志铭便是苏轼为陆道士所撰，体现了两人真挚的友情。

值得唏嘘的是，陆道士志在养生，对于内外丹养生术极有信心，最终却清瘦得厉害，“坐寒而死”。陆道士追求养生却早卒的重要原因，或许是太过笃信内外丹之术，刻意追求养生，反而对身体造成了损伤。

道士陆惟忠，字子厚，眉山人。家世为黄冠师[2]。子厚独狷洁精苦[3]，不容于其徒，去之远游。始见余黄州，出所作诗,论内、外丹指略[4],盖自以为决不死者。然予尝告之曰:“子神清而骨寒,其清可以仙,其寒亦足以死。”其后十五年,复来见余惠州,则得瘦疾[5],骨见衣表,然诗益工,论内丹外丹益精。曰:“吾真坐寒而死矣。每从事于养生,辄有以败之,类物有害吾生者。”余曰:“然。子若死,必复为道士,以究此志。”余时适得美石如黑玉,曰:“当以是志子墓。”子厚笑曰:“幸甚。”久之,子厚去余之河源开元观[6],客于县令冯祖仁[7],而余亦谪海南。是岁五月十九日,竟以疾卒,年五十。祖仁葬之观后,盖绍圣四年也。铭曰:

呜呼!多艺此黄冠,诗棋医卜内外丹。无求于世宜坚完,龟饥鹤瘦终难安。哀哉六巧坐一寒[8],祝子复来少宏宽,毋复清诗助痟酸[9]。龙虎尤成无或奸[10],往驾赤螭骖青鸾。

【注释】

①陆道士:陆惟忠,字子厚。曾与苏轼交游。哲宗绍圣四年卒,年五十。

②黄冠师:道士。黄色的冠帽,多为道士戴用。

③狷洁:洁身自好。

④内、外丹:道家称以自身精气炼成之丹为内丹,以烹炼金石炼成之丹为外丹。苏轼《送蹇道士归庐山》诗:“绵绵不绝微风里,内外丹成一弹指。”王十朋注:“道家以烹炼金石为外丹,龙虎胎息、吐故纳新为内丹。”指略:要旨。

⑤瘦疾:过分消瘦的疾病。

⑥河源:地名。今广东河源。

⑦冯祖仁:时为广东韶州治下河源县令,与苏轼有书信来往。

⑧六巧:指陆惟忠用尽各种方法养生。

⑨痟（xiāo）酸：头痛。《说文解字》："酸痟，头痛。"引申为身心愁闷。

⑩龙虎：道家称水火为"龙虎"，这里借指炼丹。《真龙虎九仙经》："凡修道造金丹，须凭龙虎，水火也。"

【译文】

道士陆惟忠，字子厚，眉山人。家里世代都是道士。子厚洁身自好，精勤刻苦，为其他道士所不容，就离开家乡远游四方。当初在黄州见到我，拿出他写的诗，又讨论内外丹的要点，大概认为自己决不会死。但我曾告诉他："你精神清爽而骨相虚寒，其清爽的精神可以成仙，其虚寒的骨相也足以致死。"十五年后，陆惟忠又来惠州见我，那时他已十分消瘦，透过衣服都可以看到骨头，但他的诗却更加工整了，谈论起内外丹也更为精辟。他说："我真可能会因虚寒而死。每当我进行养生，就会有事情来破坏，好像有东西在危害我的生命。"我说："是这样。你要是死了，必定还会再做道士，来完成这一志向。"我那时正好得到一块像黑玉一样的美石，便说："我会在这上面刻你的墓志铭。"子厚笑着说："那我太幸运了。"过了很久，子厚离开我居住的河源开元观，到县令冯祖仁那里暂居，而我也被贬到海南。这一年五月十九日，他最终因病故去，享年五十岁。冯祖仁把他葬在开元观后面，这是绍圣四年的事。铭文说：

呜呼！这个道士多才多艺，作诗、下棋、行医、占卜、内丹、外丹样样精熟。他与世无求理应健壮无恙，偏偏形体消瘦终究不得安宁。可叹他用尽养生方法却因寒病而死，祝愿你来生豁达一些，不要再写清苦的诗句助长愁闷了。希望他炼成丹药没有外物侵犯，驾着赤螭和青鸾飞升前往仙界。

异人有无

【题解】

这篇文章写于贬谪黄州时，苏轼对追求炼丹长生之术很感兴趣。从古至今，多少人为了长生不老疲于奔命，就连秦皇汉武也不能免俗，而唐代的皇帝不少更为此所害，但世人仍不愿醒悟。文章末尾的几个疑问，可见苏轼对于长生术并非全然信奉。正因如此，他在晚年谈到养生时早已抛弃一度信奉的炼丹长生术，而认为“调气安神、节食少欲”才是养生最重要的内容，可谓回归理性。

自省事以来[①]，闻世所谓道人有延年之术，如赵抱一、徐登、张无梦[②]，皆近百岁，然竟死，与常人无异。及来黄州，闻浮光有朱元经尤异[③]，公卿尊师之甚众，然卒亦病死，死时中风搐搦[④]。但实能黄白[⑤]，有余药、药金皆入官[⑥]。不知世果无异人耶？抑有人而不见，此等举非耶？不知古所记异人虚实，无乃与此等不大相过，而好事者缘饰之耶[⑦]？

【注释】

①省事：懂事，明白事理。

②赵抱一：北宋道士。《宋史·方技传》记载其本为农家子弟，后遇神仙指引，不喜熟食，只吃甘菊、柏叶、果实之类，偶尔饮酒，貌如婴儿。后到京师，得皇帝宠幸，赐名“抱一”。徐登：东汉方士。本为女子，化为男人。善为巫术，又通医经。桓帝时，疾疫大起，乃以其术为人治病，所治者皆得以存活。张无梦：字灵隐，号“鸿蒙子”。北宋著名道士。自幼好道，后为道士，入华山拜师陈抟。

③浮光：即光州，即今河南信阳一带，与苏轼所在的黄州相近。朱元经：北宋道士。苏轼另有《朱元经炉药》记其事，并曾打算亲自拜访他，但还未成行，朱元经已经去世。

④搐搦（nuò）：痉挛。

⑤黄白：指黄白术。指术士炼丹化成金银的方术。

⑥药金：用药物炼制成的假金。即炼丹过程中，所产生的金黄色或银白色的假金银，又称“药金”或“药银”。

⑦缘饰：粉饰，掩饰。

【译文】

自明白事理以来，听到世人所说的有长生之术的道士，如赵抱一、徐登、张无梦，都将近百岁，但最终都死了，和常人没有区别。等来到黄州，听说光州有道士朱元经特别神异，尊他为师的公卿非常多，但最终也患病而死，临死时中风抽搐不已。但朱元经确实懂黄白术，剩余的丹药、药金都被官府封存。不知道世界上真的没有异人吗？抑或有异人而见不到，这几个人都不是呢？不知道古代所记载的异人的真假，不会是和这几个人都差不多，而多事的人夸大其词粉饰吧？

于公卿所尊师中寻异人，异人岂可得哉？

王圣俞曰：“无限波致[①]，亦复当心。”

【注释】

①无限波致：无限的波涛。喻不可预测，变化无穷。

【译文】

在公卿所尊敬的道师中寻找异人，异人哪里能得到呢？

王圣俞说：“如同海浪一样难以预测，也还要当心。”

三老人

【题解】

这是一则三个老人比寿的笑话，夸张之词本为博人一笑而已。后来，“海屋筹添”成为常用的祝寿之词。本文妙在苏轼的点评：“三子者与蜉蝣、朝菌何以异哉？”苏轼将三位“高寿”老人与朝生夕死的蜉蝣、朝菌同等看待，很容易让人联想到他在《赤壁赋》中的感叹："盖将自其变者而观之，则天地曾不能以一瞬；自其不变者而观之，则物与我皆无尽也。"虽然一谐一庄，但反映的道理是一致的。

尝有三老人相遇，或问之年。一人曰："吾年不可记，但忆少年时与盘古有旧①。"一人曰："海水变桑田时②，吾辄下一筹③，迩来吾筹已满十间屋。"一人曰："吾所食蟠桃，弃其核于昆仑山下，今已与昆仑山齐矣。"以予观之，三子者与蜉蝣、朝菌何以异哉④？

【注释】

①盘古：即盘古氏。神话中开天辟地的人物。

②海水变桑田：语本葛洪《神仙传·王远》："已见东海三为桑田。"后以"沧海桑田"比喻世事变化巨大。

③筹：计数的用具。多用竹子制成，称为竹筹。

④蜉蝣：虫名。生存期极短，朝生夕死。朝菌：朝生暮死的菌类植物。比喻极短的生命。语出《庄子·逍遥游》："朝菌不知晦朔，蟪蛄不知春秋。"

【译文】

曾经有三个老人相遇，有人问他们的年纪。一个老人说："我不记得我有多少岁，只记得我小时候与盘古认识。"另外一个老人说："每当沧海变成桑田的时候，我就下一个竹筹，近来我的竹筹已经堆满十间屋子了。"最后一个老人说："我吃蟠桃，把桃核丢在昆仑山下，现在已经和昆仑山一样高了"。在我看来，这三个老人与朝生夕死的蜉游、朝菌又有什么区别呢？

以诞诠理。

【译文】

以荒诞之言诠释真理。

桃花饭

【题解】

灵云志勤禅师三十年禅修未曾参透,一朝见桃花而悟道。俗人看不见禅师之前的苦修与积累,反而纷纷跑去吃桃花饭。这样令人啼笑皆非的事情,可谓缘木求鱼。苏轼以张旭见担夫与公主争路而领悟笔意的事情为喻,可谓巧妙,讽刺的意味无以复加。

世人见古德有见桃花悟道者①,争颂桃花,便将桃花作饭吃,吃此饭五十年,转没交涉②。正如张长史见担夫与公主争路③,而得草书之法,欲学长史书,便日就担夫求之,岂可得哉?

【注释】

①古德:对年高有道的高僧的尊称。见桃花悟道者:指唐末灵云志勤禅师事。灵云志勤禅师,参禅三十年始终未参透,后在沩山见桃花灼灼而悟道,并写偈子云:“三十年来寻剑客,几回落叶又抽枝。自从一见桃花后,直至如今更不疑。”

②没交涉:犹言不相干。

③张长史:即张旭。字伯高,曾任金吴长史。唐朝书法家。以草书见长,有“草本”之称。担夫与公主争路:李肇《唐国史补》载:

“张旭草书得笔法，后传崔邈、颜真卿。旭言：‘始吾见公主担夫争路，而得笔法之意；后见公孙氏舞剑器，而得其神。’”

【译文】

世人听说有见桃花而悟道的高僧，纷纷争着颂扬桃花，便将桃花当饭来吃，吃了五十年桃花饭，毫不相干。正如张旭看见担夫与公主争路，而从中领悟到草书的要旨，想要学习张旭的草书，便每天向担夫求教，怎么能实现呢？

世人求仙者类然。

【译文】

世上求仙的人大都如此。

记授真一酒法[①]

【题解】

关于“真一酒”，苏轼多篇文章皆有提及。其中以此文最具神秘色彩，将真一法的传授归于梦中李靖的神授，给后人留下无穷的想象空间。

予在白鹤新居，邓道士忽叩门[②]，时已三鼓[③]，家人尽寝，月色如霜。其后有伟人，有衣桄榔叶[④]，手携斗酒，丰神英发如吕洞宾者，曰：“子尝真一酒乎？”三人就坐，各饮数杯，击节高歌合江楼下[⑤]。风振水涌，大鱼皆出。袖出一书授予，乃真一法及修养九事，末云九霞仙人李靖书[⑥]。既别，恍然。

【注释】

①真一酒:苏轼自酿酒。

②邓道士:罗浮道士邓守安,与苏轼为莫逆之交。

③三鼓:三更。

④桄榔:一种观赏性很强的棕榈植物,树形高大,叶片呈羽状,婆娑优美。

⑤击节:打着节拍。

⑥李靖:原型是唐朝名将李靖,后逐渐神化为神话人物。儒释道皆有尊奉,有多种名称和封号。在道教谱录《云笈七签》中,李靖的名号便是“九霞仙人”。

【译文】

我在白鹤新居时,邓道士忽然敲门,当时夜已三更,家人都睡了,月色皎洁如霜。邓道士身后有一个身材很高的人,披着桄榔叶,手提斗酒,神采奕奕像吕洞宾,说:“您尝一尝真一酒吗?”三人就座,各自饮了几杯,打着拍子高歌于合江楼下。风振水涌,大鱼都跃出水面。那人从袖中取出一本书给我,是真一造酒法以及讲修养的九件事,末尾题“九霞仙人李靖书”。告别之后,恍然如梦醒。

记朝斗①

【题解】

真一酒是苏轼酿造过的酒中比较得意的作品。不但酿造过程分外谨慎,而且酿造成功后还不忘让道士邓守安拜祭北斗真君。文中虽不言酒之美,但苏轼的自矜之情不难想见。

绍圣二年五月望日②,敬造真一法酒成③。请罗浮道士邓守安拜奠北斗真君④。将奠,雨作。已而清风肃然,云气解驳[5]，月星皆见，魁标皆爽[6]。彻奠，阴雨如初。谨拜首稽首而记其事。

【注释】

①朝斗：朝拜北斗星。

②望日：农历每月十五。

③真一法酒：苏轼自酿酒。其《真一酒》引云："米、麦、水三一而已。此东坡先生真一酒也。"

④北斗真君：又称斗斋星神、北斗星君、北斗七元星君等。

⑤解驳：散开。

⑥魁标：指北斗七星。《苏轼文集》作"魁杓（biāo）"。北斗七星的第一至第四星为魁，第五至第七星为标。标，同"杓"，即斗杓，指北斗七星斗柄部的三颗星。爽：明亮，清楚。

【译文】

绍圣二年五月十五日，真一法酒已酿成。请罗浮道士邓守安拜祭北斗真君。将祭奠时，下起了雨。不久清风习习，云雾散开，月亮和星星都出现在天空，北斗七星也都看得很清楚。祭奠结束，又和刚才一样开始下雨。谨拜首稽首而记下此事。

记封太白山[1]

【题解】

这是一则幽默有趣的短文。据说太白山神曾经非常灵验，但自从被奏封为"济民侯"后，却似乎不灵验了。苏轼敏锐地从史书中发现了问题，原来太白山神在唐朝曾被封"灵应公"。按照官制，公自然要比侯更显贵，于是苏轼重新奏请封太白山神为"明应公"，结果，太白山神又恢复了往日的灵验。读罢不由感慨，功名爵禄，山神也如此在意吗？

吾昔为扶风从事[②]。岁大旱，问父老境内可祷者。云："太白山至灵，自昔有祷无不应。近岁向传师少卿为守，奏封山神为济民侯。自此祷不验，亦莫测其故。"吾方思之，偶取《唐会要》看[③]，云："天宝十四年，一方士上言，太白山金星洞有宝符灵药，遣使取之而获，诏封山神为灵应公。"吾然后知神之所以不悦者，即告太守遣使祷之，若应，当奏乞复公爵，且以瓶取湫水归郡[④]。水未至，风雾相缠，旗幡飞舞[⑤]，仿佛若有所见。遂大雨三日，岁大熟。吾作奏检具言其状[⑥]，诏封为明应公。吾复为文记之，且修其庙。祀之日，有白鼠长尺余，历酒馔上，嗅而不食。父老云："龙也。"是岁嘉祐七年。

【注释】

①太白山：为秦岭的主峰。此指太白山神。

②从事：官职名。苏轼当时以大理评事签书的京官身份去凤翔府任判官。

③《唐会要》：我国最早的一部会要体史籍。分门别类地详细记载了唐朝的典制沿革，兼载人物事迹。作者王溥，字齐物。曾任后周宰相。

④湫水：指灵湫的水，是太白山的一处湖泊。

⑤旗幡：旌旗。

⑥奏检：奏章。

【译文】

我从前任扶风从事。有一年大旱，问父老境内有没有可祈祷的神。父老说："太白山的山神最灵，从前只要祈祷没有不应验的。近年向传师少卿为太守，启奏朝廷封山神为济民侯。从此以后祈祷就不灵验了，也没有人知道是什么缘故。”我正想着这事，偶然拿来《唐会要》翻看，上面写道：“天宝十四载，一位方士上奏，太白山金星洞有宝符灵药，派使者取到，朝廷诏封山神为灵应公。”我看后才知道神不高兴的原因，就告诉太守派使者祝祷，如果灵验，就会奏请朝廷恢复公爵，并且用瓶子取湫水回郡。水还未送到，便有风雾弥漫，旗幡飞舞，好像看到了什么。于是连下了三天大雨，当年大丰收。我写了奏疏详细报告了情况，朝廷诏封太白山神为明应公。我又作文记此事，并且修葺了山神庙。祭祀之日，有一只白鼠长一尺多，从酒席间走过，只嗅不吃。父老说：“这是龙。”此年是嘉祐七年。

爵禄所在，可以役使鬼神，何独人也？

【译文】

有爵禄的地方，可以役使鬼神，何只是人呢？

应梦罗汉记

【题解】

“应梦罗汉”，指现实中见到的罗汉和梦中的罗汉相合。文中所记，乃苏轼贬谪黄州时前往岐亭的一段奇遇。虽然其时他正身处困顿，仍宅心仁厚，见到毁坏的罗汉像，便运回去修缮一新，又撰本文作为纪念。

元丰四年正月二十一日，余将往岐亭[①]，宿于团封。梦一僧，破面流血[②]，若有所诉。明日至岐亭，过一庙，中有阿罗汉像，左龙右虎，仪制甚古，而面为人所坏。顾之惘然[③]，庶几畴昔所见乎[④]！遂载以归，完新而龛之[⑤]，设于安国寺。

四月八日，先妣武阳君忌日[⑥]，饭僧于寺[⑦]，乃记之。

【注释】

①岐亭：地名。与苏轼贬谪地黄州相距不远。

②破面：脸破了。

③惘然：失意貌，忧思貌。

④畴昔：先前。

⑤完新：指将罗汉像修缮完整如新。

⑥武阳君：苏轼的母亲程氏，死后被封为“武阳君”。

⑦饭僧：向和尚施饭。

【译文】

元丰四年正月二十一日，我将要前往岐亭时，住在团封。梦到一个僧人，脸上破了在流血，好像有什么话说。第二天到了岐亭，路过一座庙，其中有阿罗汉像，左龙右虎，仪制很古，但是罗汉的脸部却被人毁坏了。我看到不禁怅然，这差不多就是先前梦中所见的景象！于是我带着罗汉像回来，将其修缮如新供奉起来，安放在安国寺里。四月八日，是母亲武阳君的忌日，我在寺庙里向和尚施饭，记下了这件事。

猪母佛[①]

【题解】

苏轼一生见到的奇事不可胜数。从此文来看，苏轼的奇遇早在故乡之时便已开始了，其“猎奇”的生涯饶有妙趣。

眉州青神县道侧[②]，有小佛屋，俗谓之“猪母佛”。云百年前，有牝猪伏于此[③]，化为泉，有二鲤鱼在泉中，云盖猪龙也。蜀人谓牝猪为母，而立佛堂其上，故以名之。泉出石上，深不及二尺，大旱不竭，而二鲤鱼莫有见者。余一日偶见之，以告妻兄王愿[④]。愿深疑之，意余诞也。余亦不平其见疑，因与愿祷于泉上，曰："余若不诞，鱼当复见。"已而鱼复出。愿大惊，再拜谢罪而去。此地旧为灵异。青神人朱文及者，以父病求医，夜过其侧。有髽而负琴[⑤]，邀至室，文及辞以父病不可留，而其人苦留之，欲晓乃遣去。行未数里，见道傍有劫杀贼，所杀人赫然未冷也。否者，文及亦不免矣。泉在石佛镇南五里许，青神二十五里。

【注释】

①猪母：即母猪。

②青神：地名。今四川眉山青神。

③牝（pìn）：雌性的动物。与"牡"相对。

④王愿：苏轼妻王弗之兄。

⑤髽（zhuā）：梳在头两旁的发髻。

【译文】

眉州青神县路旁，有一个小佛屋，俗称"猪母佛"。据说一百年前，有雌猪伏在这里，化为泉，泉中有两条鲤鱼，传说就是猪龙。蜀人把雌猪叫做母，而立佛堂于其上，所以便以猪母佛称之。泉水流出于石上，深不到二尺，大旱时也不枯竭，而两条鲤鱼却没人见过。我有一天偶然见到鱼，就把这件事告诉了妻兄王愿。王愿很怀疑我的话，认为我说谎。我对于被怀疑也感到很不公平，就和王愿到泉边祈祷，说："我如果没说假话，鱼就会再次出现。"不久鱼又出现了。王愿大惊，再拜道歉而去。此地过去很灵异。青神有一个叫朱文及的人，因父亲有病去请医生，夜间经过小佛屋旁边。有梳着发髻、背着琴的人，请他入室，文及以父亲有病不可停留为由告辞，但那人苦苦挽留他，天快亮时才让他离开。走了没几里，见路边有劫杀贼，被杀的人赫然躺在地上，尸身还没有凉。不然的话，文及也免不了被杀。泉在石佛镇南五里左右，离青神有二十五里。

梦吞舍利寄子由

【题解】

所谓“日有所思，夜有所梦”，苏轼梦中吞舍利，当是其平时所思、所想与佛教中的事情相关。

明日兄之生日[①]，昨夜梦与弟同自眉入京[②]。行利州峡[③]，路见二僧。其一僧须发皆深青[④]，与同行。问其向去灾福[⑤]，答云：“向去甚好，无灾。”问其京师所须，“要好朱砂五六钱”。又手擎一小卯塔[⑥]：“中有舍利。”兄接得，卯塔自开，其中舍利粲然如花。兄与弟请吞之，僧遂分为三分。僧先吞，兄与弟继吞之，各一两掬，细大不等[⑦]，皆明莹而白，亦有飞迸空中者。僧言：“本欲起塔，却吃了！”弟云：“吾三人肩各自置一小塔便了。”兄言：“吾等三人，便是三所无缝塔。”僧笑，遂觉。觉后胸中噎噎然[⑧]，微似含物。梦中甚明，故闲报为笑。

【注释】

①兄：指苏轼。这是以苏辙口吻来称。

②眉：眉州（今四川眉山），为苏轼家乡。

③利州：位于今四川广元境内。

④深青：深黑色。

⑤向去：前往。

⑥小卯塔：用木榫卯合成的小木塔。卯，木制器物上安榫头的孔眼，也叫卯眼。

⑦细大：小大。

⑧噎噎然：憋闷的样子。

【译文】

明天是愚兄的生日，昨夜梦到和贤弟你一同从眉州入京。经过利州峡，路上遇见两位僧人。其中一个僧人，胡须头发都是深黑色，与我们同行。我问他此行是灾是福，他回答说："一路前往很平安，没有灾祸。"又问他去京城所需的东西，他说："只要上好的朱砂五六钱"。又见他手上举着一座小卯塔，说："塔中有舍利子。"我接过来，卯塔自动打开，其中的舍利子灿然如花。我和弟弟你请求吞食，僧人便将舍利子分成三份。僧人先吞食，我和你接着吞食，每份约一两，大小不等，都晶莹而洁白，也有飞溅到空中的。僧人说："本来想要建塔，却将舍利子吃了！"弟弟说："我们三人肩上各自放置一小塔算了！"我说："我们三人，便是三座无缝之塔。"僧人听了大笑，我也梦醒了。醒后觉得胸中像有食物噎住似的很憋闷，像含着什么东西一样。梦中的情形记得非常清楚，所以闲报以博一笑。

大安国寺大达法师，梦梵僧以舍利满琉璃器，使吞之，且曰："三藏大教，尽贮汝腹矣。"自是经律论无敌于天下。

【译文】

大安国寺的大达法师，梦到梵僧以舍利装满琉璃器，让他吞下，并且说："三藏大教，全都贮存在你的腹中了。"从那以后，他谈经论律天下无敌。

僧伽同行[①]

【题解】

泗州大圣僧伽在唐代逐渐被神化，人们将其视为观音菩萨的化身。太守的夫人梦到僧伽要与苏轼在七十二日后一同前往儋州，后来果然应验。事情的真假难以判断，但从苏轼“予以谓事孰非前定者，不待梦而知”一语可知，苏轼或许早已看破世事，将自己托付给天命了。

《泗州大圣僧伽传》云：“和尚，何国人也[②]。”又云：“世莫知其所从来，云不知何国人也。”近读《隋史·西域传》，有何国[③]。予在惠州，忽被命责儋耳。太守方子容自携告身来[④]，且吊予曰[⑤]：“此固前定，可无恨。吾妻沈素事僧伽谨甚。一夕梦和尚告别。沈问所往？答云：‘当与苏子瞻同行，后七十二日，当有命。’今适七十二日矣[⑥]，岂非前定乎？”予以谓事孰非前定者，不待梦而知。然予何人也，而和尚辱与同行，得非夙世有少缘契乎[⑦]？

【注释】

①僧伽：唐代高僧。自言何国人，因以何为姓。高宗时至长安，游化江淮，止于泗州。又称“泗州大圣”“大圣菩萨”。传说是观音的化身。

②何国人：《五灯会元·泗州僧伽禅师》记云：“泗州僧伽大圣，或问：‘师何姓？’师曰：‘姓何。’曰：‘何国人？’师曰：‘何国人。’”

③有何国：据《隋史·西域传》记载：“何国，都那密水南数里，旧是康居之地也。”何国大致在今中亚细亚巴尔喀什湖东北。

④告身：古代授官的凭证。

⑤吊：安慰。

⑥适：正好，恰逢。

⑦夙世：前世。

【译文】

《泗州大圣僧伽传》记载："和尚，是何国人。"又说："世上无人知道他从哪里来，所以说不知他是何国人。"近来读《隋史·西域传》，才知道有"何国"。我在惠州，忽然接到命令前往儋州。太守方子容自己带着授官的凭证前来，并安慰我说："这本是前生注定，不要遗憾。我妻子沈氏平常事奉僧伽非常恭敬。一天夜里梦见和尚来告别。沈氏问到哪里去？和尚回答说：'要和苏子瞻同行，再过七十二天，就会有王命。'今天正好七十二天，难道不是前生注定的吗？"我认为事情哪有不是前定的，不须梦就能知道。但我是什么人，却有和尚自降身份与我同行，该不会是前世有些许缘分吧？

寿星寺[1]

【题解】

古人对于前世今生之事颇为笃信。苏轼在多个不同场合表达过自己前身为僧人，体现了其对于佛理的浓厚兴趣。至于其身上是否有像星斗一样的黑痣，其实并不重要，或是人们神化东坡的表现方式罢了。

钱塘西湖寿星寺老僧则廉，言先生作郡倅日，始与参寥子同登方丈[2]，即顾参寥曰："某生平未尝至此，而眼界所视，皆若素所经历者。自此上至忏堂[3]，当有九十二级。"遣人数之，果如其言。即谓参寥子曰："某前身山中僧也，今日寺僧皆吾法属耳。"后每至寺，即解衣盘礴[4]，久而始去。则廉时为僧雏侍侧[⑤]。每暑月，袒露竹阴间，细视公背，有黑子若星斗状[⑥]，世人不得见也。即北山君谓颜鲁公曰“志金骨，记名仙籍”是也[⑦]。

【注释】

①寿星寺：位于杭州西湖葛岭。

②方丈：佛寺中住持的房间，因住持的居室四方各为一丈，故名。

③忏堂：受戒时对往昔所造恶业进行彻底忏悔的寺院殿堂。

④盘礴：箕踞而坐。是一种很放松的姿势。

⑤僧雏：指年幼的僧人。

⑥黑子：黑点。

⑦北山君：唐代道士。据《太平广记》记载，颜真卿年轻时曾患病卧床，后来一个自称北山君的道士过其家门，用丹砂救治，药到病除，并对颜真卿说：“你的名字，已记在黄金台上。”颜真卿此后便对仙道之术颇为留心。

【译文】

钱塘西湖寿星寺老僧则廉，说苏先生任郡守时，刚开始与参寥子一起登方丈，就回头对参寥说：“我平生从未来过这里，但是放眼看去，都仿佛是曾经经历过一样。从这里走上忏堂，应该有九十二级台阶。”让人去数了一下，果然像他说的一样。苏先生就对参寥子说：“我前世是山中的僧人，如今寺中的僧人都是我的法属啊。”后来，苏轼每到此寺，就解衣放松地坐着，很久才离开。则廉当时是在旁边侍奉的小和尚。每到暑天，苏轼在竹阴间袒露身体，仔细看苏公背上，有像星斗一样的黑点，世人都没有见过。这就是北山君对颜鲁公所说的“志金骨，记名仙籍”的情况吧。

颜鲁公死于贼。贼平，家人启瘗[①]，状有金色爪发，皆长如生人。归葬偃师北山先茔。后有贾人，至罗浮山遇二道弈，即而观之。问曰："子何所来？"贾曰："洛阳。"一笑谓曰："幸托书达吾家。"许诺，即札书付之。题曰："至洛都偃师县北小颜家。"及往访之，则茔也。守冢苍头识公书[②]，大惊，问状，知公也。因与至其家，白之家人，大哭。卜日开圹发棺[③]，已空矣。

【注释】

①瘗（yì）：坟墓。

②苍头：仆役皆须以青巾作头饰，故称为"苍头"。

③圹（kuàng）：坟墓。

【译文】

颜鲁公死于叛贼之手。叛贼平定后，家人打开坟墓，有金色的指甲和头发，都和活着时一样。归葬到偃师北山先人的坟地。后来有个商人，在罗浮山遇到两个道士下棋，就在一旁观看。道士问道："你从哪里来？"商人说："洛阳。"一个道士笑着对他说："麻烦您稍书信给我家。"商人答应了，道士就将书信交给他。上面写着："送到洛阳偃师县北小颜家。"等到商人前去寻访，则是坟地。守坟的仆役认识颜鲁公的字，大惊，询问道士的样貌，知道是颜鲁公。于是和商人到他家里，告诉家人，家人大哭。选好日子挖开坟墓打开棺材，里面已经是空的了。

前身[①]

【题解】

黄庭坚的前世是一位女子。黄庭坚贬谪涪陵的时候，曾经梦到过这位女子。女子向他亲口叙述前世的经历，自称经常念诵佛教经典，只愿来生变为男子，而且要变成一位名扬天下的男子。如果所言可信，那么她的愿望实现了。

《春渚录》云[②]：东坡与山谷同见清老[③]，清语坡前身为五祖戒和尚[④]，故岭外诗云[⑤]："父老争看乌角巾，应缘曾现宰官身。溪边古路三叉口，独立斜阳数过人。"岂真戒禅师后身耶？而谓山谷前身一女子，我不能详语。后日至涪陵[⑥]，当有告者。山谷既坐党人迁涪，梦一女子曰："某前身诵《法华经》[⑦]，志愿后身作男子，得大智慧，为时名人，今学士吾后身也。学士年来所患腋气[⑧]，缘某墓棺朽，蚁穴两腋，故有此苦。此山后即吾墓，学士能启而除其蚁，则腋气平矣。"既觉而访，如言，修掩既毕，而腋气遂除。

【注释】

①前身：即前世。

②《春渚录》：指《春渚纪闻》。北宋何薳所著笔记。

③清老：即灵源惟清禅师，与黄山谷均为黄龙宝觉心禅师法嗣，二人交谊甚厚。

④五祖戒和尚：五祖山寺的师戒禅师，是一位很有名望的大禅师。

⑤岭外诗：指苏轼《纵笔三首》其一。

⑥涪陵：位于今重庆。春秋战国时曾为巴国国都。黄庭坚曾谪居此地。

⑦《法华经》：即《妙法莲华经》。后秦鸠摩罗什译，共七卷。以莲华（莲花）比喻佛所说教法的微妙清净，故名。为天台宗"法华三部经"之一。

⑧腋气：即狐臭。

【译文】

《春渚纪闻》记载：苏东坡和黄山谷一同拜见清老，清老告诉东坡前身是五祖戒和尚，所以岭外诗云："父老争看乌角巾，应缘曾现宰官身。溪边古路三叉口，独立斜阳数过人。"难道东坡真的是戒禅师的后世吗？清老又说山谷前世是一女子，我不能详说。以后到了涪陵，应当会有人告诉。山谷因被党人牵连贬到涪陵，梦到一个女子说："我前世诵《法华经》，发愿下辈子要作男子，得大智慧，要成为当时的名人，现在学士你就是我的后世。学士一年来所患的腋气病，是由于我的墓棺腐朽，两侧有蚁穴的缘故，所以遭受腋气的病苦。这座山后就是我的墓地，学士如果能打开墓地去除蚁穴，那么腋气病就会康复了。"黄庭坚醒了以后寻访，果然如同梦中女子所言，将墓地修整完毕后，腋气病也痊愈了。

山谷更怪。

【译文】

山谷所梦更为怪异。

邹阳降世[①]

【题解】

邹阳是西汉著名文学家，以文辩闻名于世。从现存文章《上书吴王》《于狱中上书自明》来看，词采华丽，多用排偶，有战国策士说辞的气韵。从文采飞扬的角度来看，将苏轼视为邹阳转世倒也可称为允当。

蘧谒冰华丈于所居烟雨堂[②]，偶诵人祭先生文。至"降邹阳于十三世，天岂偶然；继孟轲于五百年，吾无间也"之句，冰华笑曰："此老夫所为。"因请降邹阳事。冰华云："元祐初，刘贡甫梦至一官府。案间文轴甚多，偶取一轴展视云：‘在宋为苏轼，逆数而上十三世，在西汉为邹阳。’盖如黄帝时为火师[③]，周朝为柱下史[④]，只一老聃也[⑤]。”

【注释】

①邹阳：西汉著名文学家，以长于辞赋著称。

②薳（wěi）：何薳，字子楚，晚号韩青老农。著有《春渚纪闻》。冰华：指钱世雄，字济明，号冰华先生。曾任户部检法官、苏州通判等。

③火师：官职名称。掌管火事。

④柱下史：职官名。周、秦时掌官中文书档案的官吏。因常在殿柱之下主四方文书，故名。司马贞《史记索隐》："周、秦皆有柱下史，谓御史也。所掌及侍立恒在殿柱之下，故老子为周柱下史。"

⑤老聃：即老子，姓李，名耳，字聃，一字伯阳。道家学派创始人。

【译文】

何薳前往冰华先生所住的烟雨堂拜望，偶然诵读别人祭祀东坡先生的文章。到了"降邹阳于十三世，天岂偶然；继孟轲于五百年，吾无间也"的语句时，冰华先生笑着说："这是我写的文章。"于是请教"降邹阳"的由来。冰华先生说："元祐初年，刘贡甫曾做梦到了一个官府。府中几案间有很多文轴，偶然抽取了一轴打开看到说：'在宋为苏轼，往上数十三世，在西汉为邹阳。'就如黄帝时是火师，到了周朝是柱下史，其实都是老聃。"

东坡之殁，士大夫及门人作祭文甚多，惟李廌方叔文尤传。如："道大不容，才高为累。皇天后土，鉴平生忠义之心；名山大川，还千古英灵之气。识与不识，谁不尽伤；闻所未闻，吾将安放。"此数句，人无贤愚，皆能诵之。《曲洧旧闻》

【译文】

东坡去世以后，士大夫和门人写的祭文非常多，只有李方叔的祭文传诵特别广。如："道大不容，才高为累。皇天后土，鉴平生忠义之心；名山大川，还千古英灵之气。识与不识，谁不尽伤；闻所未闻，吾将安放。"这几句话，不论贤愚，都能够背诵它。《曲洧旧闻》

五祖戒[①]

【题解】

古人多笃信因果轮回之说，关于苏轼前世是僧人的说法颇多，苏轼自己也有类似的表述。本文所记述的轶事在多部宋代笔记中都有记载，虽然细节有差异，但都大同小异，旨在描述苏轼与戒禅师之间的神秘关联。此外，苏轼在《南华寺》一诗中也说过："我本修行人，三世积精炼。中间一念失，受此百年谴。"前世之说虚无缥缈，真假姑且搁置不论，但苏轼一生确实与佛教有着极为特殊的缘分。他不但与佛教人士来往密切，而且对佛理的熟稔精通也远非常人所及。

子由谪高安日，云安梦同子由及聪迓五祖戒[②]。既觉，语子由，而聪亦至。子由曰："方与洞山说梦[③]，子今亦来同说梦乎？"聪曰："夜来梦吾三人迎戒和尚。"子由曰："世间果有同梦者。"久之，坡书至，曰已至奉新[④]，旦夕相见。三人喜，出城迎坡。坡曰："先妣方孕时，尝梦一僧求托宿。"及谪英州，云安遣书至。坡引纸大书曰："戒和尚又错脱也。"后监玉局观，作偈答南华长老曰："恶业相缠四十年，常行八棒十三禅[⑤]。却着衲衣归玉局[⑥]，自疑身是五通仙[⑦]。"

【注释】

①五祖戒：指师戒禅师，因居住在五祖寺而得名，又称戒禅师。是云门宗的高僧，很有名望。

②云安：又作云庵，即临济宗黄龙派真净克文禅师，苏辙在贬所与其有交往。聪：即圣寿寺聪禅师，当时居于圣寿寺。迓：迎接。

③洞山：指云安禅师，当时住在筠州洞山寺。

④奉新：地名。位于今江西宜春。

⑤八棒十三禅：指一生所受的严厉的禅门修行磨炼，比喻苏轼宦海浮沉中遭遇的种种打击。

⑥玉局：苏轼曾任玉局观提举，后人亦以“玉局”称苏轼。玉局观为道教场所，故苏轼有此戏谑语。

⑦五通仙：有五神通的仙人。暗示修行目标。五通为佛教用语，指五种神通：天足通、天眼通、天耳通、他心通、宿命通。

【译文】

苏辙被贬到高安时，云安禅师梦见自己和苏辙、聪禅师一同迎接五祖戒禅师。醒来后，云安将梦境告诉苏辙，而聪和尚也恰好到来。苏辙笑道：“我正与洞山说梦，你今天也来一起说梦吗？”聪禅师答道：“昨夜我梦见我们三人迎接戒和尚。”苏辙感叹：“世间竟真有同梦之人！”过了很长一段时间，苏轼来信，说已到奉新，很快便能相见。三人大喜，出城迎接苏轼。苏轼说：“当年母亲怀我时，曾梦见一位僧人求借宿。”等到苏轼被贬英州，云安来信。苏轼铺纸写大字说：“戒和尚又错过了！”晚年他奉命监理玉局观时，写下一首偈子回复南华寺长老：“恶业相缠四十年，常行八棒十三禅。却着衲衣归玉局，自疑身是五通仙。”

先生七八岁时，尝梦游陕右[①]。戒，故陕右人。

【注释】

①陕右：即陕西。

【译文】

先生七八岁时，曾经梦到游历陕西。戒禅师，原来也是陕西人。

紫府押衙[1]

【题解】

押衙虽然貌似并不是什么大官，但紫府是道教所称的神仙居住之所，因此也可以说是成仙了。在当时，类似的传说在各类小说笔记中广为流传，这背后体现的是世人对苏轼才华的无比欣赏和深深怀念。

雪川莫蒙养正[2]，崇宁间过余，言夜梦行西湖上，见一人，野服髽髻[3]，颀然而长，参从数人，轩轩然常在人前[4]。路人或指而言曰："此苏翰林也。"养正少识之，亟趋前拜且致恭曰："蒙自为儿时，诵先生之文，愿执巾侍，不可得也。不知先生厌世仙去，今何所领而参从如是？"先生顾视久之，曰："是太学生莫蒙否？"养正对曰："然。"先生颔之，曰："某今为紫府押衙。"语讫而觉。后偶得先生岭外手书一纸云："夜梦登合江楼，韩魏公骑鹤相过[5]，云：'受命与公同，北归中原，当不久也。'已而果然。"小说载魏公为紫府真人，则养正之梦不诬矣。

【注释】

①紫府：道教称神仙住的地方。葛洪《抱朴子·祛惑》："及至天上，先过紫府，金床玉几，晃晃昱昱，真贵处也。"押衙：职官名。唐宋

时管理仪仗侍卫的官员。

②雪川：即雪溪，位于今浙江湖州境内的一条河流，历史上多作为湖州的别名。莫蒙：字养正。徽宗时以文名京师，被称为东南之秀，后应特科出仕。高宗绍兴间监景德镇税，擢知通化军。诗律清奇，词尤婉丽，有《卧驼集》十卷。

③野服：平民服装。髽髻：梳在头顶两旁或脑后的发髻。

④轩轩然：仪态轩昂的样子。

⑤韩魏公：韩琦，字稚圭，北宋大臣。官至宰相，封魏国公。

【译文】

雪川莫养正，崇宁年间拜访我，他说夜里梦到在西湖边行走，看见一个人，穿平民服装，头上梳着发髻，身材修长，跟着几个随从，器宇轩昂地走在人群前边。有的路人指着他说："这就是苏翰林。"养正年少时就认识苏轼，立刻趋前参拜，恭敬地说："我从小时候起，就诵读先生的文章，希望能够执巾侍候，却没有机会。不知先生厌世仙去，现在哪里高就而有这么多随从？"先生回头看了他很久，说："你是太学生莫蒙吗？"养正回答说："正是。"先生点点头，说："我现在担任紫府押衙。"说完这句话梦就醒了。后来他偶然得到先生岭外的一封亲笔信写道："晚上梦到登上合江楼，韩魏公骑着鹤拜访，说：'我和你接受的任命一样，北归中原，应当不久了。'没多久果然如其所云。"小说中记载韩魏公担任的是紫府真人，那么莫养正的梦也是可信的啊。

有手书作证，真可异也。

【译文】

有亲笔信作证据，真是非同寻常啊。

奎宿奏事

【题解】

奎宿，也就是奎星，是二十八星宿中西方白虎七宿的第一宿，有星十六颗，因其形似文字而认为它主文运和文章。因此在古代科举时代，被天下读书人广为敬仰和祭拜。本篇文字中，道士言梦中所见奎宿乃是苏轼，其实正表达了一般人对苏轼才华文章的敬仰膜拜之情。其实，苏轼本人是否奎宿下凡并不重要，正如点评中所论，他的文章流传之广，影响之深，难道不正和天上的星辰日月一样并行于天地之间吗？

绍圣以后[①]，熙丰诸臣因元祐诸臣例迁谪。崇观间[②]，蔡京、蔡卞等用事，以党籍禁其文辞并墨迹而毁之[③]。政和间，忽弛其禁，求轼墨迹。世人莫知其由。或传徽宗亲临宝箓宫醮筵[④]。一日起醮，道士至醮坛拜章[⑤]，伏地久之方起。上诘其故，答曰："适至上帝所，值奎宿奏事。良久方毕，始能上其章。"上叹讶问曰："奎宿何神，所奏何事？"对曰："所奏不可知，然此宿乃本朝苏轼。"上大惊，不惟弛其禁，且欲玩其文词墨迹。一时士大夫从风而靡。光尧太上皇帝朝[⑥]，尽复轼官职，擢其孙符自小官至尚书。今上皇帝尤爱其才，乾道末，遂为轼制文集叙赞，命有司与集同刊。因赠太师，谥文忠，又赐其曾孙峤出身，擢为台谏侍从。

【注释】

①绍圣：宋哲宗的年号。

②崇观间：指崇宁、大观年间，二者皆为宋徽宗的年号。

③党籍：徽宗崇宁年间，蔡京将与自己政见相左的三百余名元祐廷

臣（包括苏轼）一律定罪为元祐奸党，并以刻碑的形式告示天下。

④宝箓宫：指当时位于开封城内的上清宝箓宫，为道教宫观。

⑤拜章：对鬼神的祈祷文，这里意为向鬼神祈祷。

⑥光尧太上皇帝：指宋高宗，其禅让帝位后，继位的宋孝宗尊其为光尧寿圣太上皇帝。

【译文】

绍圣年间以后，熙宁、元丰时期的诸位大臣因为元祐党人的先例而被贬谪流放。崇宁、大观年间，蔡京、蔡卞等人当权，以党籍为由禁止他们的文章墨迹流传并加以销毁。政和年间，朝廷忽然解除禁令，广泛搜求苏轼的书法作品。世人都不知道其中缘由。有传言说徽宗皇帝亲临宝箓宫斋醮法会。某日正在设坛祈祷，主祭道士在醮坛向鬼神祈祷后，伏地许久才起身。皇帝询问缘故，道士答道："刚才前往天帝居所，正逢奎宿星君奏报事务。很久才结束，才能呈递奏章。"徽宗惊奇追问："奎宿是何方神圣？所奏何事？"道士回答："所奏内容不得而知，但这位星宿正是本朝苏轼。"徽宗大为震惊，不仅解除禁令，而且还想玩赏苏轼的文词墨宝。一时之间士大夫争相效仿。宋高宗在位期间，全面恢复苏轼的官职，将其孙子苏符从小官擢至尚书高位。当今皇帝尤其赏识苏轼的才华，乾道末年，为苏轼文集作序褒赞，诏令相关部门与文集同刊发行。追赠太师，谥号"文忠"，又特赐其曾孙苏峤以恩荫入仕，提拔至台谏侍从。

骑箕尾而为列星[①]，先生固尝言之。虽然即其文章之流布，岂不与星辰日月并行于天地之间哉！

【注释】

①骑箕尾：贤人去世的委婉说法。比喻人死后升天为星。箕、尾都属于东方七宿中的星辰。《庄子·大宗师》："傅说得之，以相武

丁，奄有天下，乘东维，骑箕尾，而比于列星。”

【译文】

乘箕尾二星而化为天上星辰，先生本来就曾这样说过。即便这样，他的文章流传之广，难道不是和日月星辰一样并行于天地之间吗！

附录

东坡养生集序

坡公集行世凡数十种[①]，未有以养生著者。弇州综其散逸[②]，汇为《外纪》。近《禅喜》一集[③]，眉公序而传之[④]。皆妙有韵致。吾友武工氏，独谓世以文人目公，即《禅喜》亦公文字之尽变者耳。乃公则实从事于养生，其散见篇籍者类可考也：公齠龀好道[⑤]，少时即欲投窜山林[⑥]，父兄不许，迫以婚宦。到黄州，借天庆观道堂三间，杜门壁观四十九日乃出。至惠，则欲造一禅榻，作干蒸饼百枚，细嚼以致津液。数息炼阴，行龙虎铅汞之诀[⑦]。且曰："自失官后，便觉三山跬步，云汉咫尺。"居海外，肇养黄中[⑧]，曰："自非废谪，安得此庆？"然则流离迁徙，多方厄公者，正公所以厚自养炼借为证道之资者也。公好服食，游戏挥染[⑨]，飘飘欲仙，揖稚川而侣弘景，不多逊焉。今集中养生诸论偈，精通明晰，辞旨了然，不复如《参同》《悟真》等篇[⑩]，令人读之未易致诘[⑪]。盖以雄文标其妙义，错玄旨于笔端，寄微情乎高致，又岂名相隐秘之语[⑫]，所得仿佛其风韵者哉！

【注释】

①行世:流传于世。

②弇(yǎn)州:指王世贞,字元美,号凤洲、弇州山人。官至南京刑部尚书。明代文学大家,执掌文坛二十余年。《外纪》,全称为《苏长公外纪》。

③《禅喜》:《东坡禅喜集》,是徐长孺汇辑苏轼有关佛教方面的作品而成。

④眉公:指陈继儒。字仲醇,号眉公、麋公。后隐居东佘山,屡辞征召,闭门著述。工诗善文,亦精于绘画,著有《小窗幽记》等。

⑤龆龀(tiáo chèn):指儿童垂髫换齿之时,借指童年。龆,通"髫"。

⑥投窜山林:指隐居修道。

⑦龙虎:指水火,与"铅汞"都是道教炼丹术语。

⑧肇养黄中:养护心气。黄中,心脏,内德。心居五脏之中,故称黄中。苏轼在海南时写有《肇养黄中》。

⑨挥染:运笔作书画。

⑩《参同》:指《周易参同契》,东汉魏伯阳所著。全书假借爻象而论炼丹。《悟真》:即《悟真篇》,宋代张伯端所著。主要论述内丹之学。

⑪至诘:探究,推求。

⑫名相:佛教术语。耳朵能听到的叫名,眼睛能看到的叫相。

【译文】

坡公文集流传于世的共有几十种,还没有养生类的著作。王弇州综合东坡的散逸文章,汇辑为《苏长公外纪》。近来《东坡禅喜集》成书,陈眉公为其作序助其流传。这两本书都精妙有韵致。我的友人王武工,却说世人将坡公看做文人,即便《东坡禅喜集》收录的也是坡公穷尽变化的文字。而坡公实际上一直致力于养生,这从散见篇籍的内容大概可以找到依据:坡公自幼好道,少时就想隐居修道,但家中长辈不同意,逼着他结婚和做官。到了黄州后，他借了天庆观的三间道堂，闭门面壁内观四十九日后才出来。到了惠州，他又想造一个禅榻，并作了百枚干蒸饼，细嚼以生津液。数息炼阴，行龙虎铅汞之诀。并且说："自从失官后，便觉得距离蓬莱三山只有跬步之远，距离云汉只有咫尺之遥。"住在海外之时，他养护心气，并说："如果不是被废谪，怎么能有这样的幸运？"既然如此，那么流离迁徙，多方迫害坡公的这些遭遇，正是坡公自我修养磨炼而证道的资本了。坡公喜好衣服美食，游戏于书画之中，飘飘欲仙，即便与葛稚川、陶弘景为伴，也不会逊色。现在《东坡养生集》中谈论养生的偈子，都精通明晰，辞旨清楚，不再像《参同》《悟真》等篇，让人读了以后不容易探究。用雄文标明其中妙义，将玄妙的旨趣写于笔端，在高尚的志趣中寄寓微妙的情感，又哪是名相隐秘的语句，能模仿他大概的风韵啊！

嗟夫！公去今五百余岁。是集成，使人一展卷焉①，皆得见公于御气乘风烟云缥缈之境，自吾武工氏始。武工简远沉静，有颍滨之致②。于世无所嗜，独嗜书，尤嗜读公书，反覆研味③，勒成此集。取裁严而综揽核，每言外标举，意义腾跃。其于坡公，犹郭象之于庄也④。乙亥冬杪南都盛宾撰⑤。

【注释】

①展卷：打开书本，借指读书。

②颍滨：指苏辙。苏辙晚年在颍川定居，筑室曰"遗老斋"，自号"颍滨遗老"。

③研味：研究玩味。

④郭象：字子玄，西晋玄学家。少有才理，喜好老庄之学。著有《庄子注》。

⑤杪:指年月或四季的末尾。南都:明朝初年定都南京。永乐年间迁都北平,改北平为北京,以南京为陪都,亦称南都。

【译文】

唉!坡公距离现在已五百多年了。《东坡养生集》编成,让人一展开书卷,就都能看到坡公在烟云缥缈之境中御气乘风,这是从我的友人武工氏开始的。武工简远沉静,有苏辙的风致。他在世上没有其他嗜好,只嗜好读书,尤其嗜好读坡公的书,反复研究玩味,编成这本《东坡养生集》。取裁严谨而考察周密,每每能揭示出言外之意,让文章意旨更为显明。武工对于坡公,就如同郭象对于庄子啊。乙亥年冬末南都盛宾撰。

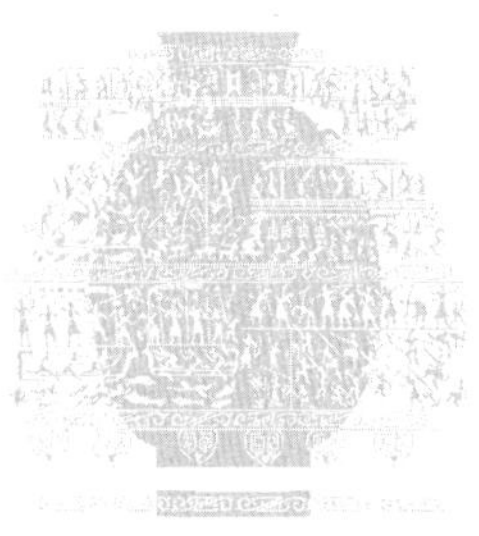

中华经典名著
全本全注全译丛书

（已出书目）

周易
尚书
诗经
周礼
仪礼
礼记
左传
韩诗外传
春秋公羊传
春秋穀梁传
春秋三传
孝经·忠经
论语·大学·中庸
尔雅
孟子
春秋繁露
说文解字
释名
国语
晏子春秋
穆天子传
战国纵横家书
战国策
史记
列女传
吴越春秋
越绝书
华阳国志
水经注
洛阳伽蓝记
大唐西域记
史通
贞观政要
营造法式
东京梦华录
梦粱录

唐才子传
大明律
廉吏传
徐霞客游记
读通鉴论
宋论
文史通义
鬻子·计倪子·於陵子
老子
道德经
帛书老子
鹖冠子
黄帝四经·关尹子·尸子
孙子兵法
墨子
管子
孔子家语
曾子·子思子·孔丛子
吴子·司马法
商君书
慎子·太白阴经
列子
鬼谷子
庄子
公孙龙子(外三种)
荀子
六韬
吕氏春秋
韩非子
山海经
黄帝内经
素书
新书
淮南子
九章算术(附海岛算经)
新序
说苑
列仙传
盐铁论
法言
方言
白虎通义
论衡
潜夫论
政论·昌言
风俗通义
申鉴·中论
太平经
伤寒论
周易参同契
人物志
博物志

抱朴子内篇
抱朴子外篇
西京杂记
神仙传
搜神记
拾遗记
世说新语
弘明集
齐民要术
刘子
颜氏家训
中说
群书治要
帝范·臣轨·庭训格言
坛经
大慈恩寺三藏法师传
长短经
蒙求·童蒙须知
茶经·续茶经
玄怪录·续玄怪录
酉阳杂俎
历代名画记
唐摭言
化书·无能子
梦溪笔谈
东坡志林
唐语林
北山酒经(外二种)
折狱龟鉴
容斋随笔
近思录
洗冤集录
岁时广记
传习录
焚书
菜根谭
增广贤文
呻吟语
了凡四训
龙文鞭影
长物志
智囊全集
天工开物
溪山琴况·琴声十六法
温疫论
明夷待访录·破邪论
潜书
陶庵梦忆
西湖梦寻
虞初新志
幼学琼林
笠翁对韵

声律启蒙

老老恒言

随园食单

阅微草堂笔记

格言联璧

曾国藩家书

曾国藩家训

劝学篇

楚辞

文心雕龙

文选

玉台新咏

二十四诗品·续诗品

词品

东坡养生集

闲情偶寄

古文观止

聊斋志异

唐宋八大家文钞

浮生六记

三字经·百家姓·千字文·弟子规·千家诗

经史百家杂钞